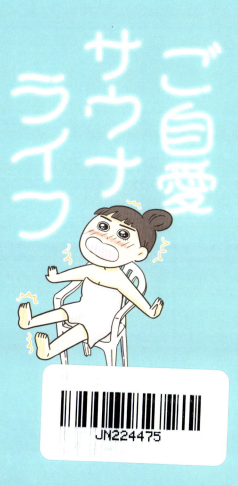

ご自愛サウナライフ

原案 清水みさと

漫画 山本あり

KADOKAWA

プロローグ

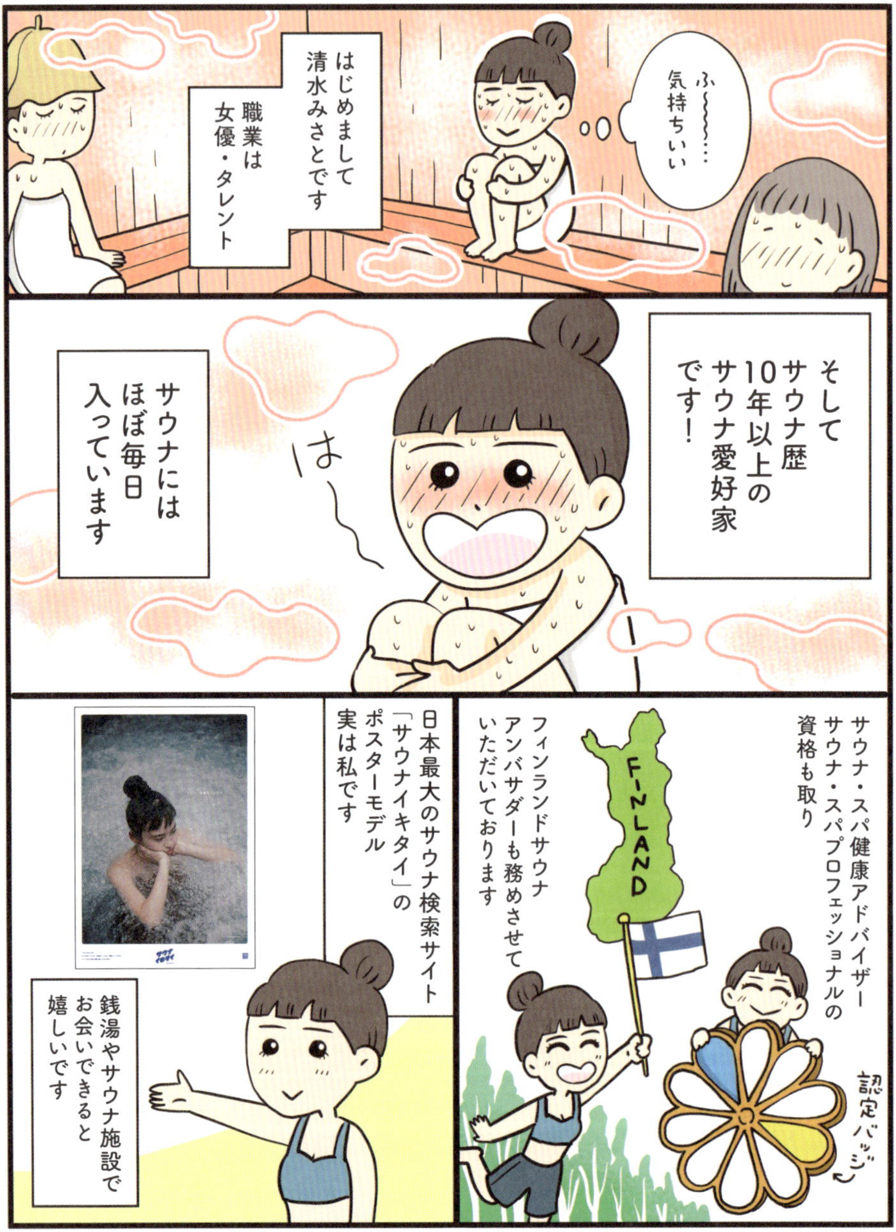
ふ〜〜〜〜…気持ちいい
はじめまして清水みさとです
職業は女優・タレント
そしてサウナ歴10年以上のサウナ愛好家です！
は〜
サウナにはほぼ毎日入っています
サウナ・スパ健康アドバイザー
サウナ・スパプロフェッショナルの資格も取り
FINLAND
フィンランドサウナアンバサダーも務めさせていただいております
認定バッジ
日本最大のサウナ検索サイト「サウナイキタイ」のポスターモデル実は私です
銭湯やサウナ施設でお会いできると嬉しいです

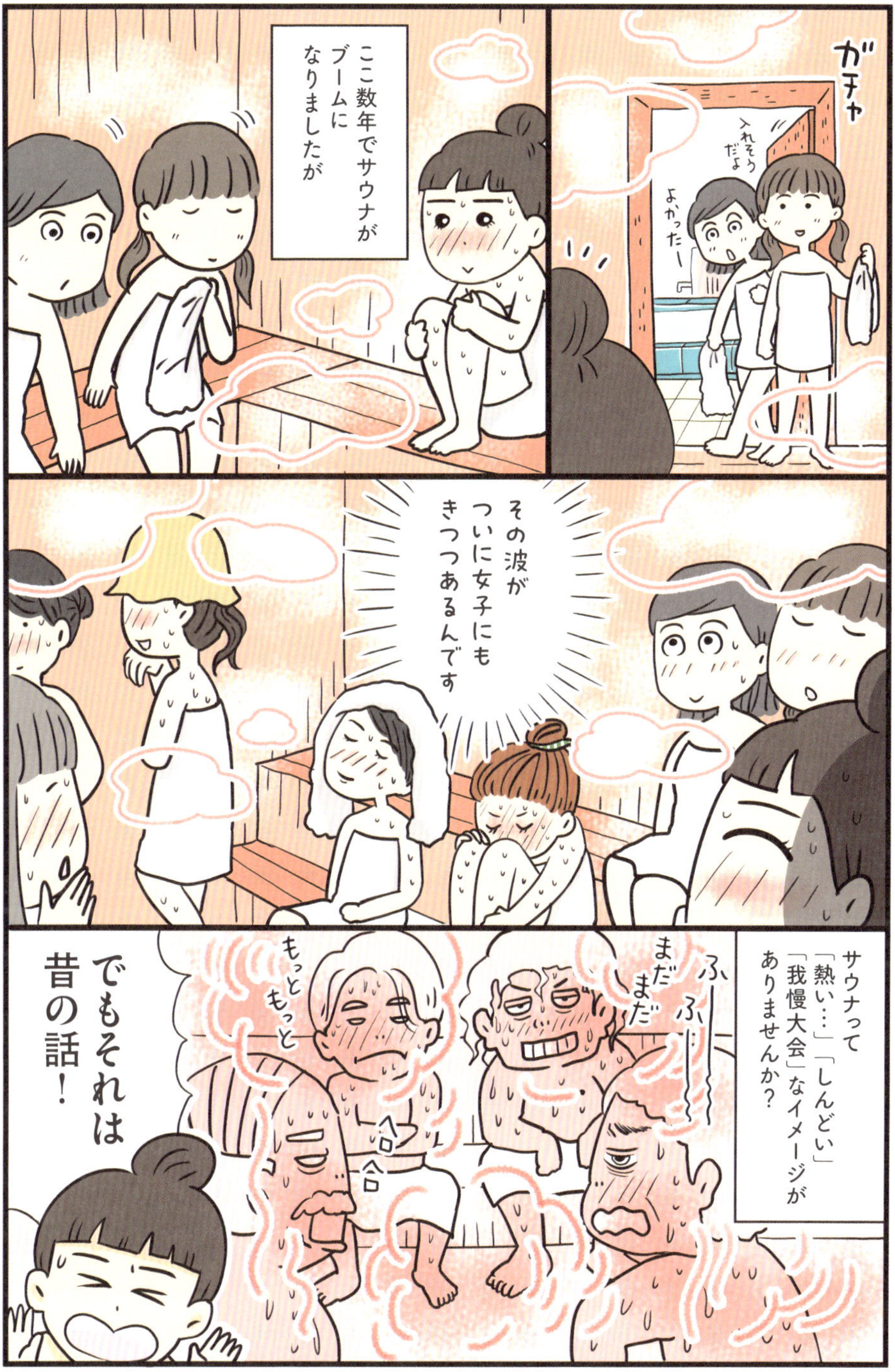
ガチャ
入れそうだよ
よかったー
ここ数年でサウナがブームになりましたが
その波がついに女子にもきつつあるんです
サウナって「熱い…」「しんどい」「我慢大会」なイメージがありませんか？
ふー
ふー…
まだまだ
もっともっと
でもそれは昔の話！

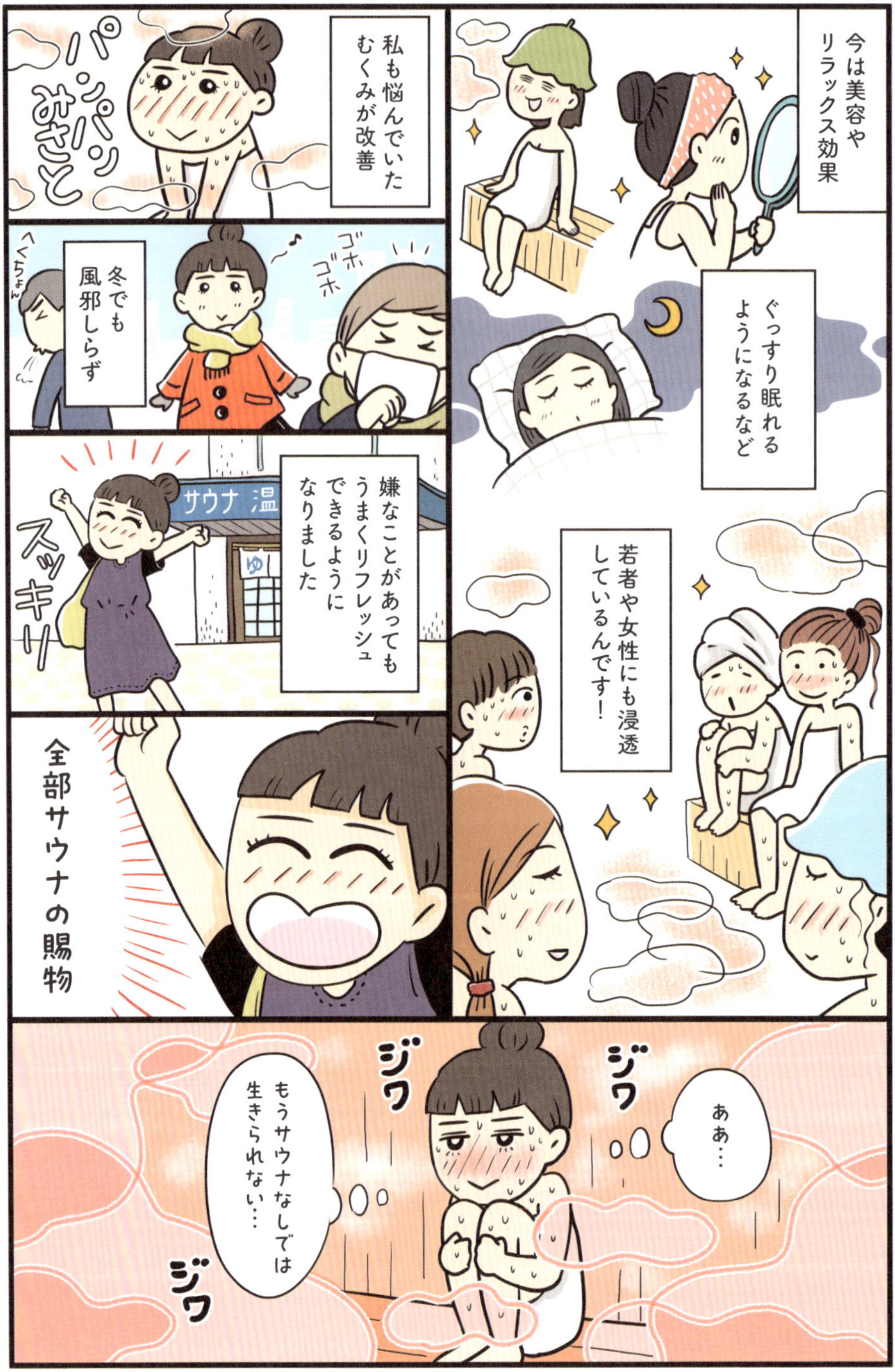
今は美容やリラックス効果
ぐっすり眠れるようになるなど
若者や女性にも浸透しているんです!
私も悩んでいたむくみが改善
パンパンみさと
冬でも風邪しらず
ゴホゴホ
へくちょん
嫌なことがあってもうまくリフレッシュできるようになりました
サウナ 温
ゆ
スッキリ
全部サウナの賜物
ジワ
ジワ
ああ…
もうサウナなしでは生きられない…
ジワ

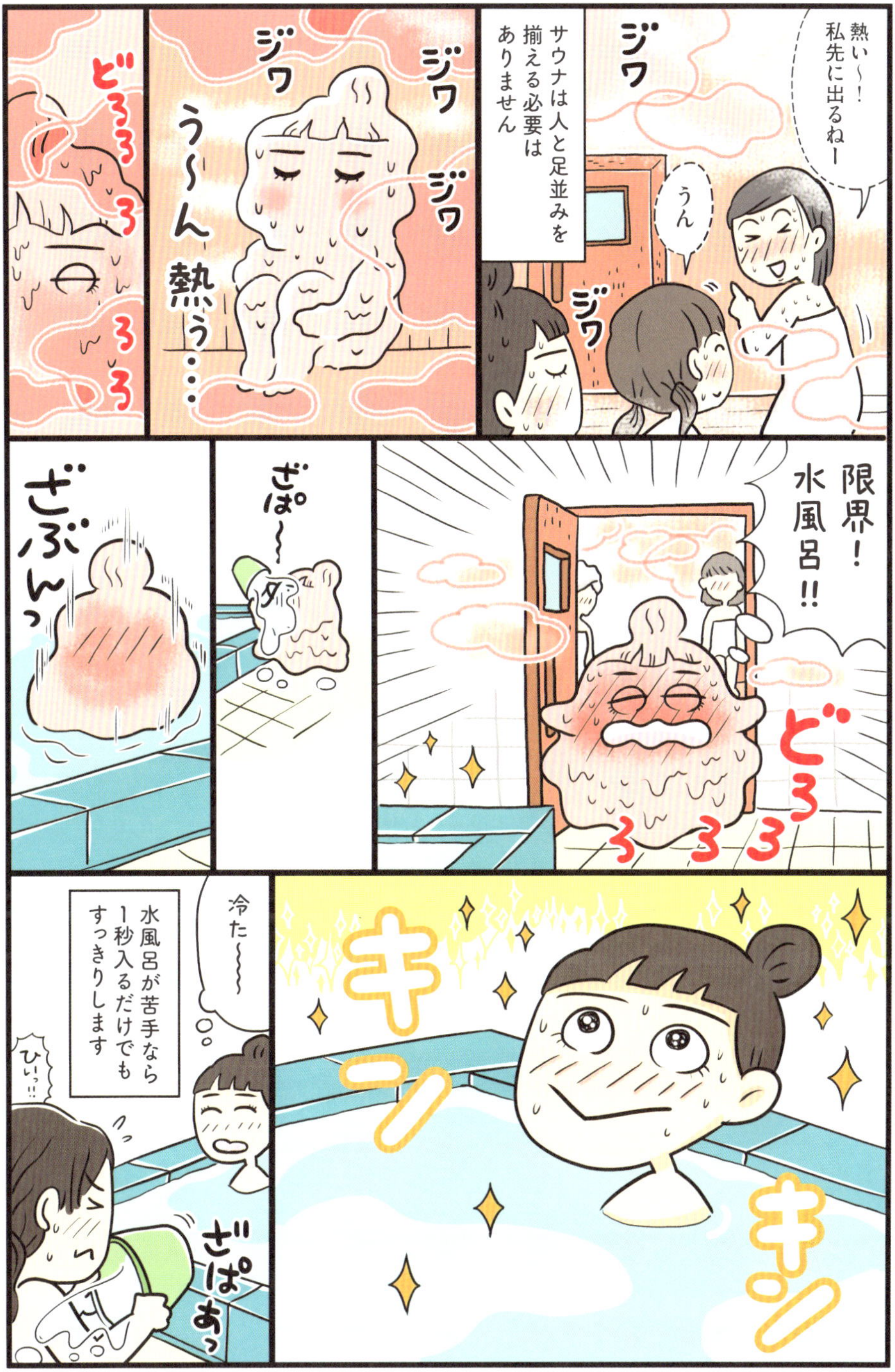
熱い～！私先に出るねー
うん
ジワ
ジワ
サウナは人と足並みを揃える必要はありません
ジワ
ジワ
ジワ
う～ん 熱う…
どろろろろろ
限界！水風呂!!
どろろろろ
ざぱ～～
ざぶんっ
キーン
キーン
冷た～～～
水風呂が苦手なら1秒入るだけでもすっきりします
ひぃっ!!
ざぱあっ

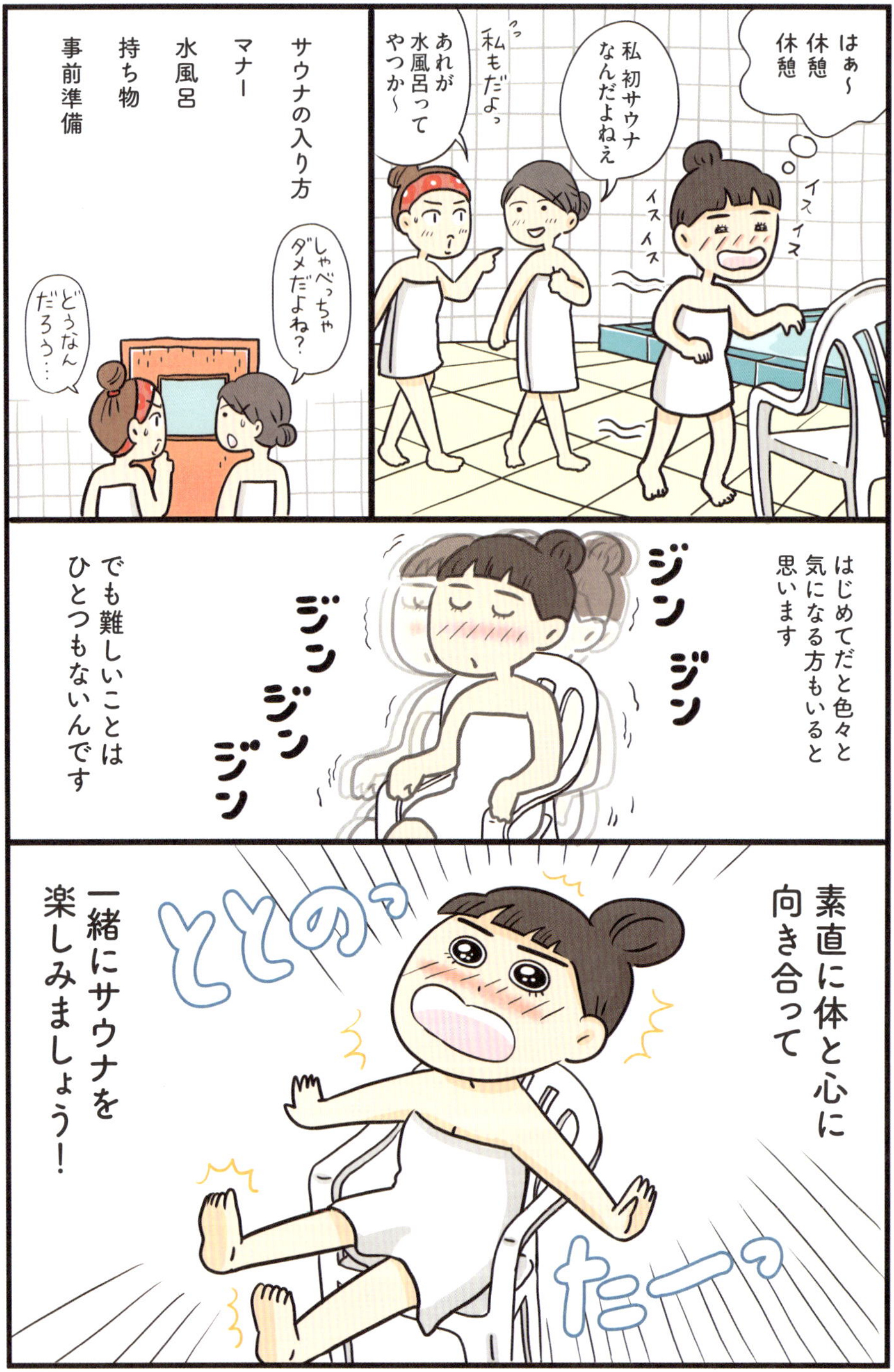
はぁ～
休憩
休憩
イスイス
イスイス
私 初サウナなんだよねえ
私もだよっ
あれが水風呂ってやつか～
サウナの入り方
マナー
水風呂
持ち物
事前準備
しゃべっちゃダメだよね?
どうなんだろう…
はじめてだと色々と気になる方もいると思います
ジンジン
ジンジン
ジンジン
でも難しいことはひとつもないんです
素直に体と心に向き合って
ととのっ
たーっ
一緒にサウナを楽しみましょう!

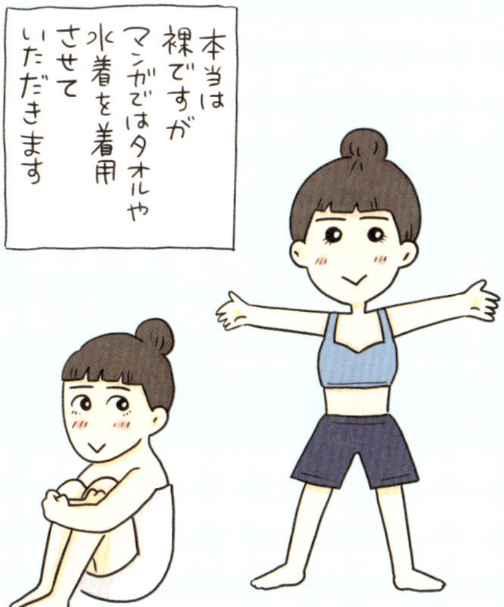
本当は裸ですがマンガではタオルや水着を着用させていただきます

contents

DTP 小川卓也（木蔭屋）
校正 鷗来堂
編集協力 株式会社ジャパンエフエムネットワーク
編集担当 篠原若奈
営業 南野安早子
制作 坂本美香 森村利佐
ブックデザイン albireo

＊掲載している情報は、2025年3月現在のものです

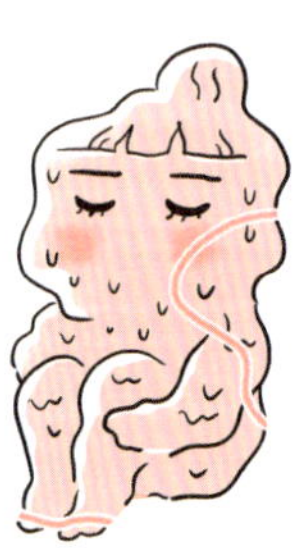

1

サウナの世界へようこそ

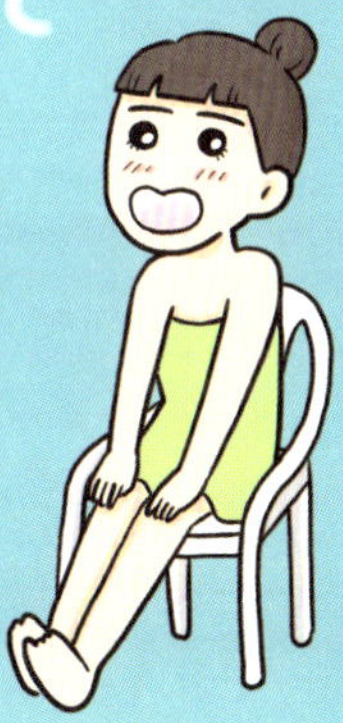

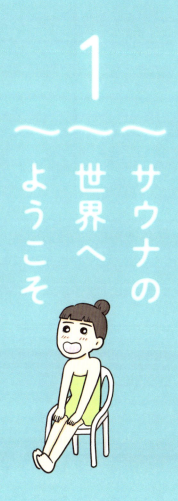

サウナとの出会い

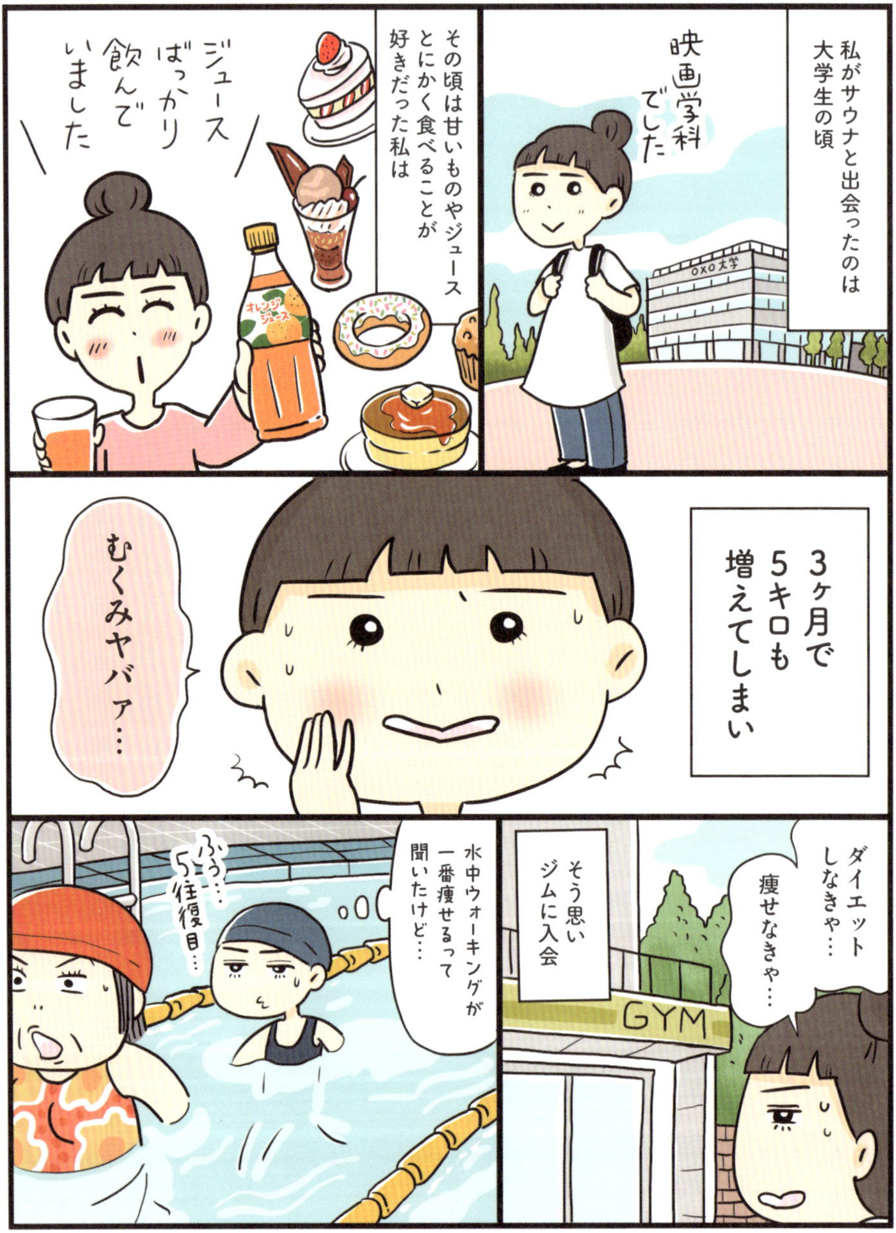
私がサウナと出会ったのは大学生の頃
映画学科でした
OXO大学
その頃は甘いものやジュースとにかく食べることが好きだった私は
ジュースばっかり飲んでいました
オレンジジュース
3ヶ月で5キロも増えてしまい
むくみヤバァ…
ダイエットしなきゃ…
痩せなきゃ…
そう思いジムに入会
GYM
水中ウォーキングが一番痩せるって聞いたけど…
ふぅ…5往復目…

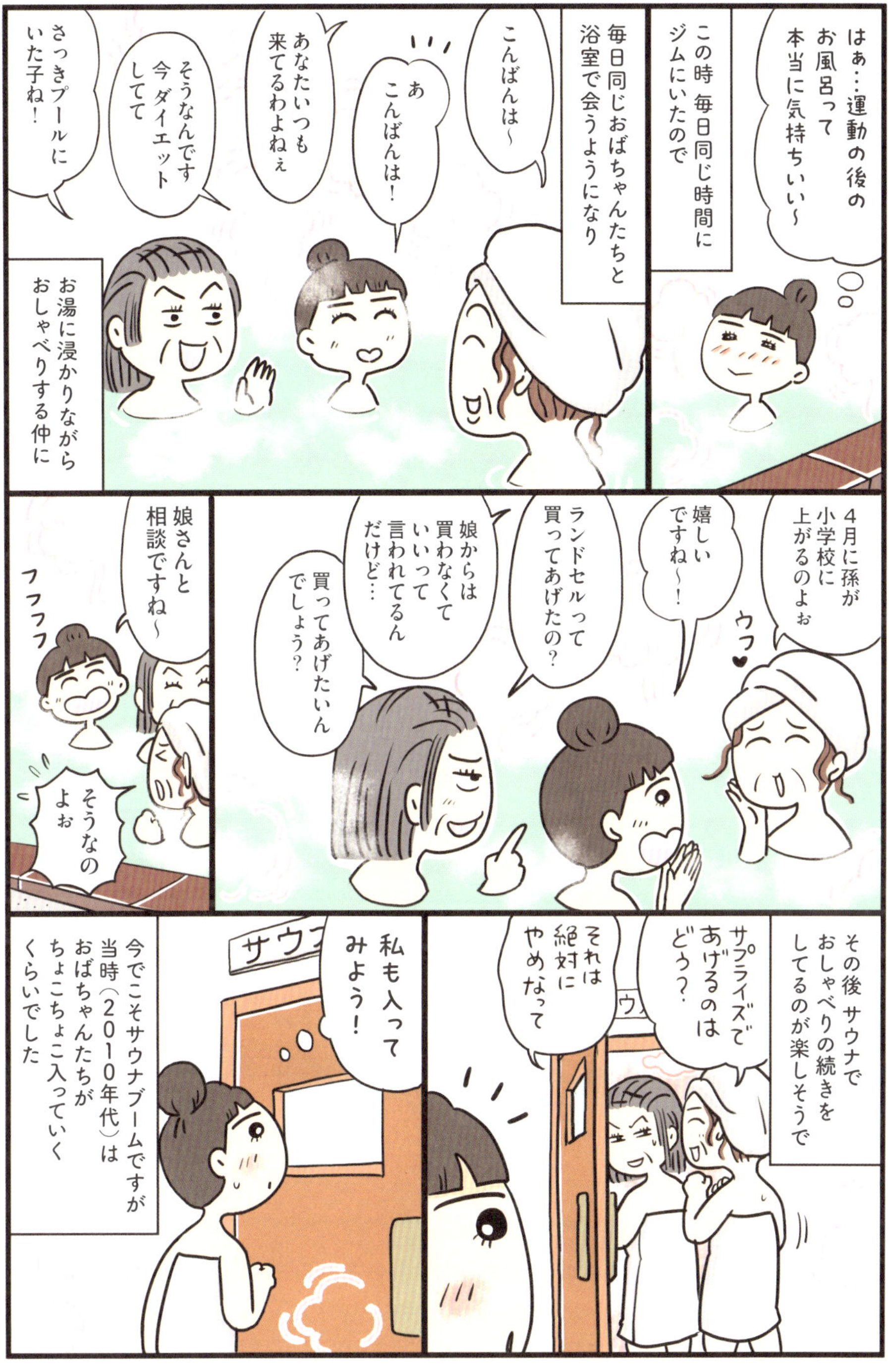
はぁ…運動の後のお風呂って本当に気持ちいぃ〜
この時 毎日同じ時間にジムにいたので
毎日同じおばちゃんたちと浴室で会うようになり
こんばんは〜
あ こんばんは!
あなたいつも来てるわよねぇ
そうなんです今ダイエットしてて
さっきプールにいた子ね!
お湯に浸かりながらおしゃべりする仲に
4月に孫が小学校に上がるのよぉ
ウフ♥
嬉しいですね〜!
ランドセルって買ってあげたの?
娘からは買わなくていいって言われてるんだけど…
買ってあげたいんでしょう?
娘さんと相談ですね〜
フフフフ
そうなのよぉ
その後 サウナでおしゃべりの続きをしてるのが楽しそうで
サプライズであげるのはどう?
それは絶対にやめなって
私も入ってみよう!
今でこそサウナブームですが当時(2010年代)はおばちゃんたちがちょこちょこ入っていくくらいでした

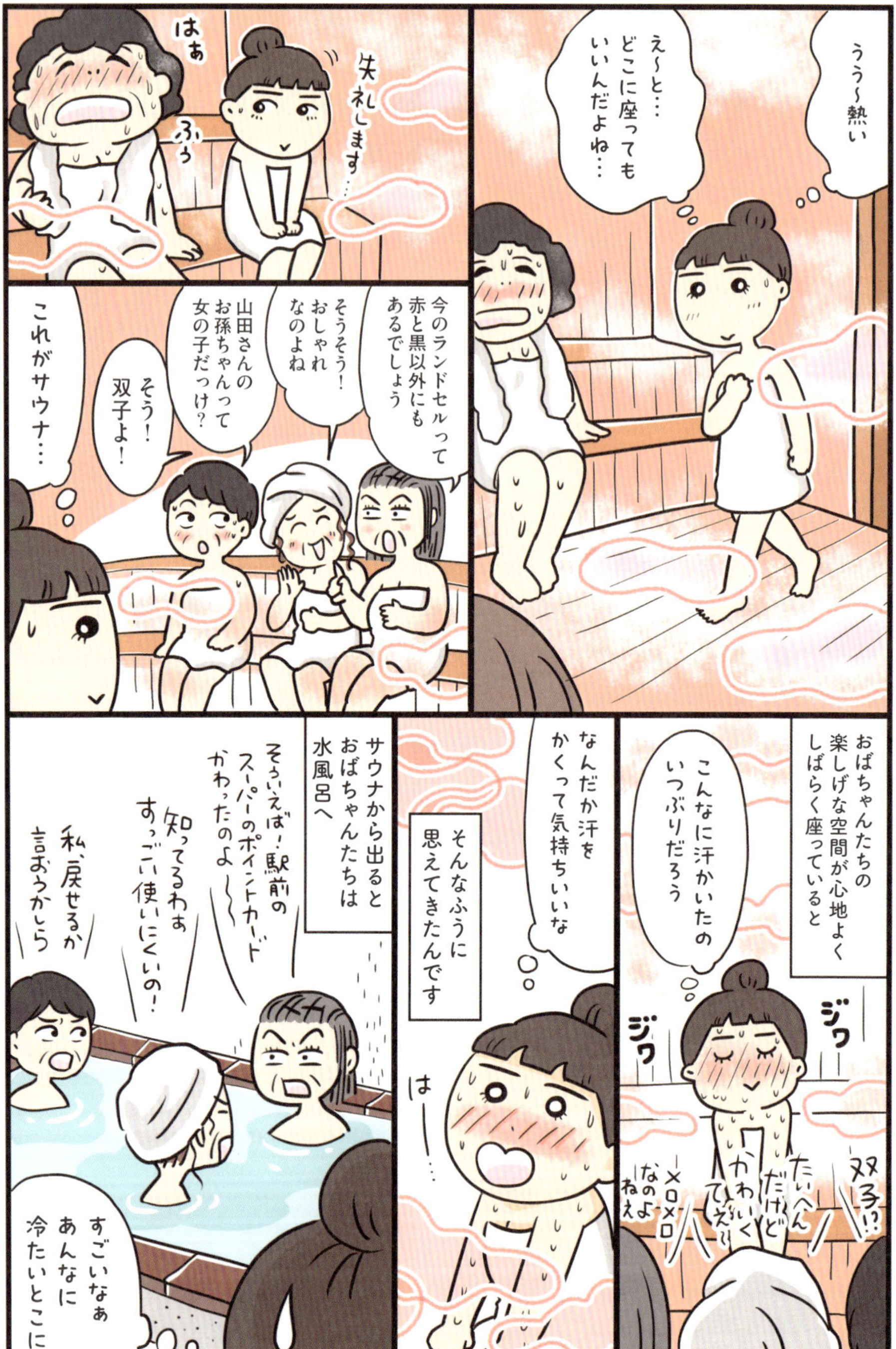

うう〜熱い
え〜と…どこに座ってもいいんだよね…
失礼します…
はぁ
ふぅ
今のランドセルって赤と黒以外にもあるでしょう
そうそう！おしゃれなのよね
山田さんのお孫ちゃんって女の子だっけ？
そう！双子よ！
これがサウナ…
おばちゃんたちの楽しげな空間が心地よくしばらく座っていると
こんなに汗かいたのいつぶりだろう
ジワ
ジワ
双子!?
たいへんだけどかわいくてぇ〜
メロメロなのよねえ
なんだか汗をかくって気持ちいいな
そんなふうに思えてきたんです
はー…
サウナから出るとおばちゃんたちは水風呂へ
そういえば！駅前のスーパーのポイントカードかわったのよ〜
知ってるわぁすっごい使いにくいの！
私、戻せるか言おうかしら
すごいなぁあんなに冷たいとこに

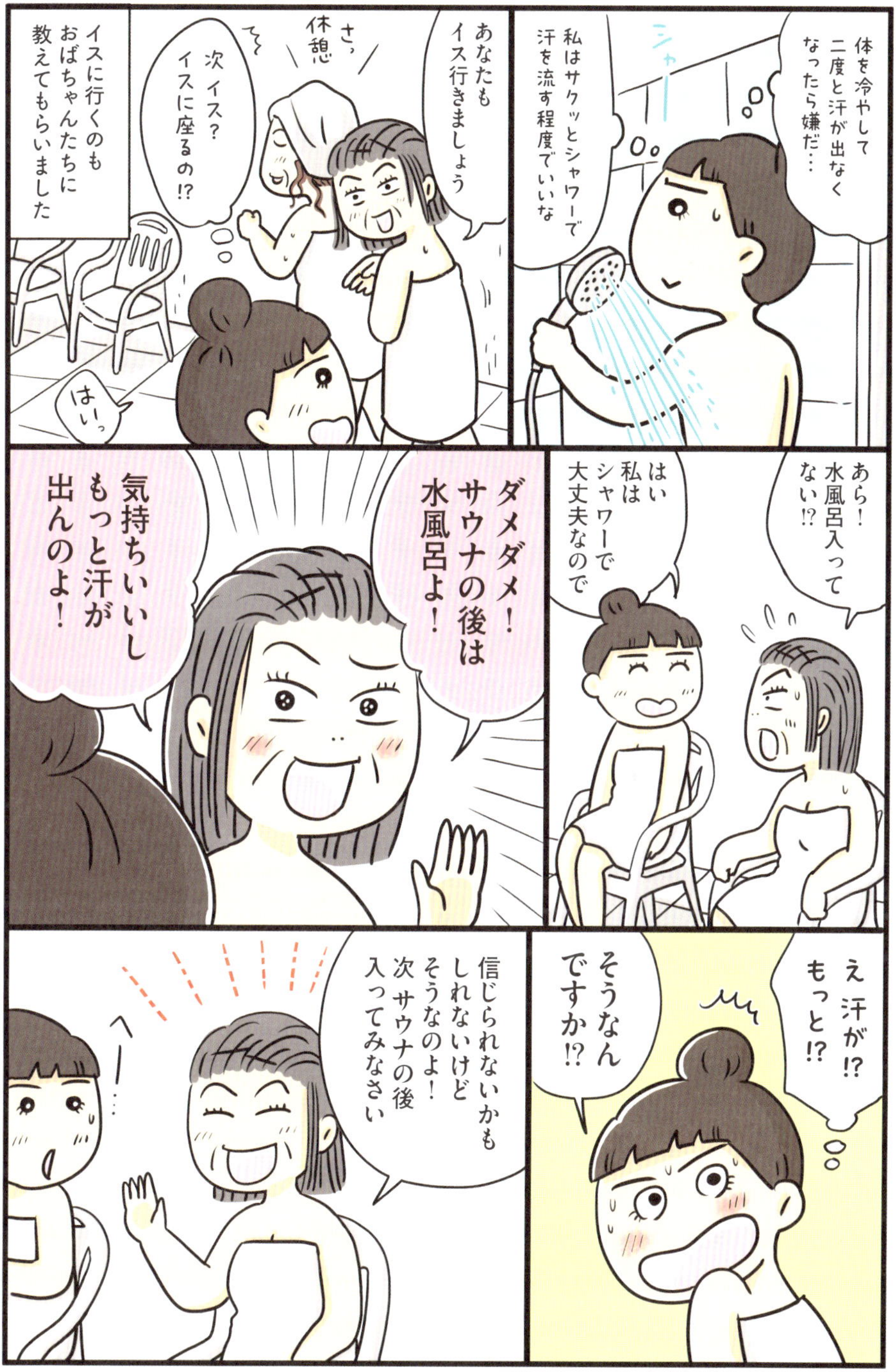
体を冷やして二度と汗が出なくなったら嫌だ…
シャー
私はサクッとシャワーで汗を流す程度でいいな
あなたもイス行きましょう
さっ休憩
次イス？イスに座るの!?
イスに行くのもおばちゃんたちに教えてもらいました
はいっ
あら！水風呂入ってない!?
はい私はシャワーで大丈夫なので
ダメダメ！サウナの後は水風呂よ！
気持ちいいしもっと汗が出んのよ！
え汗が!?もっと!?
そうなんですか!?
信じられないかもしれないけどそうなのよ！次サウナの後入ってみなさい
へー…

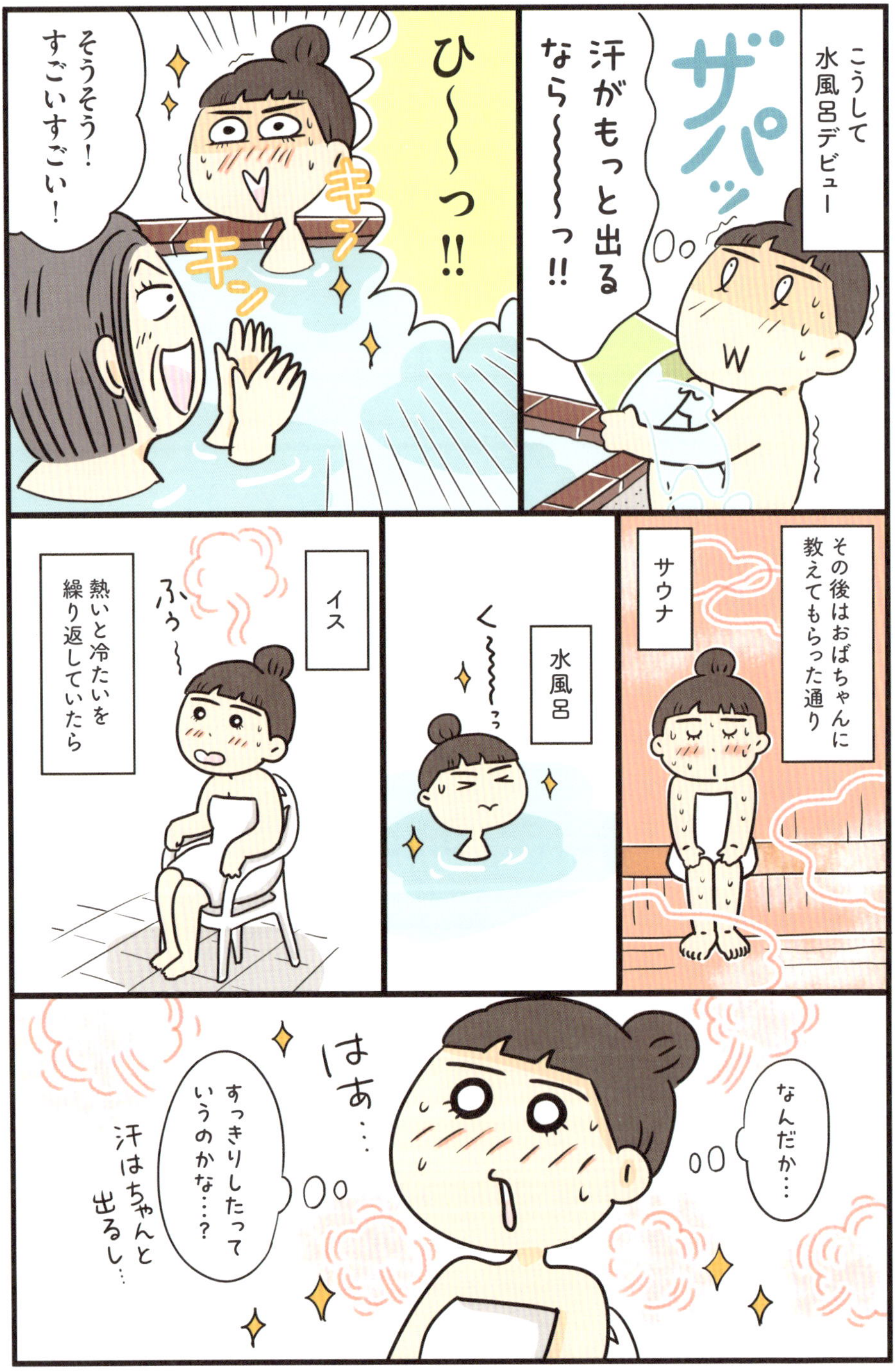
こうして水風呂デビュー
ザパッ
汗がもっと出るなら〜〜〜っ!!
ひ〜〜っ!!
キーン
キーン
そうそう!すごいすごい!
その後はおばちゃんに教えてもらった通り
サウナ
水風呂
く〜〜〜っ
イス
ふぅ〜
熱いと冷たいを繰り返していたら
なんだか…
はあ…
すっきりしたっていうのかな…?
汗はちゃんと出るし…

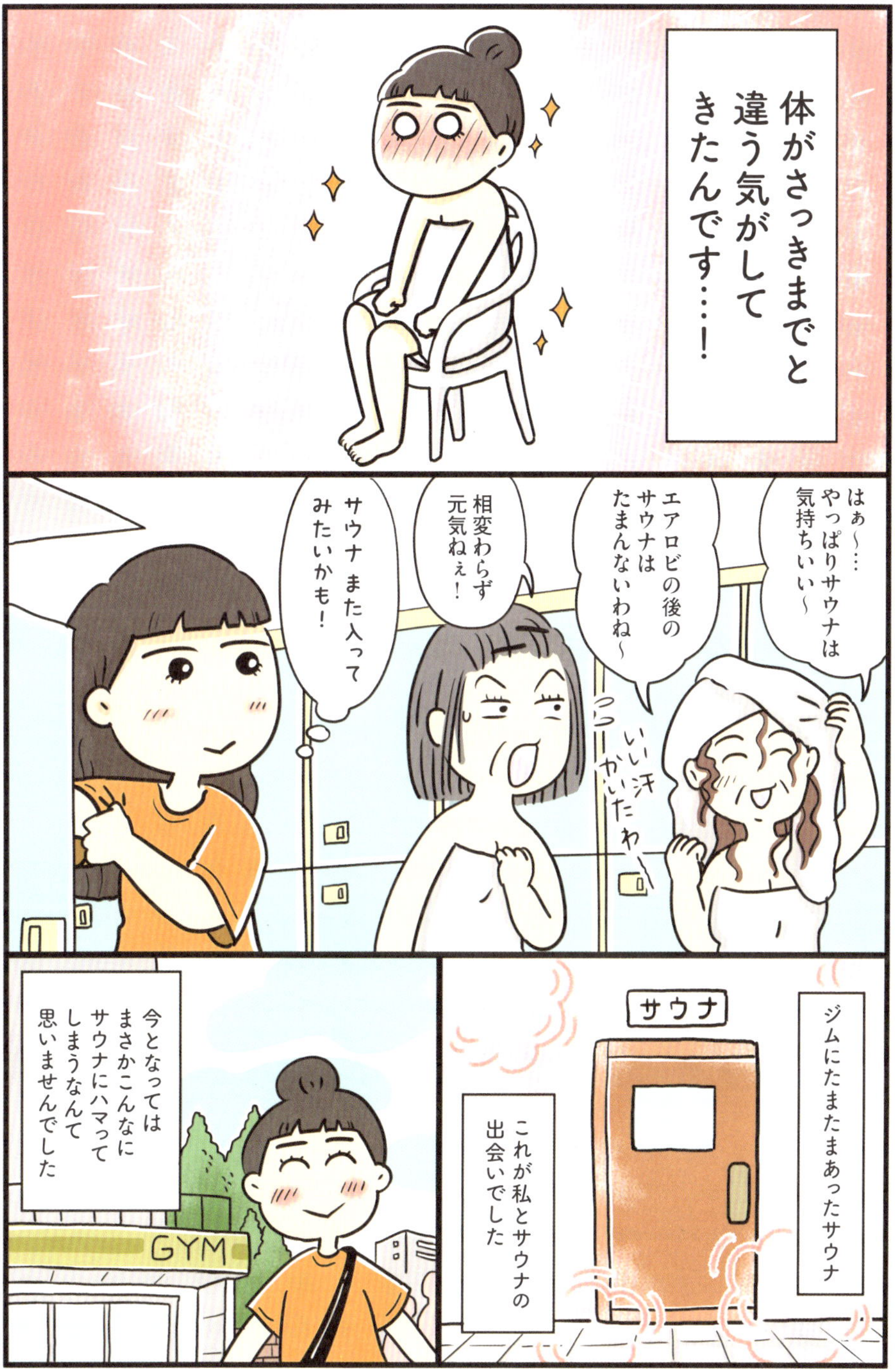
体がさっきまでと違う気がしてきたんです…！
はぁ〜…やっぱりサウナは気持ちいい〜
エアロビの後のサウナはたまんないわね〜
いい汗かいたわ〜
相変わらず元気ねぇ！
サウナまた入ってみたいかも！
サウナ
ジムにたまたまあったサウナ
これが私とサウナの出会いでした
今となってはまさかこんなにサウナにハマってしまうなんて思いませんでした
GYM

サウナに通うようになったきっかけ

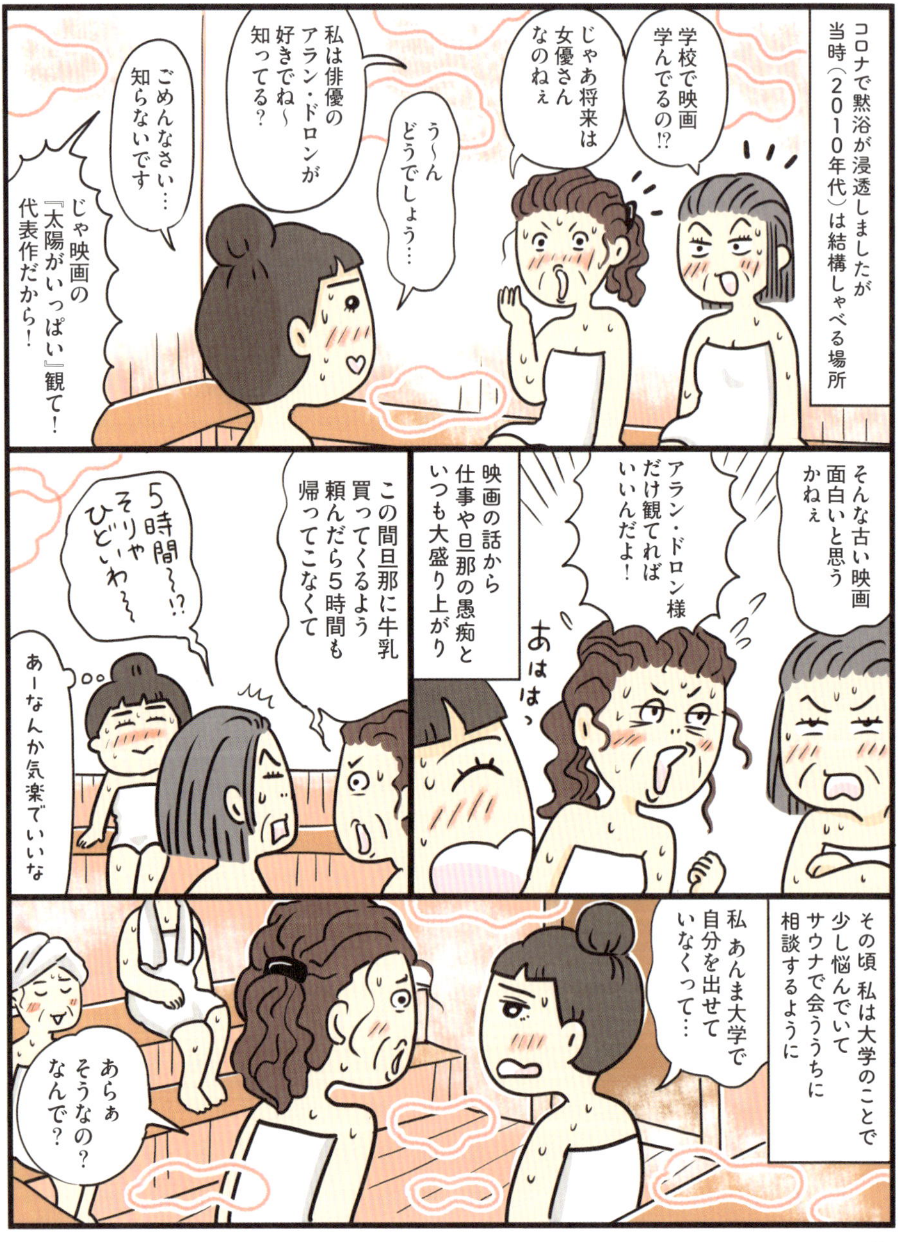

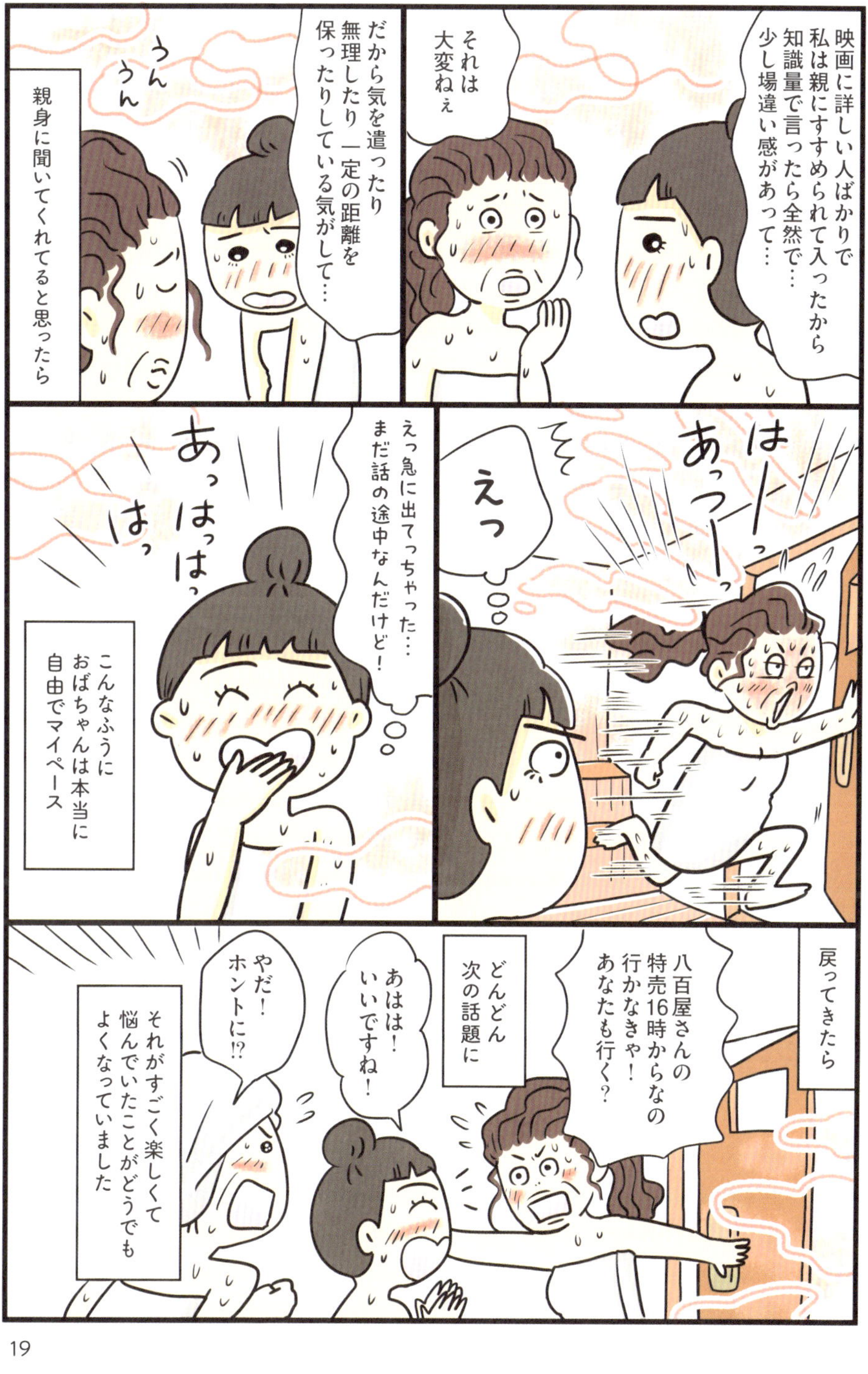

映画に詳しい人ばかりで
私は親にすすめられて入ったから
知識量で言ったら全然で…
少し場違い感があって…
それは
大変ねぇ
だから気を遣ったり
無理したり 一定の距離を
保ったりしている気がして…
うん
うん
親身に聞いてくれてると思ったら
はーーっ
あっつーーっ
えっ
えっ急に出てっちゃった…
まだ話の途中なんだけど！
あっはっはっはっ
こんなふうに
おばちゃんは本当に
自由でマイペース
戻ってきたら
八百屋さんの
特売16時からなの
行かなきゃ！
あなたも行く？
どんどん
次の話題に
あはは！
いいですね！
やだ！
ホントに!?
それがすごく楽しくて
悩んでいたことがどうでも
よくなっていました

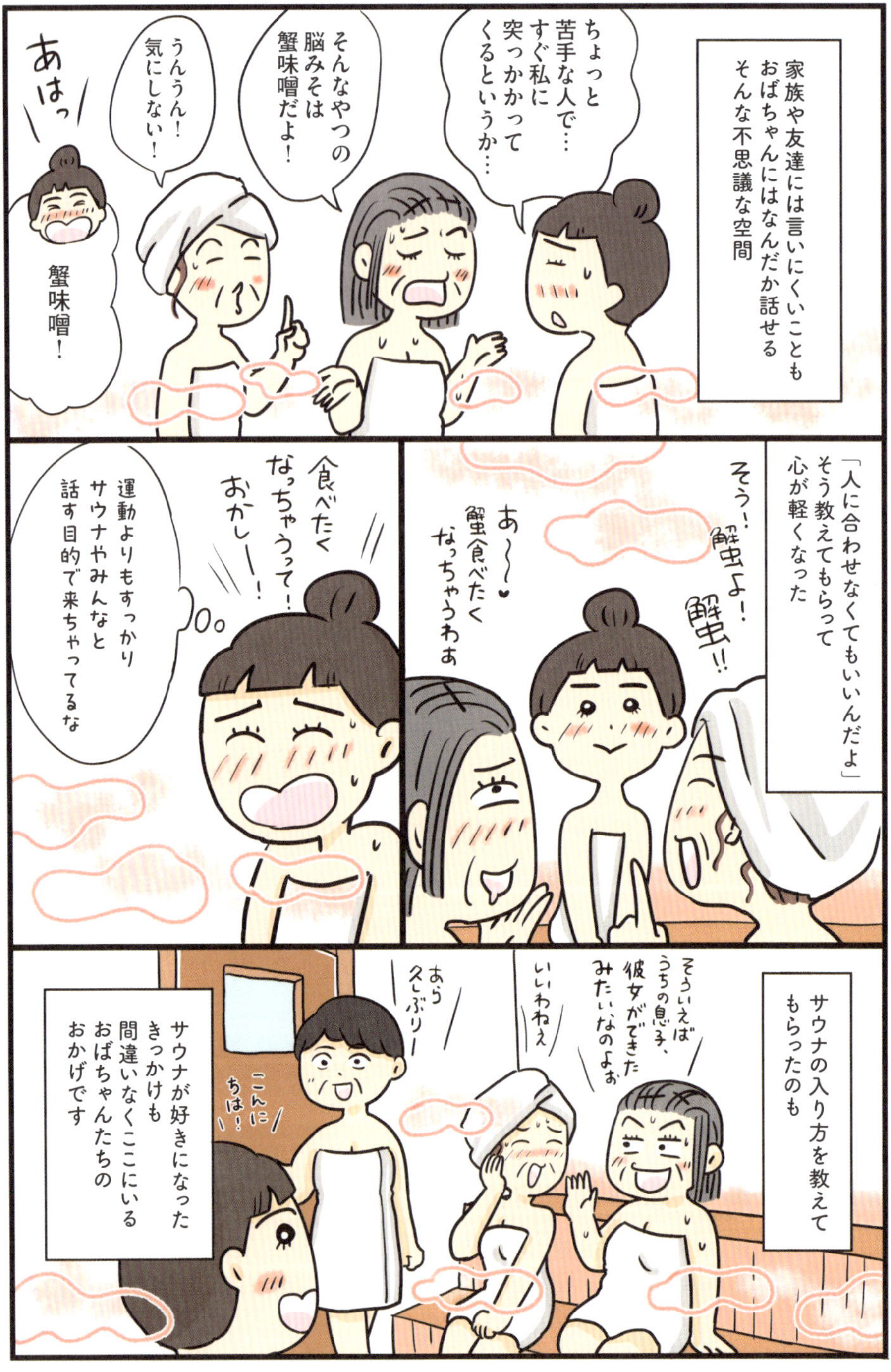
家族や友達には言いにくいことも
おばちゃんにはなんだか話せる
そんな不思議な空間
ちょっと苦手な人で… すぐ私に突っかかってくるというか…
そんなやつの脳みそは蟹味噌だよ!
うんうん! 気にしない!
あはっ
蟹味噌!
「人に合わせなくてもいいんだよ」
そう教えてもらって
心が軽くなった
そう! 蟹よ! 蟹!!
あ〜〜♥ 蟹食べたくなっちゃうわぁ
食べたくなっちゃうって! おかしーー!
運動よりもすっかりサウナやみんなと話す目的で来ちゃってるな
サウナの入り方を教えてもらったのも
そういえばうちの息子、彼女ができたみたいなのよぉ
いいわねぇ
あら久しぶり!
こんにちは!
サウナが好きになった
きっかけも
間違いなくここにいる
おばちゃんたちの
おかげです

サウナの醍醐味

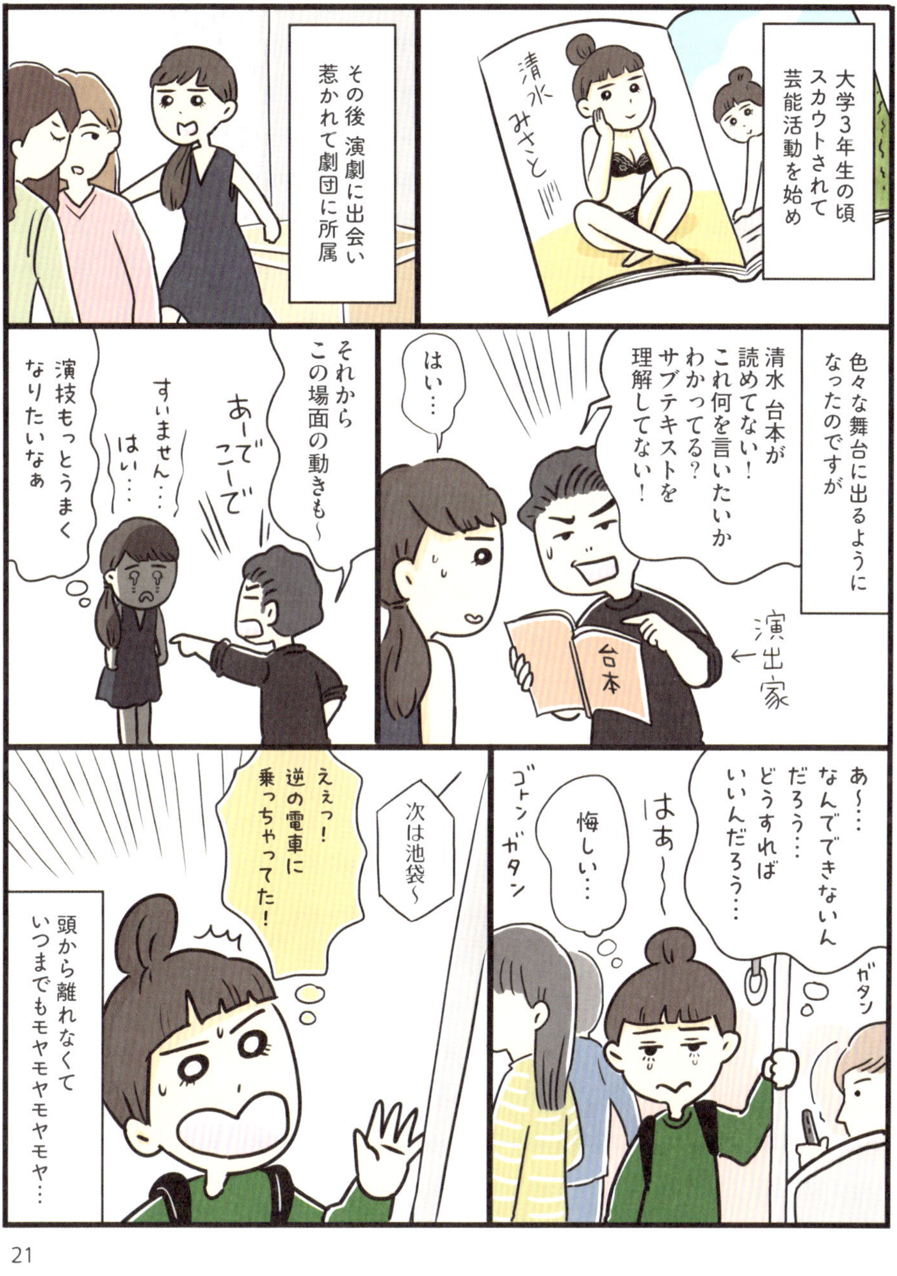
大学3年生の頃
スカウトされて
芸能活動を始め
清水みさと
その後 演劇に出会い
惹かれて劇団に所属
色々な舞台に出るように
なったのですが
清水 台本が
読めてない！
これ何を言いたいか
わかってる？
サブテキストを
理解してない！
はい…
台本
演出家
それから
この場面の動きも～
あーで
こーで
すいません…
はい…
演技もっとうまく
なりたいなぁ
あ～…
なんでできないん
だろう…
どうすれば
いいんだろう…
はあ～
悔しい…
ゴトン
ガタン
ガタン
次は池袋～
えぇっ！
逆の電車に
乗っちゃってた！
頭から離れなくて
いつまでもモヤモヤモヤモヤ…

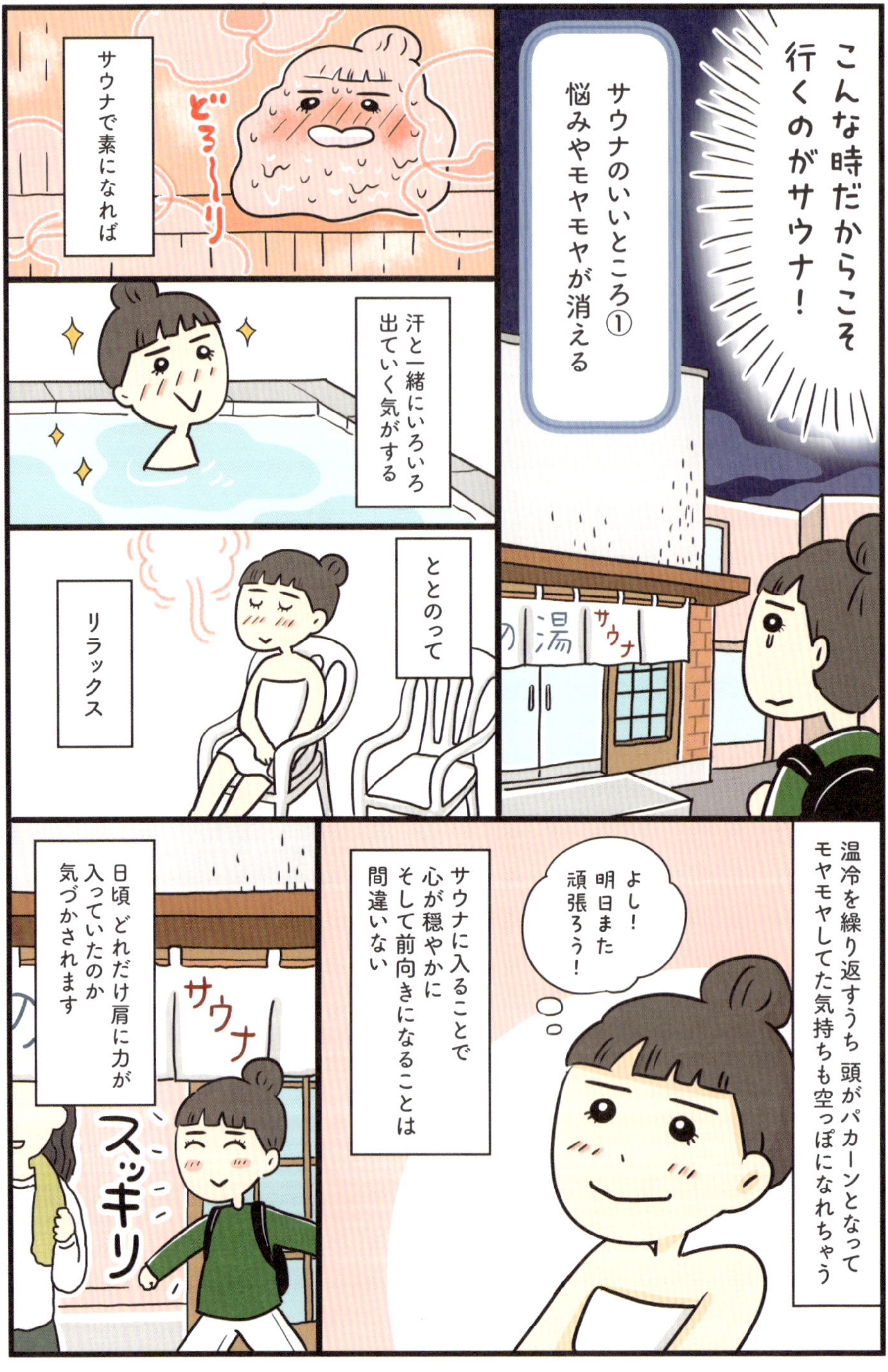

こんな時だからこそ
行くのがサウナ！
サウナのいいところ①
悩みやモヤモヤが消える
の湯
サウナ
サウナで素になれば
どろ〜〜リ
汗と一緒にいろいろ
出ていく気がする
ととのって
リラックス
温冷を繰り返すうち 頭がパカーンとなって
モヤモヤしてた気持ちも空っぽになれちゃう
よし！
明日また
頑張ろう！
サウナに入ることで
心が穏やかに
そして前向きになることは
間違いない
日頃 どれだけ肩に力が
入っていたのか
気づかされます
サウナ
スッキリ

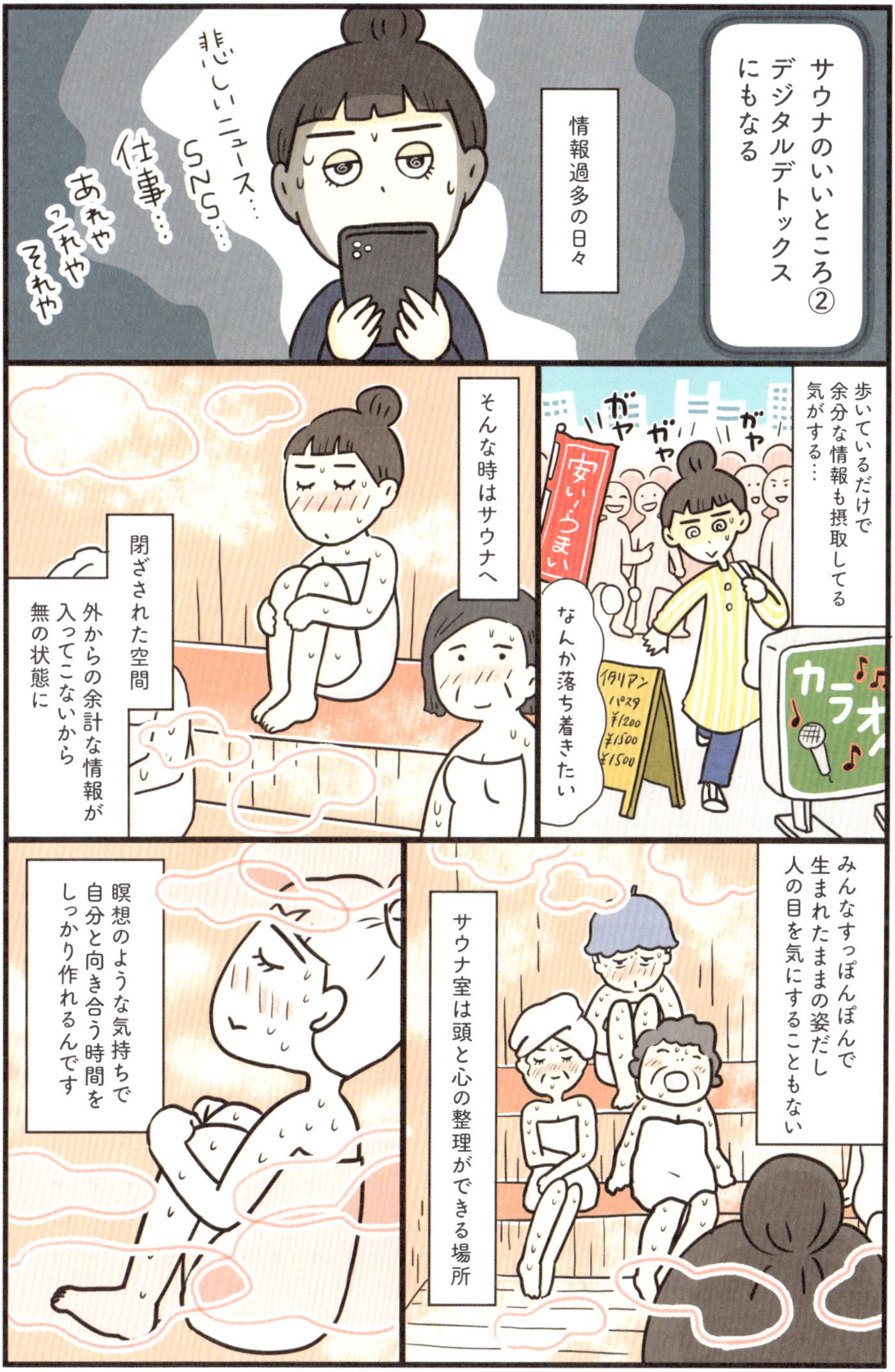
サウナのいいところ② デジタルデトックスにもなる
情報過多の日々
悲しいニュース…
SNS…
仕事…
あれやこれやそれや
歩いているだけで余分な情報も摂取してる気がする…
ガヤ
ガヤ
ガヤ
安い・うまい
イタリアン パスタ ¥1200 ¥1500 ¥1500
カラオ
なんか落ち着きたい
そんな時はサウナへ
閉ざされた空間
外からの余計な情報が入ってこないから無の状態に
みんなすっぽんぽんで生まれたままの姿だし人の目を気にすることもない
サウナ室は頭と心の整理ができる場所
瞑想のような気持ちで自分と向き合う時間をしっかり作れるんです

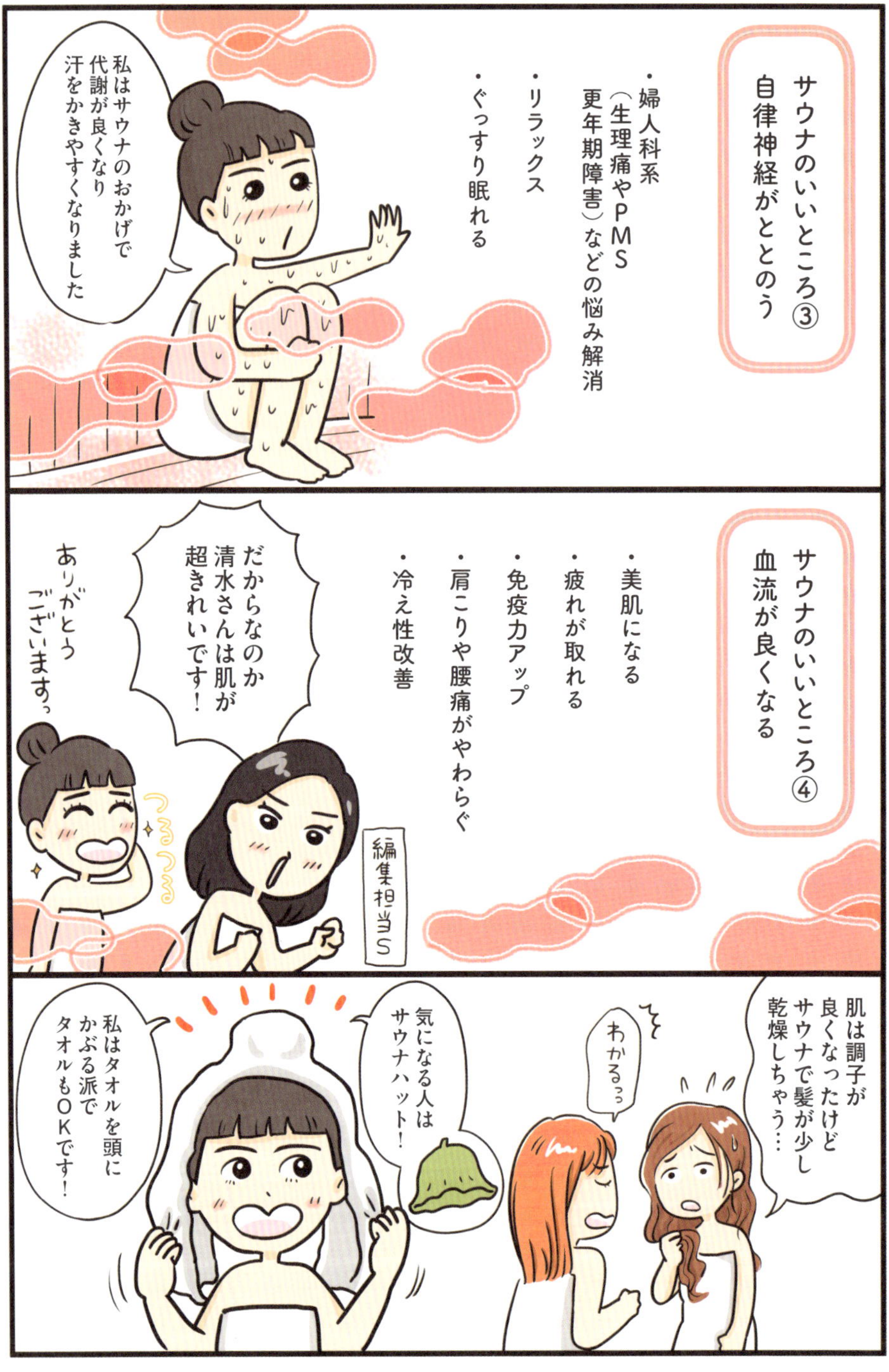

サウナのいいところ③
自律神経がととのう
・婦人科系
（生理痛やPMS
更年期障害）などの悩み解消
・リラックス
・ぐっすり眠れる
私はサウナのおかげで
代謝が良くなり
汗をかきやすくなりました
サウナのいいところ④
血流が良くなる
・美肌になる
・疲れが取れる
・免疫力アップ
・肩こりや腰痛がやわらぐ
・冷え性改善
だからなのか
清水さんは肌が
超きれいです！
編集担当S
ありがとう
ございますっ
つるつる
肌は調子が
良くなったけど
サウナで髪が少し
乾燥しちゃう…
わかるっっ
気になる人は
サウナハット！
私はタオルを頭に
かぶる派で
タオルもOKです！

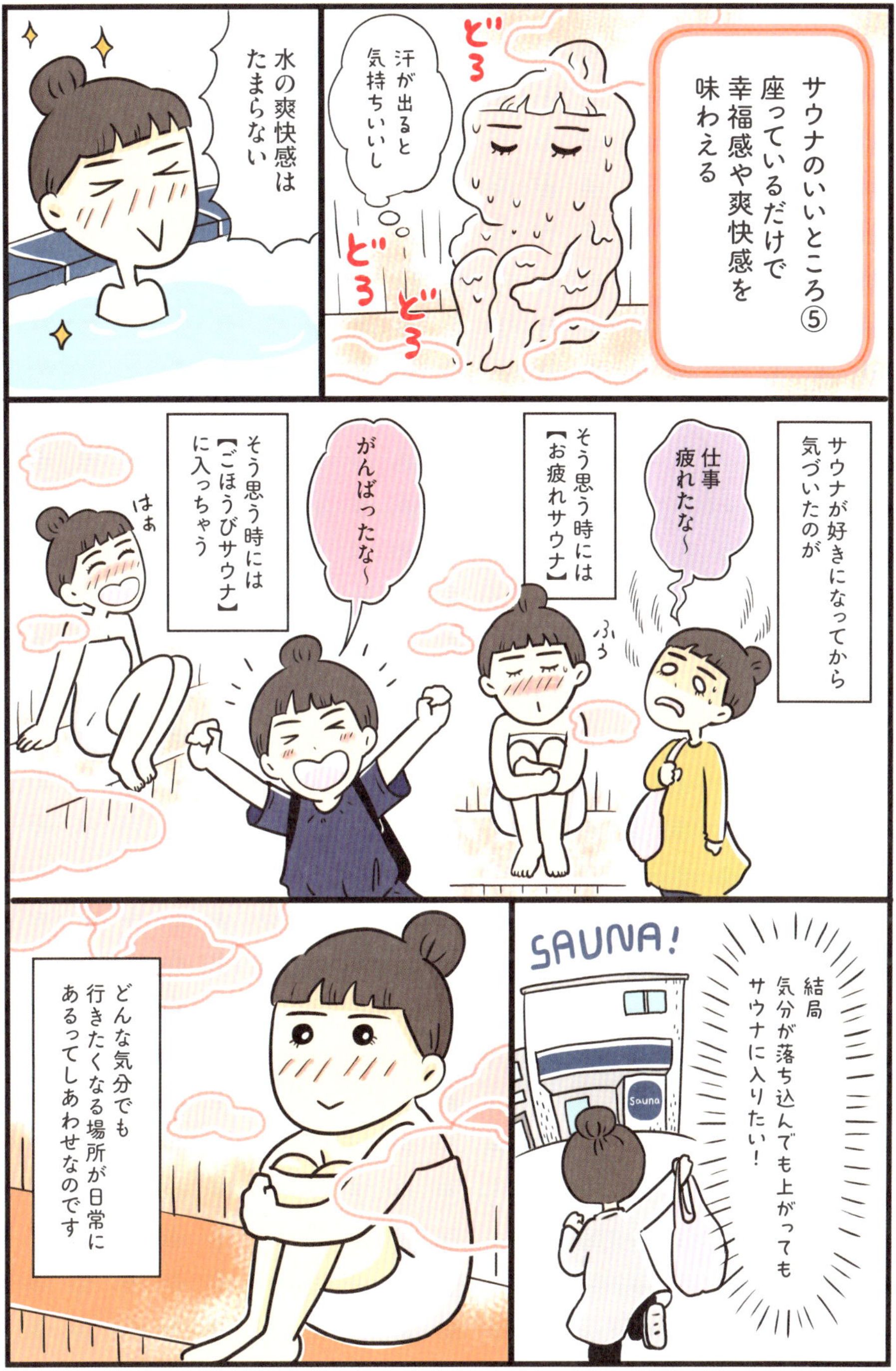

サウナのいいところ⑤
座っているだけで幸福感や爽快感を味わえる
どろ
どろ
どろ
汗が出ると気持ちいいし
水の爽快感はたまらない
サウナが好きになってから気づいたのが
仕事疲れたな～
ふぅ
そう思う時には【お疲れサウナ】
がんばったな～
そう思う時には【ごほうびサウナ】に入っちゃう
はぁ
結局気分が落ち込んでも上がってもサウナに入りたい!
SAUNA!
Sauna
どんな気分でも行きたくなる場所が日常にあるってしあわせなのです

スパと銭湯サウナ

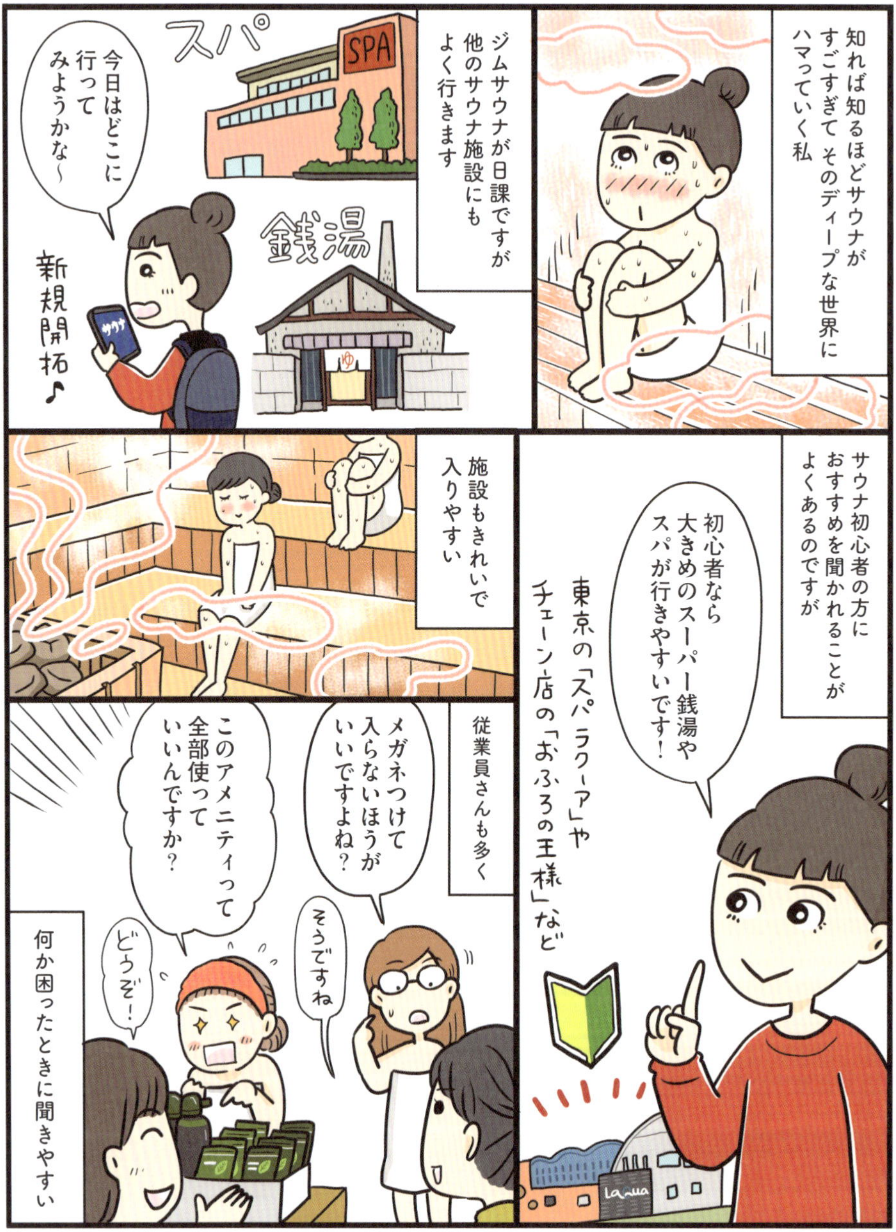
知れば知るほどサウナがすごすぎて そのディープな世界にハマっていく私
ジムサウナが日課ですが他のサウナ施設にもよく行きます
スパ
SPA
銭湯
ゆ
今日はどこに行ってみようかな～
新規開拓♪
サウナ
サウナ初心者の方におすすめを聞かれることがよくあるのですが
初心者なら大きめのスーパー銭湯やスパが行きやすいです！
東京の「スパラクーア」やチェーン店の「おふろの王様」など
LaQua
施設もきれいで入りやすい
従業員さんも多く
メガネつけて入らないほうがいいですよね？
そうですね
このアメニティって全部使っていいんですか？
どうぞ！
何か困ったときに聞きやすい

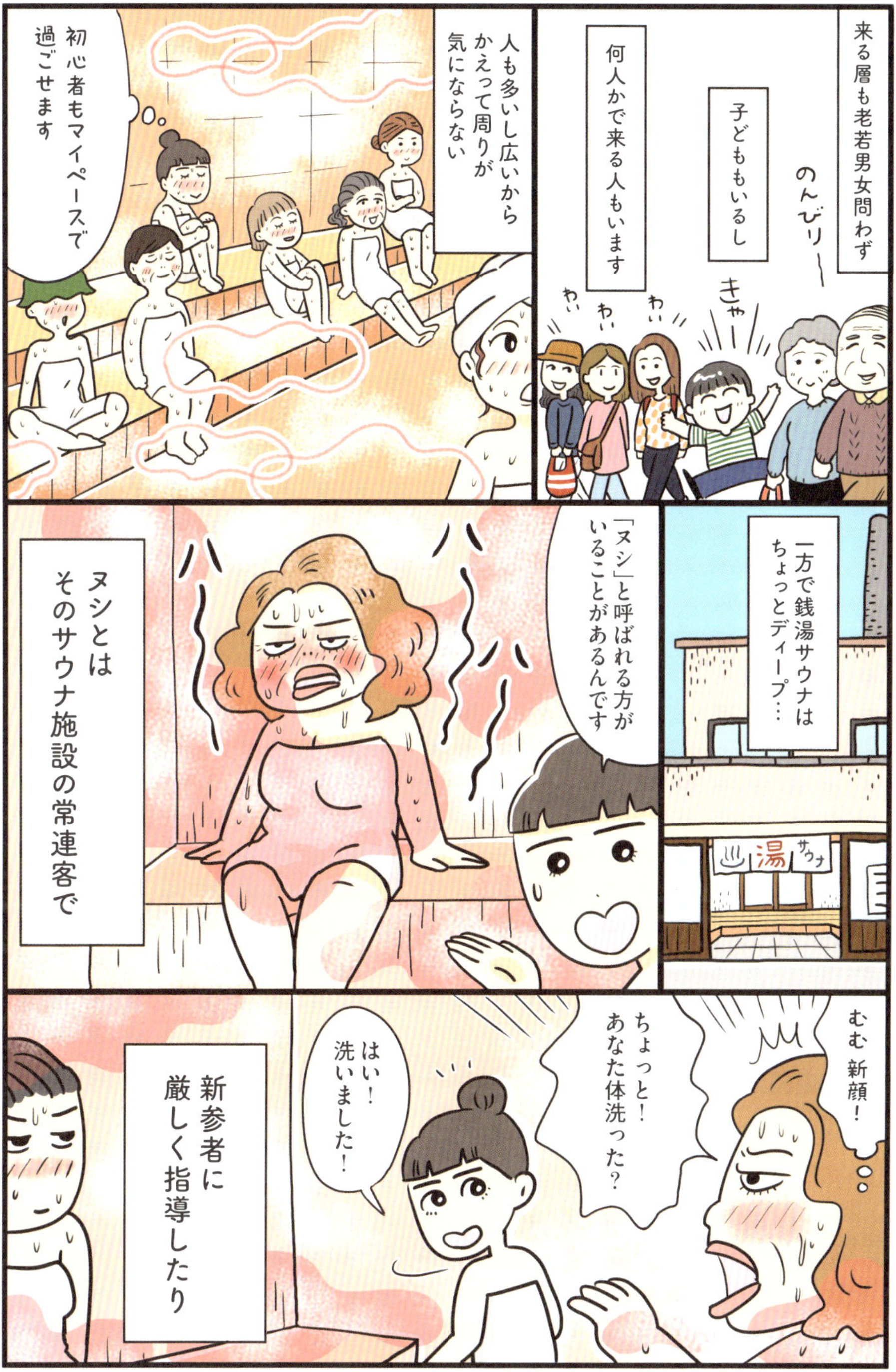
来る層も老若男女問わず
のんびり〜
子どももいるし
きゃー
わい
わい
わい
何人かで来る人もいます
人も多いし広いからかえって周りが気にならない
初心者もマイペースで過ごせます
一方で銭湯サウナはちょっとディープ…
湯
サウナ
「ヌシ」と呼ばれる方がいることがあるんです
ヌシとはそのサウナ施設の常連客で
むむ　新顔！
ちょっと！あなた体洗った？
はい！洗いました！
新参者に厳しく指導したり

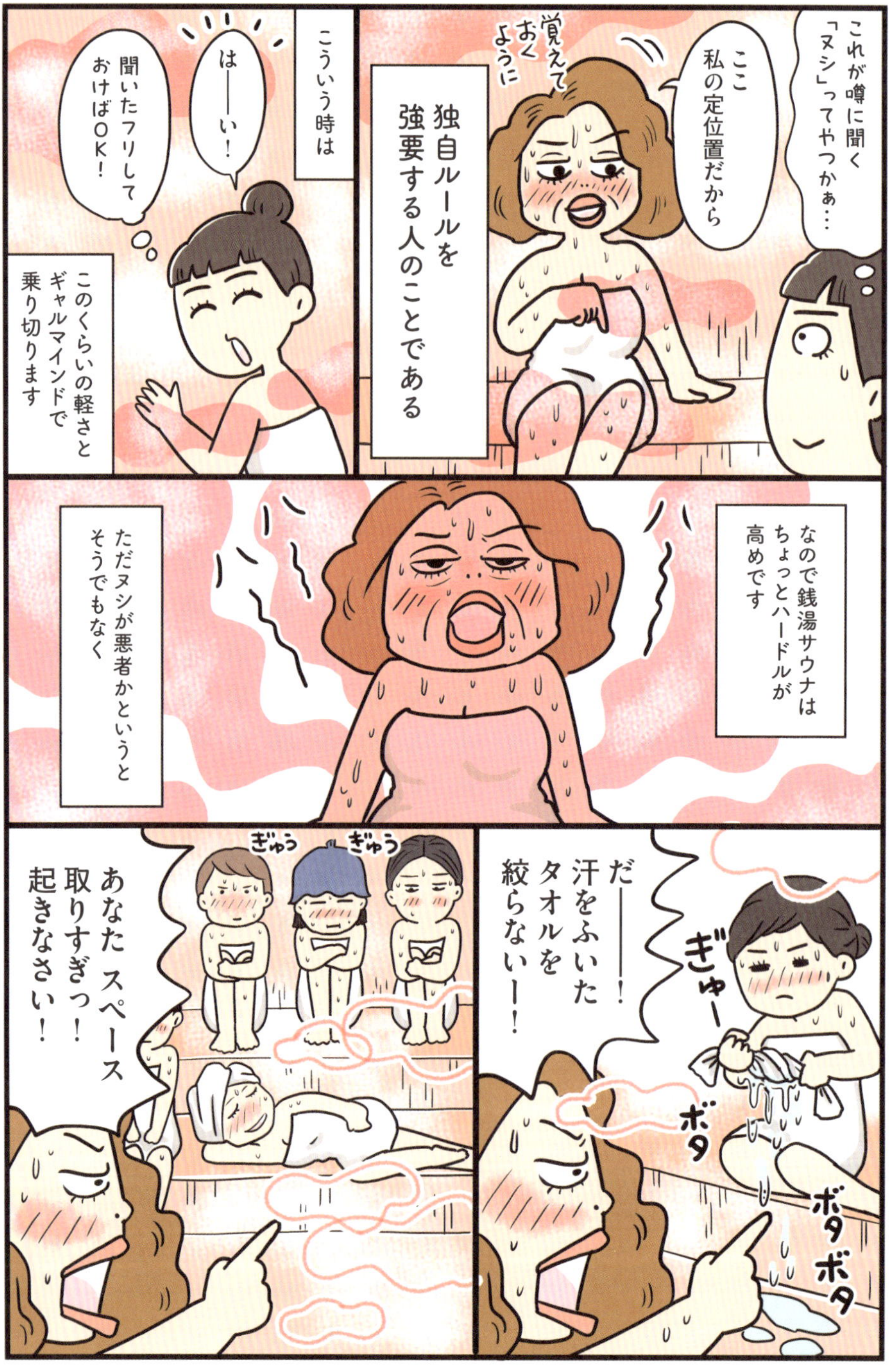
これが噂に聞く「ヌシ」ってやつかぁ…
ここ 私の定位置だから
覚えておくように
独自ルールを強要する人のことである
こういう時は
はーーーい!
聞いたフリしておけばOK!
このくらいの軽さとギャルマインドで乗り切ります
なので銭湯サウナはちょっとハードルが高めです
ただヌシが悪者かというとそうでもなく
だーーー! 汗をふいたタオルを絞らないーー!
ぎゅー
ボタ
ボタボタ
ぎゅう
ぎゅう
あなた スペース取りすぎっ! 起きなさい!

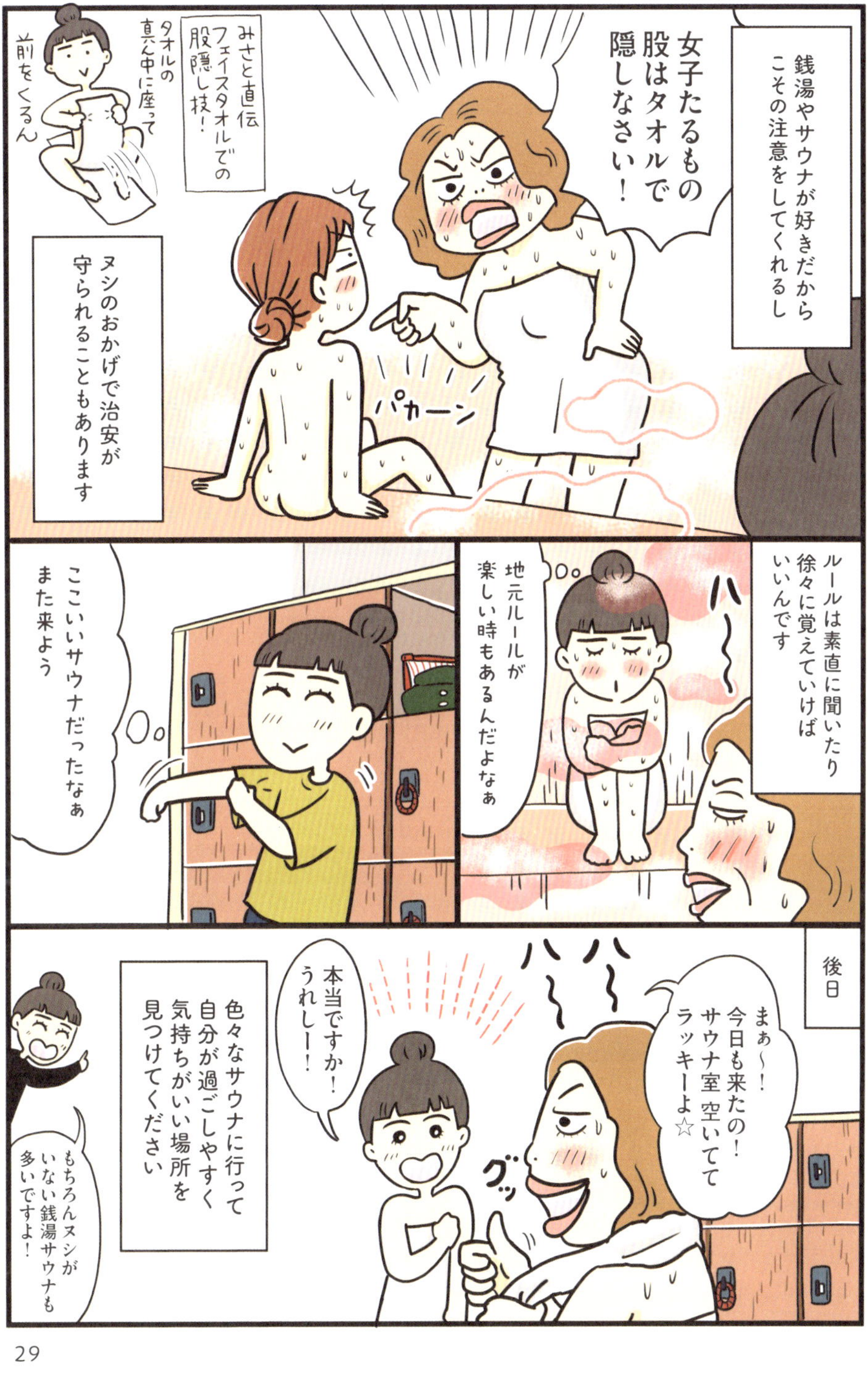
銭湯やサウナが好きだからこその注意をしてくれるし
女子たるもの股はタオルで隠しなさい！
パカーン
ヌシのおかげで治安が守られることもあります
みさと直伝フェイスタオルでの股隠し技！
タオルの真ん中に座って前をくるん
ルールは素直に聞いたり徐々に覚えていけばいいんです
ハ〜〜
地元ルールが楽しい時もあるんだよなぁ
ここいいサウナだったなぁまた来よう
後日
ハ〜 ハ〜
まぁ〜！今日も来たの！サウナ室 空いててラッキーよ☆
グッ
本当ですか！うれしー！
色々なサウナに行って自分が過ごしやすく気持ちがいい場所を見つけてください
もちろんヌシがいない銭湯サウナも多いですよ！

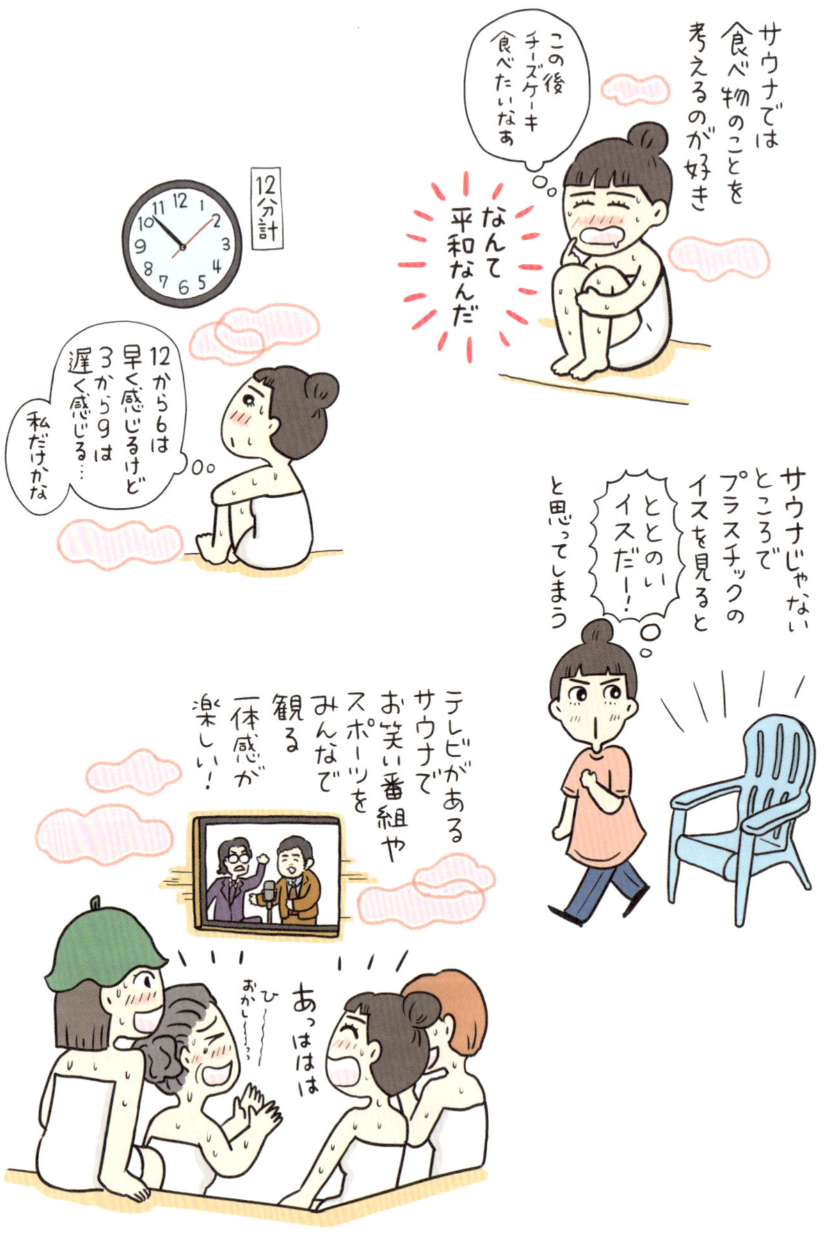
サウナでは
食べ物のことを
考えるのが好き
この後
チーズケーキ
食べたいなあ
なんて
平和なんだ
12分計
12から6は
早く感じるけど
3から9は
遅く感じる…
私だけかな
サウナじゃない
ところで
プラスチックの
イスを見ると
ととのい
イスだー!
と思ってしまう
テレビがある
サウナで
お笑い番組や
スポーツを
みんなで
観る
一体感が
楽しい!
あっははは
ひ〜
おかし〜〜〜

column

私にとってのサウナ

私は、いつなんどきでもサウナに行きたい。

朝起きたら行きたいし、仕事の合間に、ごはんの前に、全てを終えた夜にだって、隙さえあればすぐにサウナに行こうとするから（そして本当に行く）、時々、驚かれてしまう。

はじめてサウナに出会った大学時代。

当時、映画を全く観ていなかったにもかかわらず、あみだくじで適当に決めてしまった大学の、しかも映画学科というあまりに特化しすぎた場所にきてしまった私は、やりたいことや好きなことで溢れた人たちの中で、全くそれらがない人物として悶々とした日々を送っていた。

そんなときに運良く出会ったサウナは、ただ熱くて、ただ冷たくて、ただそれだけなのに、とにかく気持ちがよくて、「それだけで

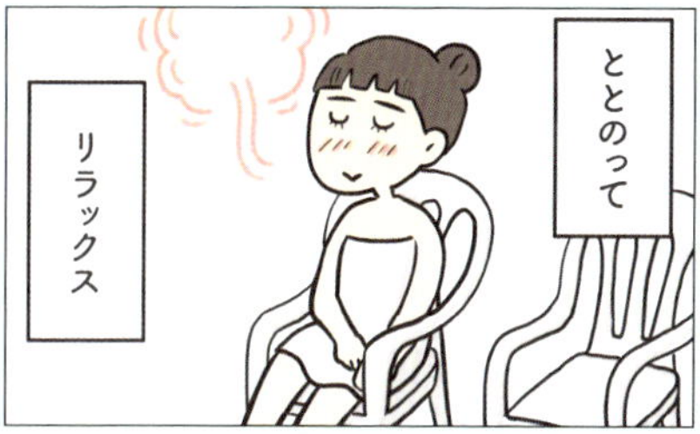

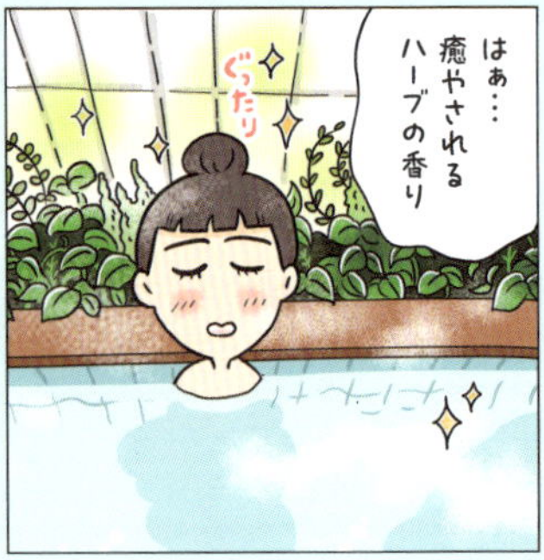

気持ちいい」と思えた事実は当時の私にとって、とんだサプライズだった。

それに、サウナにいると、悩みたくても落ち込みたくても、熱すぎるし冷たすぎるしで、全くもって捗らない。悶々の深淵に潜り込むには、ちょっと環境が悪すぎたし、学生の青い心には万能薬だった。

「どうしよう」が、「まぁ、いっか」になった。

人生は思っているよりずっと簡単で、ずっと適当でいい。目的がなくても、道に迷っても、サウナに入って力を抜いて、気ままに人生を楽しんでもいいのかもしれない。

以来私は、サウナそのものに胸を躍らせ、来る日も来る日もサウナに通った。サウナは幸福の始まりだと信じて疑わず、授業の合間にもサウナに行った。

夢中になると止められないちょっぴりめんどうな性質のおかげで、サウナを通してさまざまな出会いに巡りあい、33歳になったいま、世界との接点がほぼサウナである。しあわせで仕方がない。

私の生活には、どうしてもサウナが欠かせない。

サウナはあってもなくても生きていけるけど、こんなに体も心も気持ちがいいんだから、ないよりもあったほうがいい。

だから結局、私にとってのサウナってなんなんだ?って、いろんな言葉を当てはめてみたけど、どれもあんまりしっくりこない。人生というには壮大だし、好きだけじゃ物足りない。

サウナに入って真剣に考えた私は結局、「まぁ、いっか」って思っていた。

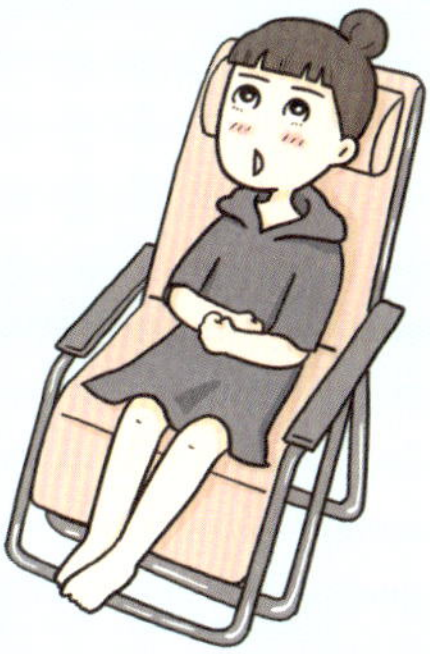

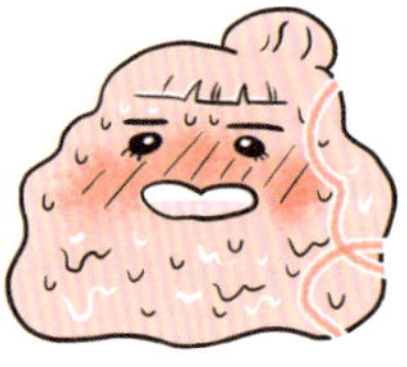

2

私のサウナルーティーン

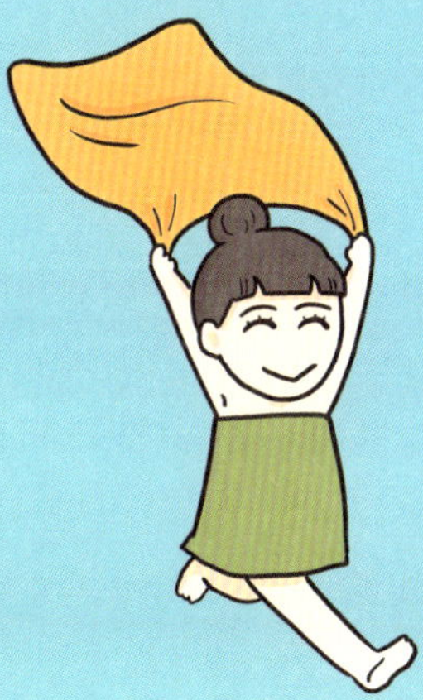

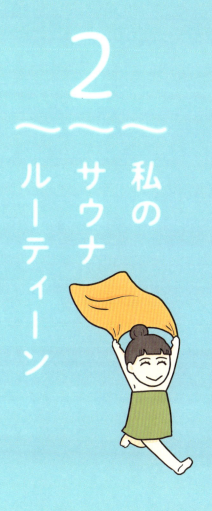

図解

サウナに行ってみよう！

サウナに行くのははじめて、という方もいると思います。
そこで、このコーナーでは「見たことある！」「知ってる！」を増やすべく、図解でご紹介したいと思います。
施設によって違うことも多いですが、一度は行った気持ちになって、当日はリラックスして楽しみましょう！

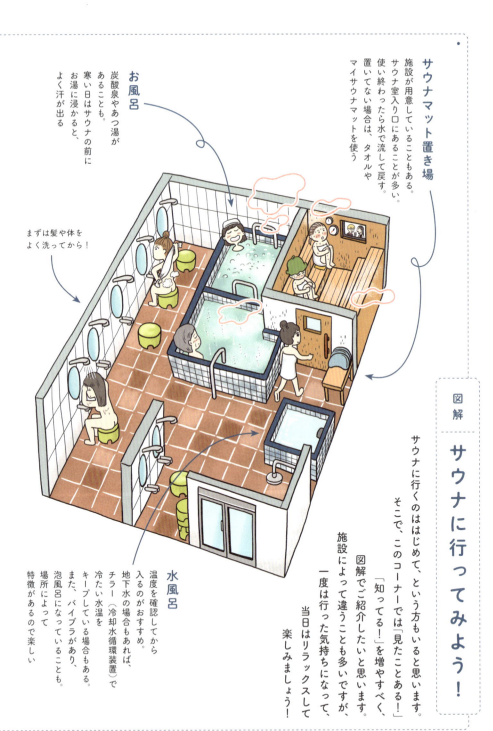

サウナマット置き場

施設が用意していることもある。サウナ室入り口にあることが多い。使い終わったら水で流して戻す。置いてない場合は、タオルやマイサウナマットを使う

お風呂

炭酸泉やあつ湯があることも。寒い日はサウナの前にお湯に浸かると、よく汗が出る

まずは髪や体をよく洗ってから！

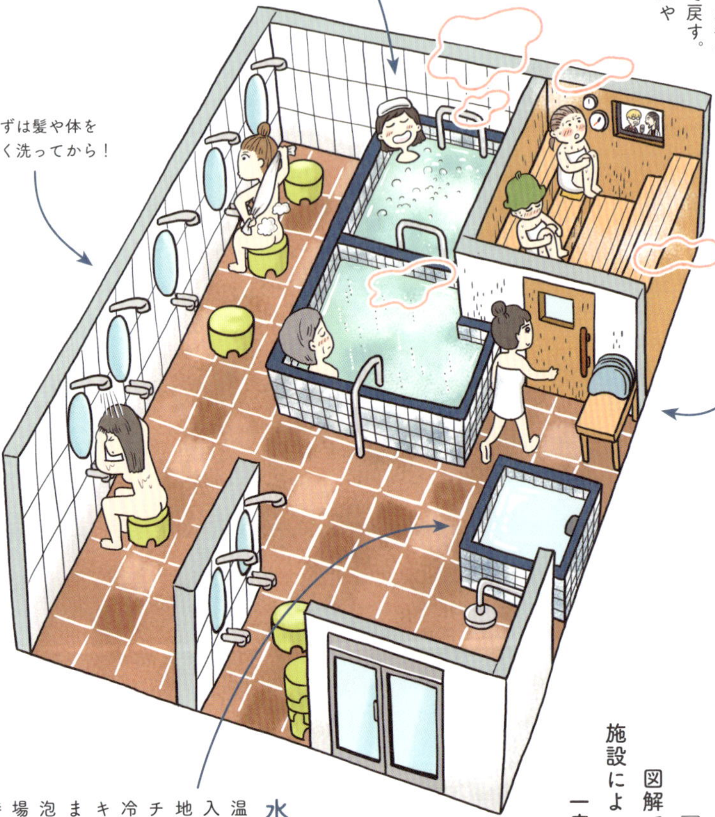

水風呂

温度を確認してから入るのがおすすめ。地下水の場合もあれば、チラー（冷却水循環装置）で冷たい水温をキープしている場合もある。また、バイブラがあり、泡風呂になっていることも。場所によって特徴があるので楽しい

テレビ

あるところとないところがある。チャンネル変更の可否は施設によってさまざま

温度計

100℃以上の室温にも耐えうる優れもの

12分計

12分で一周するアナログ時計。秒針が赤色、分針は黒色。入る時間の目安として使用する。砂時計のところもあるし、時計がないサウナ室もある

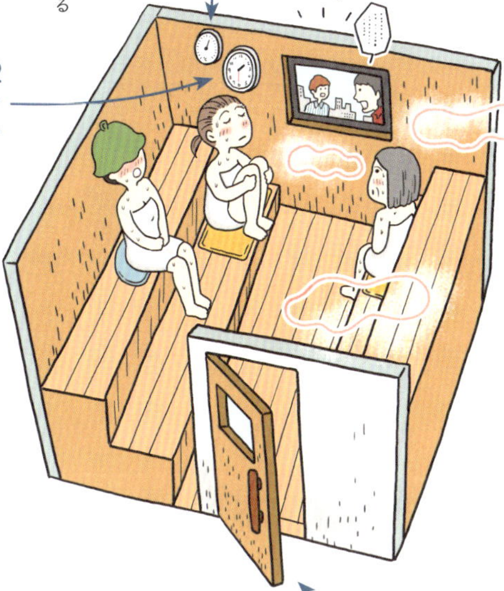

サウナキー

銭湯などサウナが別料金の場合は、入る時に専用の鍵を使う

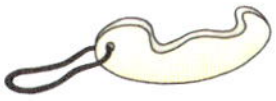

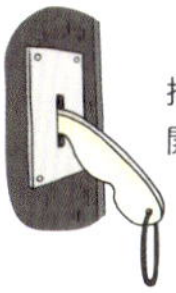

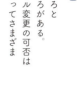

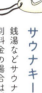

挿してドアを開ける

給水器

あるところとないところがある。また、浴室内にペットボトルの持ち込みが禁止の施設もあるので、はじめてのところは貼り紙なども要チェック

ととのいイス

使い終わったら水で流すと、みんなうれしい

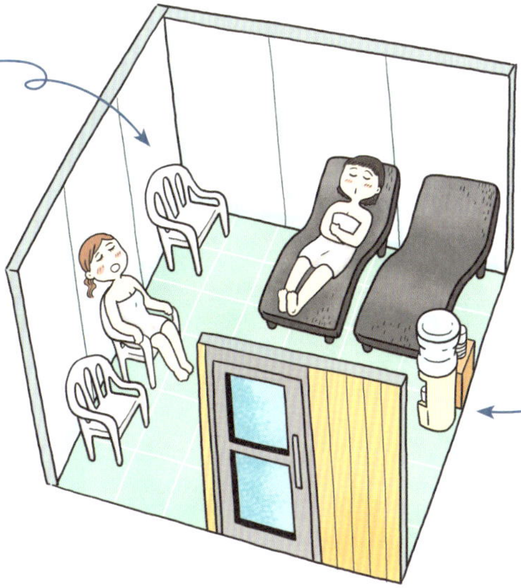

サウナに入る前

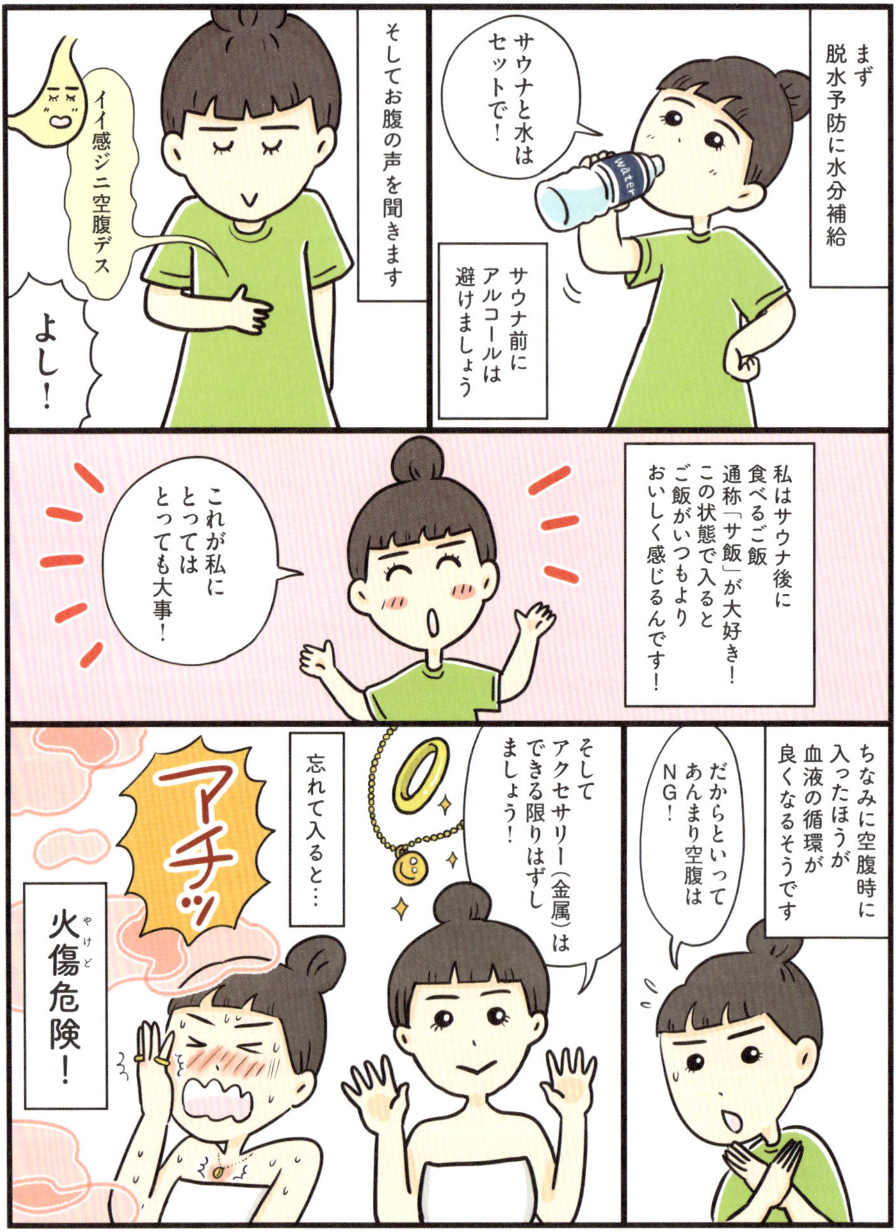
まず
脱水予防に水分補給
サウナと水はセットで！
サウナ前にアルコールは避けましょう
そしてお腹の声を聞きます
イイ感ジニ空腹デス
よし！
私はサウナ後に食べるご飯通称「サ飯」が大好き！この状態で入るとご飯がいつもよりおいしく感じるんです！
これが私にとってはとっても大事！
ちなみに空腹時に入ったほうが血液の循環が良くなるそうです
だからといってあんまり空腹はNG！
そしてアクセサリー（金属）はできる限りはずしましょう！
忘れて入ると…
アチッ
火傷《やけど》危険！

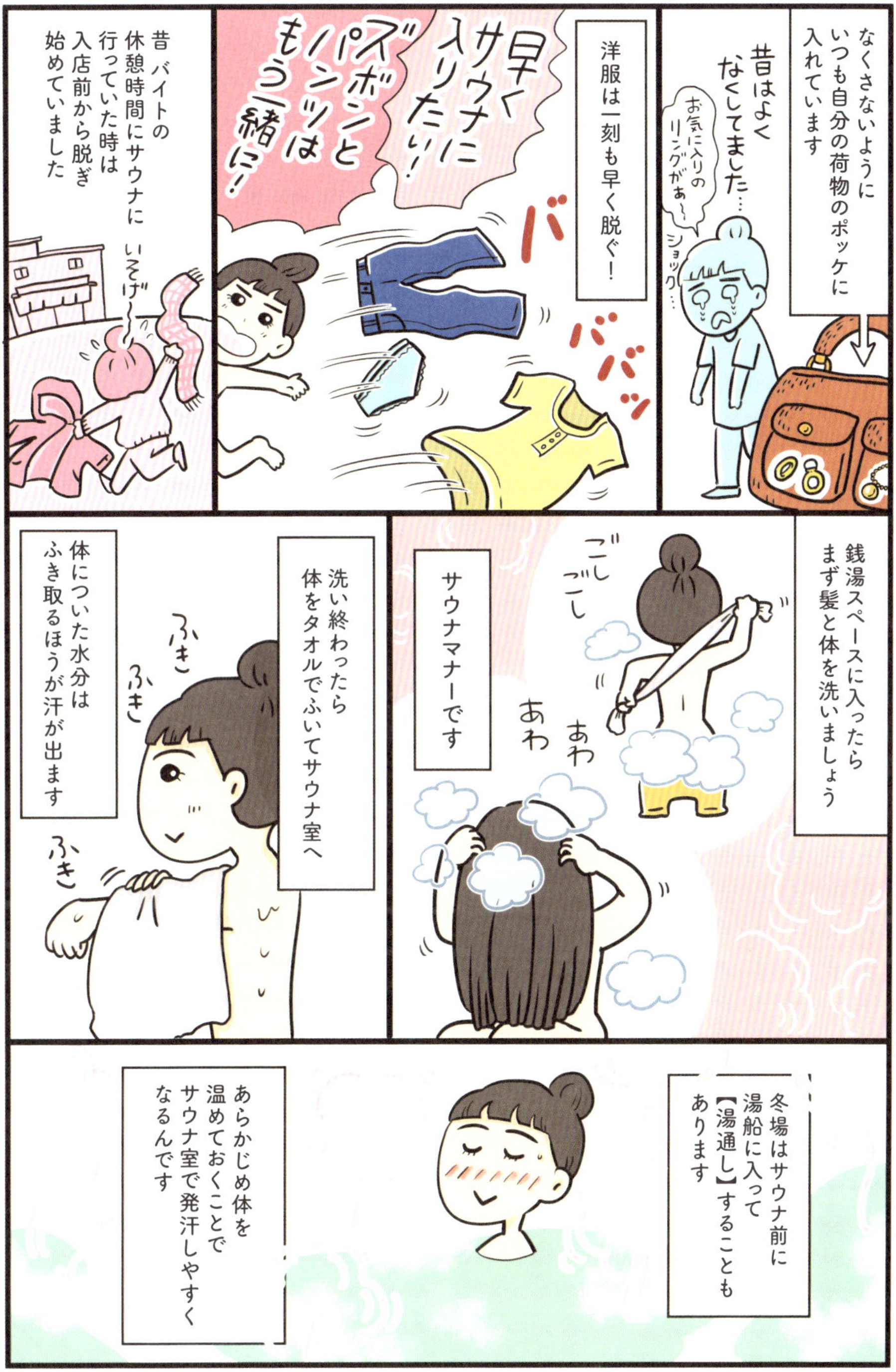
なくさないように
いつも自分の荷物のポッケに
入れています
昔はよく
なくしてました…
お気に入りの
リングがぁ～
ショック…
洋服は一刻も早く脱ぐ！
早くサウナに入りたい！
ズボンとパンツはもう一緒に！
バ
ババッ
昔 バイトの
休憩時間にサウナに
行っていた時は
入店前から脱ぎ
始めていました
いそげ～
銭湯スペースに入ったら
まず髪と体を洗いましょう
サウナマナーです
ごしごし
あわ
あわ
洗い終わったら
体をタオルでふいてサウナ室へ
体についた水分は
ふき取るほうが汗が出ます
ふき
ふき
ふき
冬場はサウナ前に
湯船に入って
【湯通し】することも
あります
あらかじめ体を
温めておくことで
サウナ室で発汗しやすく
なるんです

サウナ室にて

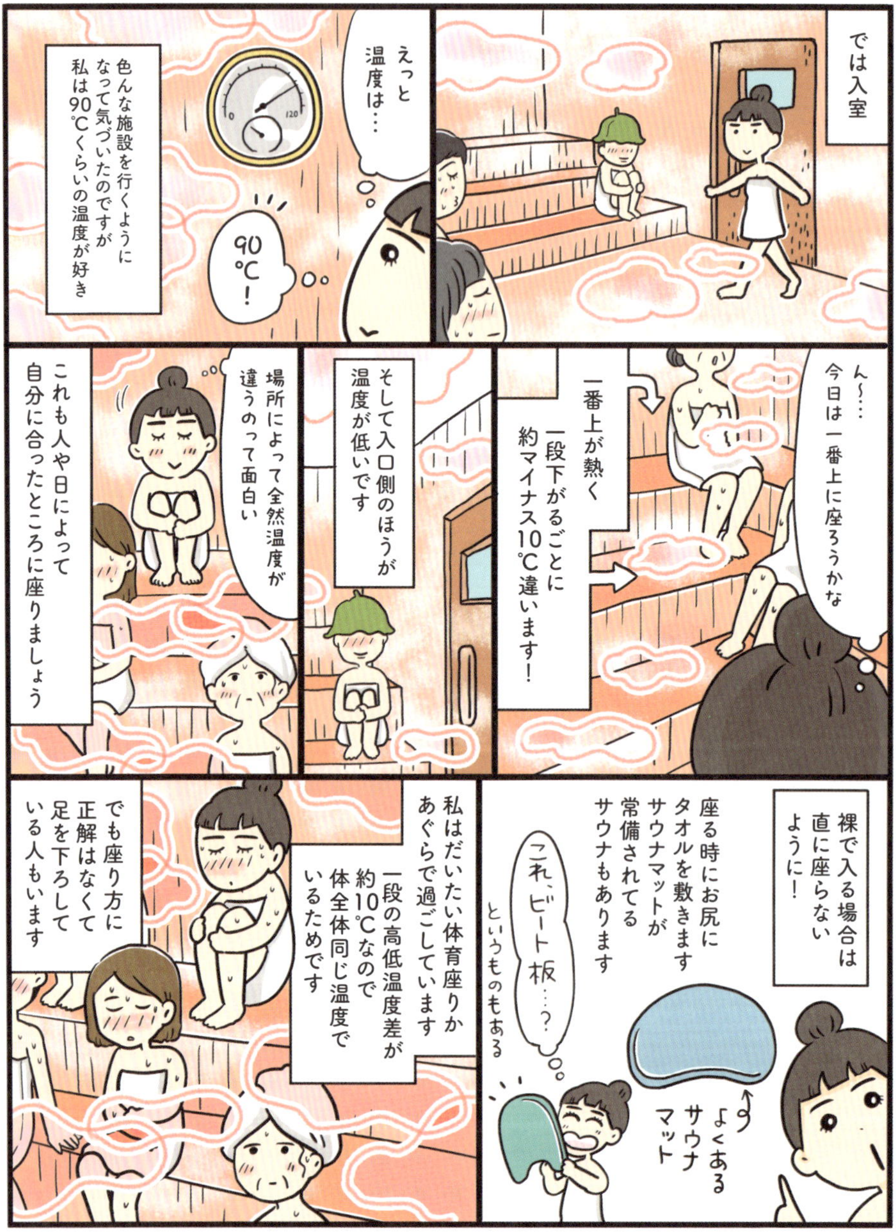
では入室
えっと温度は……
90℃!
色んな施設を行くようになって気づいたのですが私は90℃くらいの温度が好き
ん〜…今日は一番上に座ろうかな
一番上が熱く一段下がるごとに約マイナス10℃違います!
そして入口側のほうが温度が低いです
場所によって全然温度が違うのって面白い
これも人や日によって自分に合ったところに座りましょう
裸で入る場合は直に座らないように!
座る時にお尻にタオルを敷きます
サウナマットが常備されてるサウナもあります
これ、ビート板…?
というものもある
よくあるサウナマット
私はだいたい体育座りかあぐらで過ごしています
一段の高低差が約10℃なので体全体同じ温度でいるためです
でも座り方に正解はなくて足を下ろしている人もいます

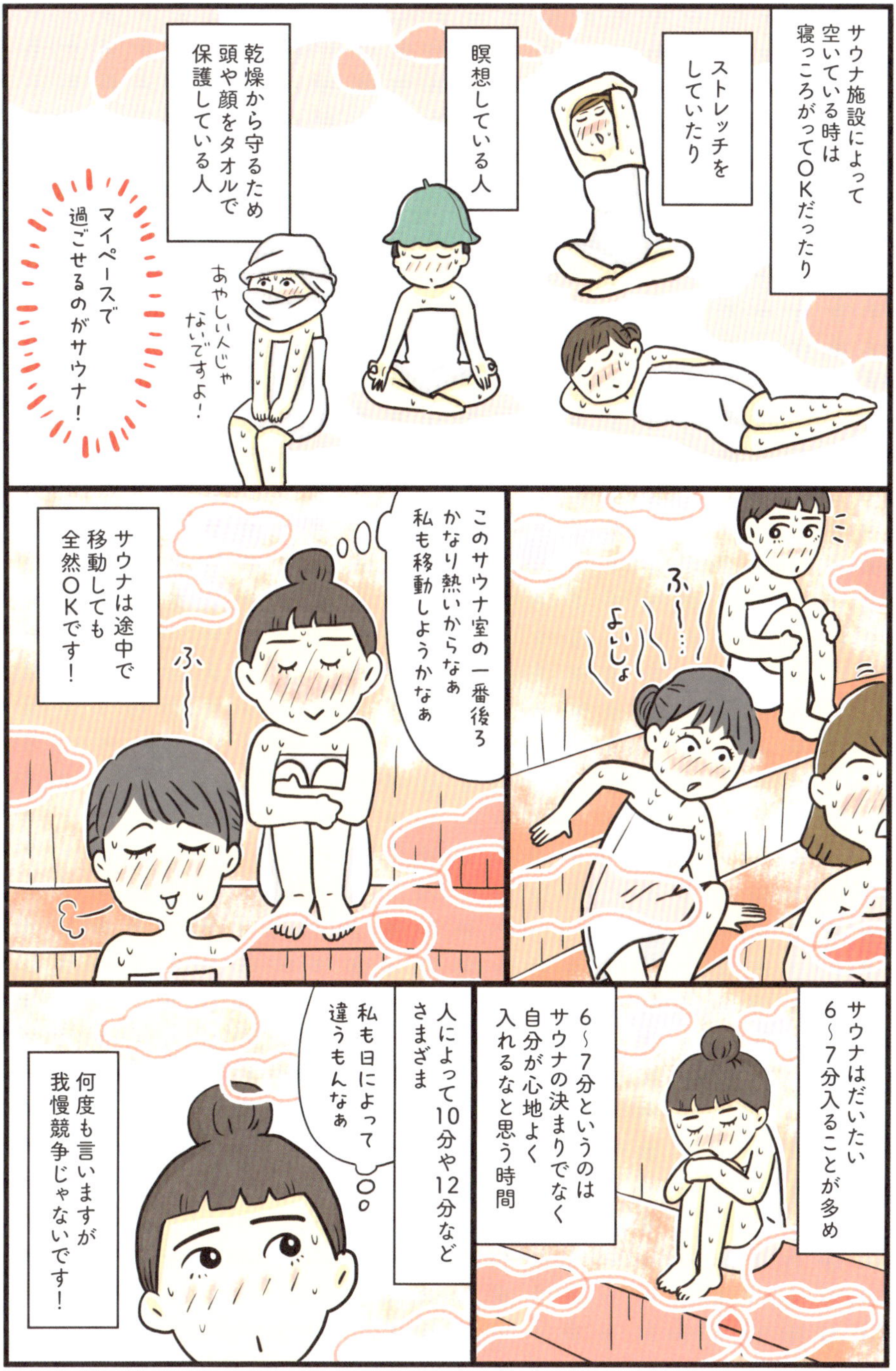
サウナ施設によって
空いている時は
寝っころがってOKだったり
ストレッチを
していたり
瞑想している人
乾燥から守るため
頭や顔をタオルで
保護している人
あやしい人じゃ
ないですよ！
マイペースで
過ごせるのがサウナ！
ふ～～…
よいしょ
このサウナ室の一番後ろ
かなり熱いからなぁ
私も移動しようかなぁ
サウナは途中で
移動しても
全然OKです！
ふ～～
サウナはだいたい
6～7分入ることが多め
6～7分というのは
サウナの決まりでなく
自分が心地よく
入れるなと思う時間
人によって10分や12分など
さまざま
私も日によって
違うもんなぁ
何度も言いますが
我慢競争じゃないです！

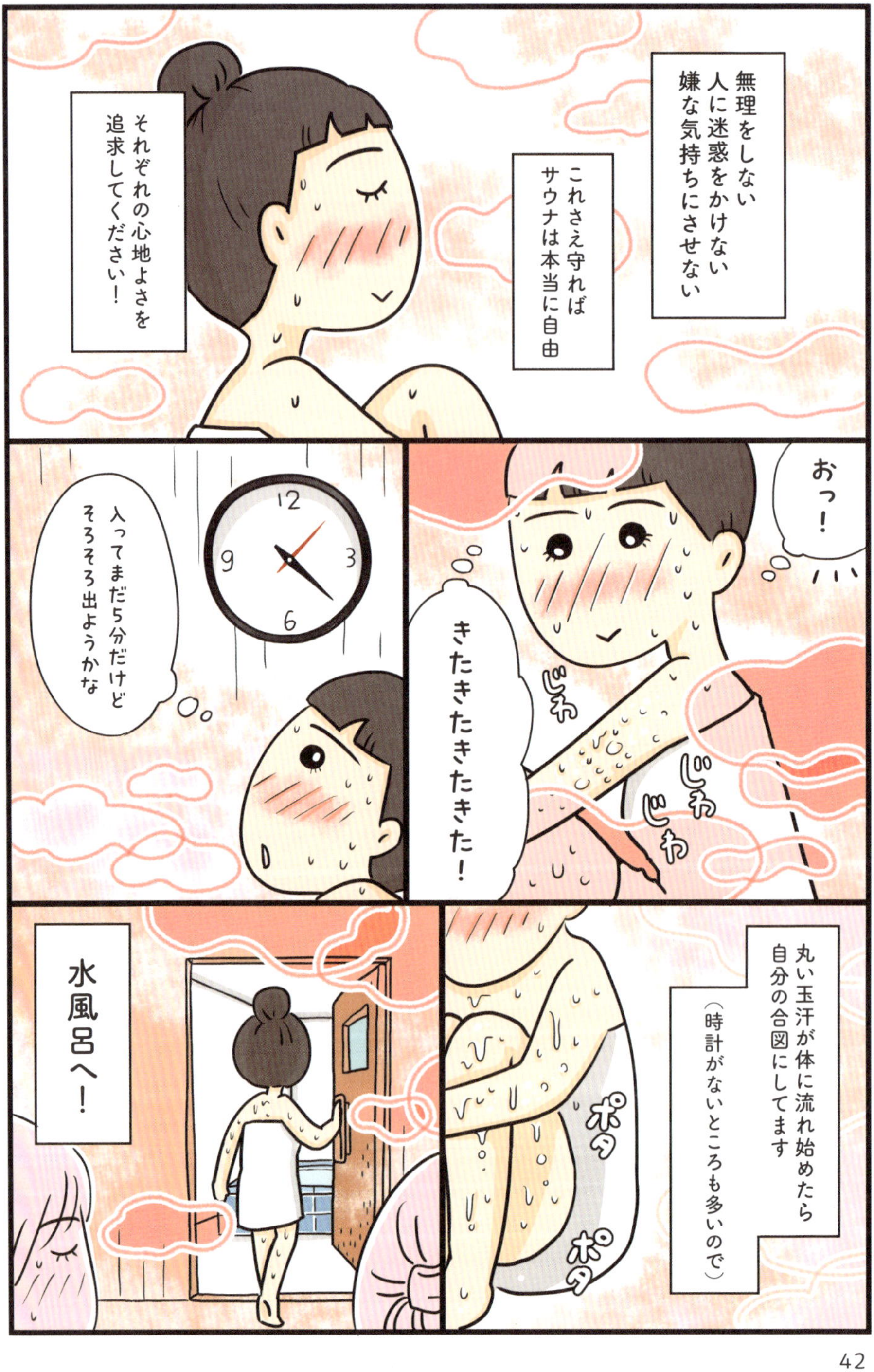
無理をしない
人に迷惑をかけない
嫌な気持ちにさせない
これさえ守れば
サウナは本当に自由
それぞれの心地よさを
追求してください！
おっ！
きたきたきたきた！
じわ
じわ
じわ
入ってまだ5分だけど
そろそろ出ようかな
丸い玉汗が体に流れ始めたら
自分の合図にしてます
（時計がないところも多いので）
ポタ
ポタ
水風呂へ！

水風呂

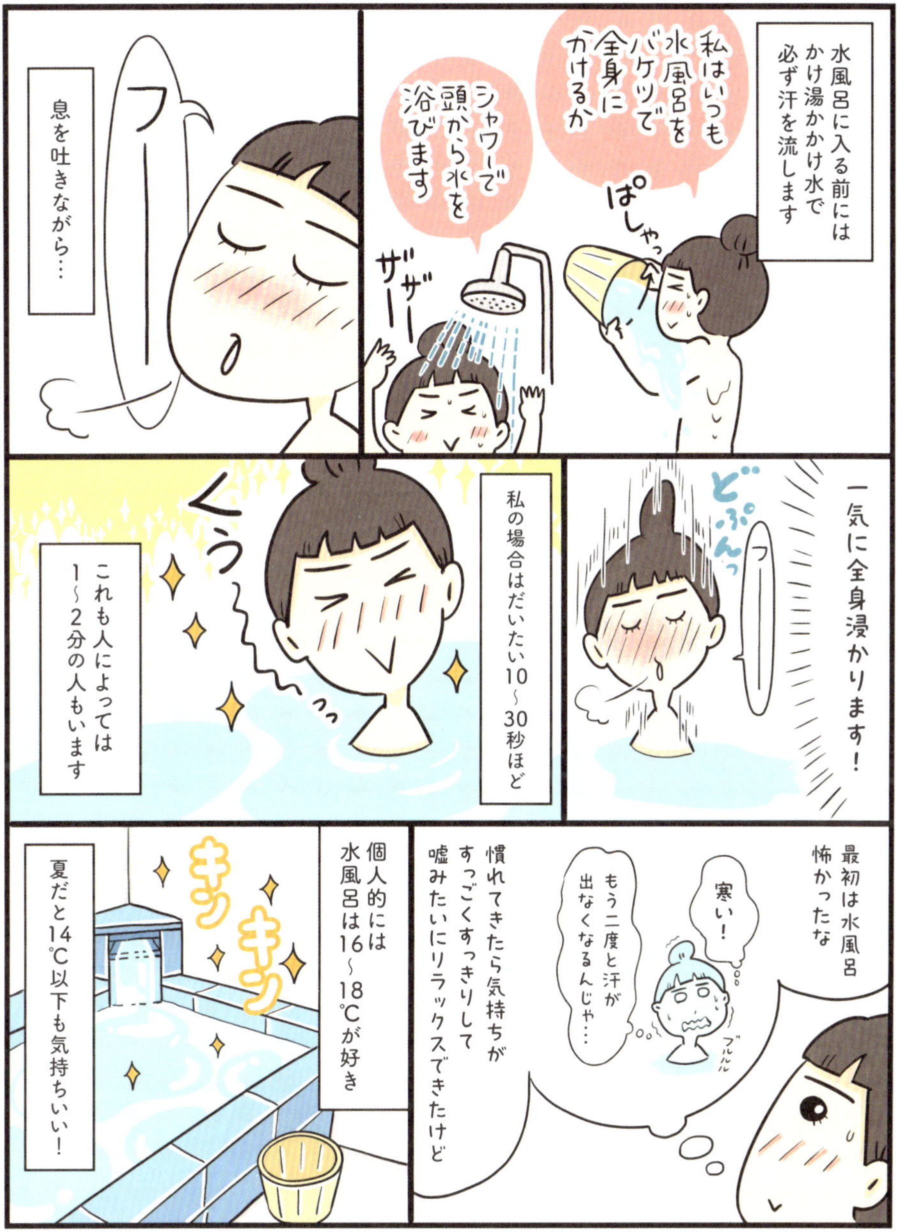
水風呂に入る前には
かけ湯かけ水で
必ず汗を流します
私はいつも水風呂をバケツで全身にかけるか
ぱしゃっ
シャワーで頭から水を浴びます
ザーザー
フー
息を吐きながら…
一気に全身浸かります！
どぷんっ
フー
私の場合はだいたい10～30秒ほど
くぅ～っ
これも人によっては
1～2分の人もいます
最初は水風呂
怖かったな
寒い！
もう二度と汗が
出なくなるんじゃ…
ブルルル
慣れてきたら気持ちが
すっごくすっきりして
嘘みたいにリラックスできたけど
個人的には
水風呂は16～18℃が好き
キンキン
夏だと14℃以下も気持ちいい！

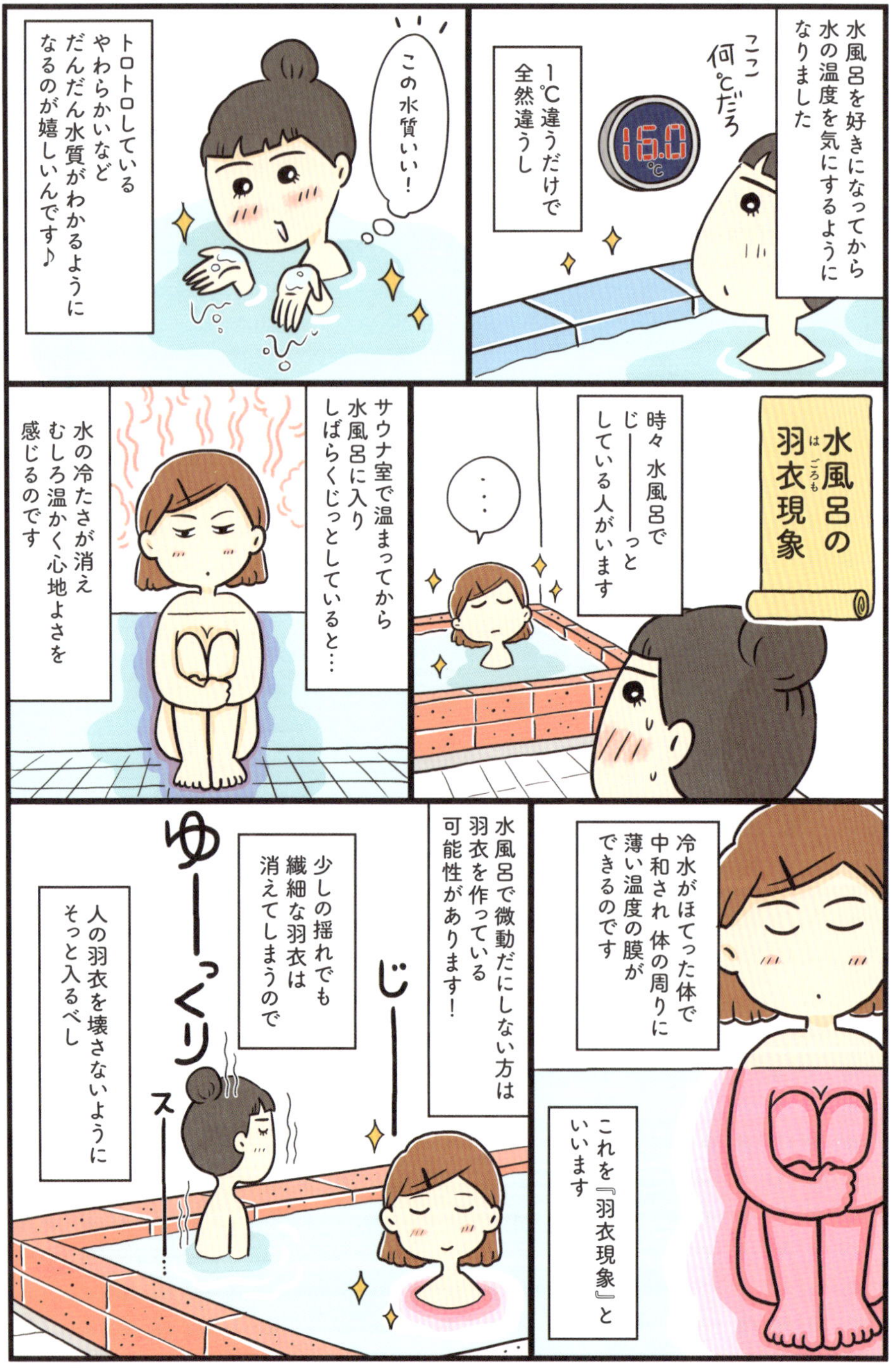
水風呂を好きになってから
水の温度を気にするように
なりました
ここ何℃だろ
1℃違うだけで
全然違うし
この水質いい！
トロトロしている
やわらかいなど
だんだん水質がわかるように
なるのが嬉しいんです♪
水風呂の羽《は》衣《ごろも》現象
時々 水風呂で
じーーーっと
している人がいます
・・・
サウナ室で温まってから
水風呂に入り
しばらくじっとしていると…
水の冷たさが消え
むしろ温かく心地よさを
感じるのです
冷水がほてった体で
中和され 体の周りに
薄い温度の膜が
できるのです
これを『羽衣現象』と
いいます
水風呂で微動だにしない方は
羽衣を作っている
可能性があります！
じーーー
少しの揺れでも
繊細な羽衣は
消えてしまうので
ゆーーっくり
スーー…
人の羽衣を壊さないように
そっと入るべし

column

水風呂のコツ

私は、水風呂のためにサウナに入っていると言っても過言ではないほど、水風呂を愛しています。
体が慣れていない1回目がとにかく一番冷たく、2回目からがとっても気持ちがいいんです。
なので、頑張るのは最初の1回目だけ。
水風呂が苦手な方はこの1回目の冷たさにやられたと思うんですが、この最初のハードルさえ越えればもう大丈夫、ようこそ水風呂の世界へ！
とにかく2秒でもいいので、冷やすことが大事です。

サウナで体が熱くなると「冷やさなきゃ！」と体がサイレンを鳴らして汗をかきます。
そして、水風呂で冷たくなると次は「温めなきゃ！」といって体が温まり始めるので、体が冷たいのにホカホカしてくる魔法のようなフワフワ不思議に気持ちいい現象が！
おっとここからは、次の漫画やP49「ととのうってなに？」に続きます。

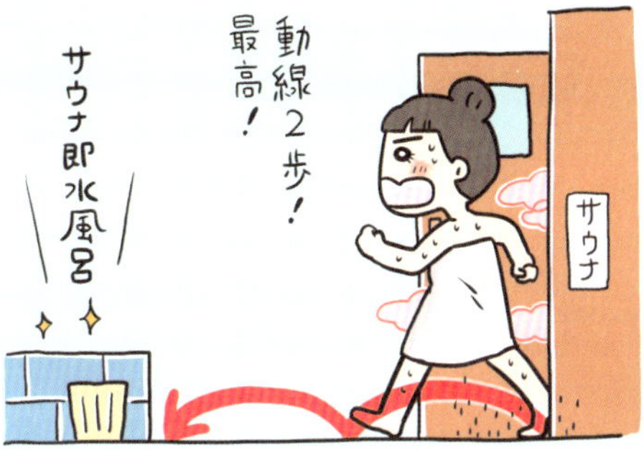

動線2歩！最高！
サウナ即水風呂
サウナ

サウナ室から水風呂までを「動線」と呼びます

休憩

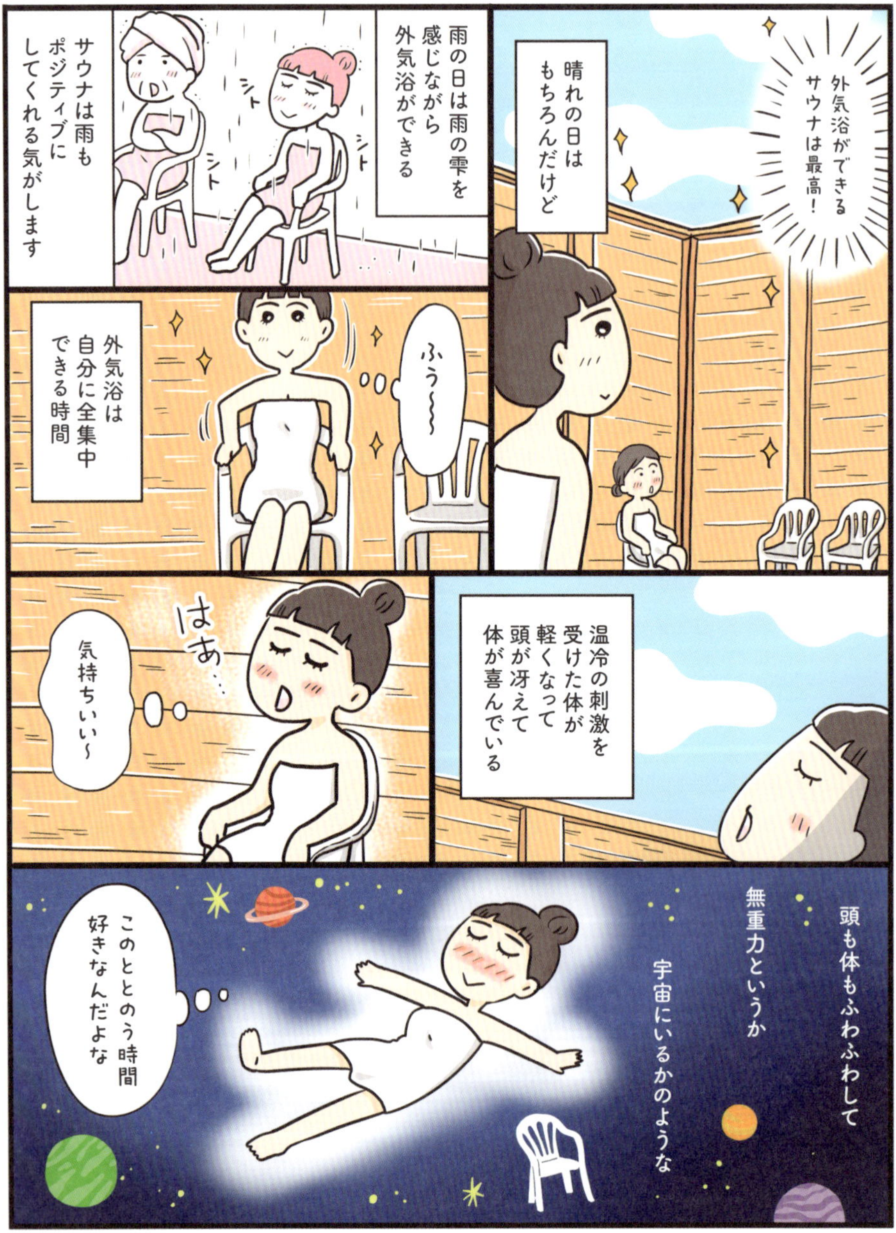
外気浴ができる
サウナは最高!
晴れの日は
もちろんだけど
雨の日は雨の雫を
感じながら
外気浴ができる
シト
シト
シト
サウナは雨も
ポジティブに
してくれる気がします
ふう〜〜
外気浴は
自分に全集中
できる時間
温冷の刺激を
受けた体が
軽くなって
頭が冴えて
体が喜んでいる
はあ…
気持ちいい〜
頭も体もふわふわして
無重力というか
宇宙にいるかのような
このととのう時間
好きなんだよな

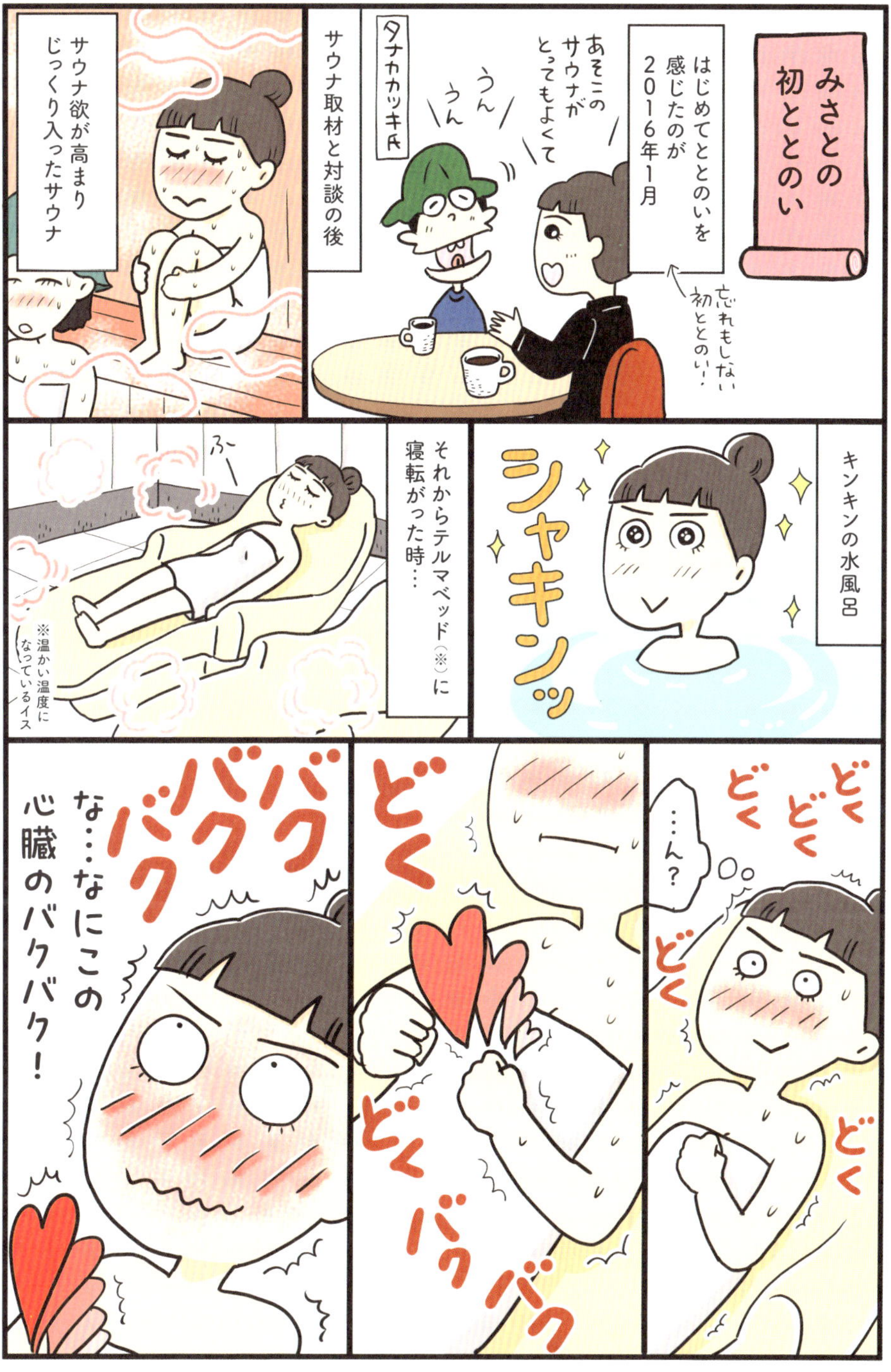
みさとの初ととのい
はじめてととのいを感じたのが2016年1月
忘れもしない初ととのい！
あそこのサウナがとってもよくて
うん うん
タナカカツキ氏
サウナ取材と対談の後
サウナ欲が高まりじっくり入ったサウナ
キンキンの水風呂
シャキンッ
それからテルマベッド（※）に寝転がった時…
ふー
※温かい温度になっているイス
どく どく
…ん？
どく
どく
どく
どく
バク バク
バク バク バク
な…なにこの心臓のバクバク！

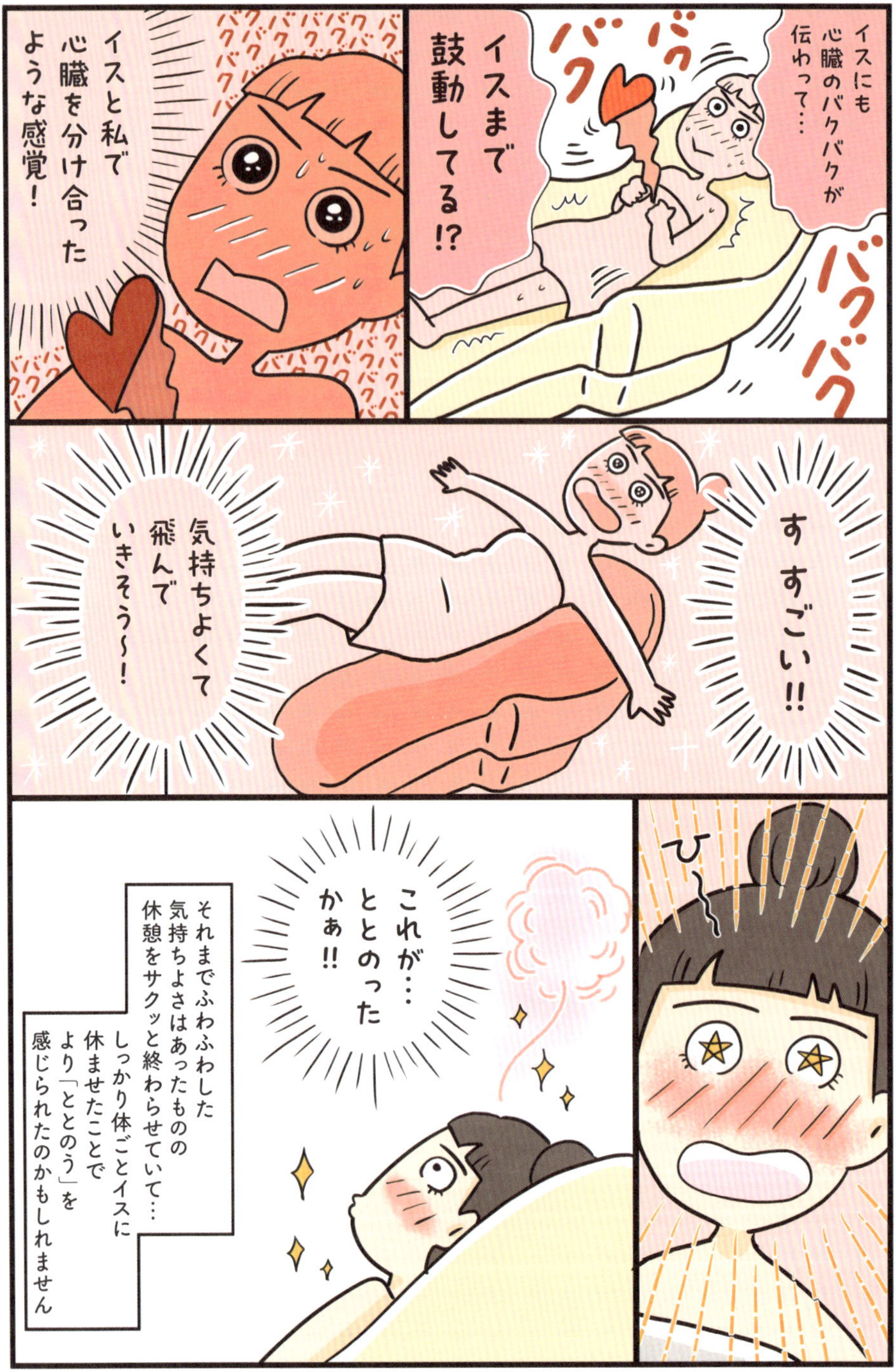

イスにも
心臓のバクバクが
伝わって…
バクバク
バクバク
イスまで
鼓動してる!?
イスと私で
心臓を分け合った
ような感覚!
すすごい!!
気持ちよくて
飛んで
いきそう〜!
ひ〜
これが…
ととのった
かぁ!!
それまでふわふわした
気持ちよさはあったものの
休憩をサクッと終わらせていて…
しっかり体ごとイスに
休ませたことで
より「ととのう」を
感じられたのかもしれません

column

ととのうってなに？

さて、肝心の「ととのう」です。
「ととのう」にはさまざまな解釈があるので、
私にとっての「ととのう」を紹介したいと思います。
【熱い】サウナと【冷たい】水風呂という刺激で、
アドレナリンが放出され、交感神経が優位になります。
そして、興奮状態の体を休憩させてあげると、ようやく
【熱い】【冷たい】の刺激から解放されて、
副交感神経が優位になり、リラックスが始まります。
心地よさと気持ちよさに包まれた体と心が、
ふわふわ〜っと軽くなっていく。

これは私の場合ですが、とにかく気持ちよく、
ちょうどいい状態になったとき「ととのった」と感じます。
サウナと水風呂の温度でも刺激は大いに
変わってくるので、「ととのう」にも幅があります。
施設によって、全く違うので、
さまざまなサウナに足を運びたくなりますよ！

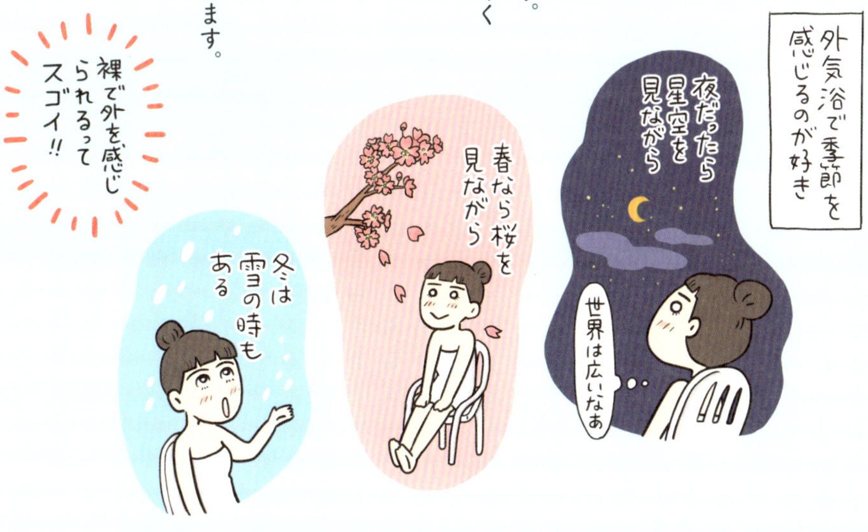
外気浴で季節を感じるのが好き
夜だったら星空を見ながら
世界は広いなあ
春なら桜を見ながら
冬は雪の時もある
裸で外を感じられるってスゴイ!!

サウナ後（サ飯）

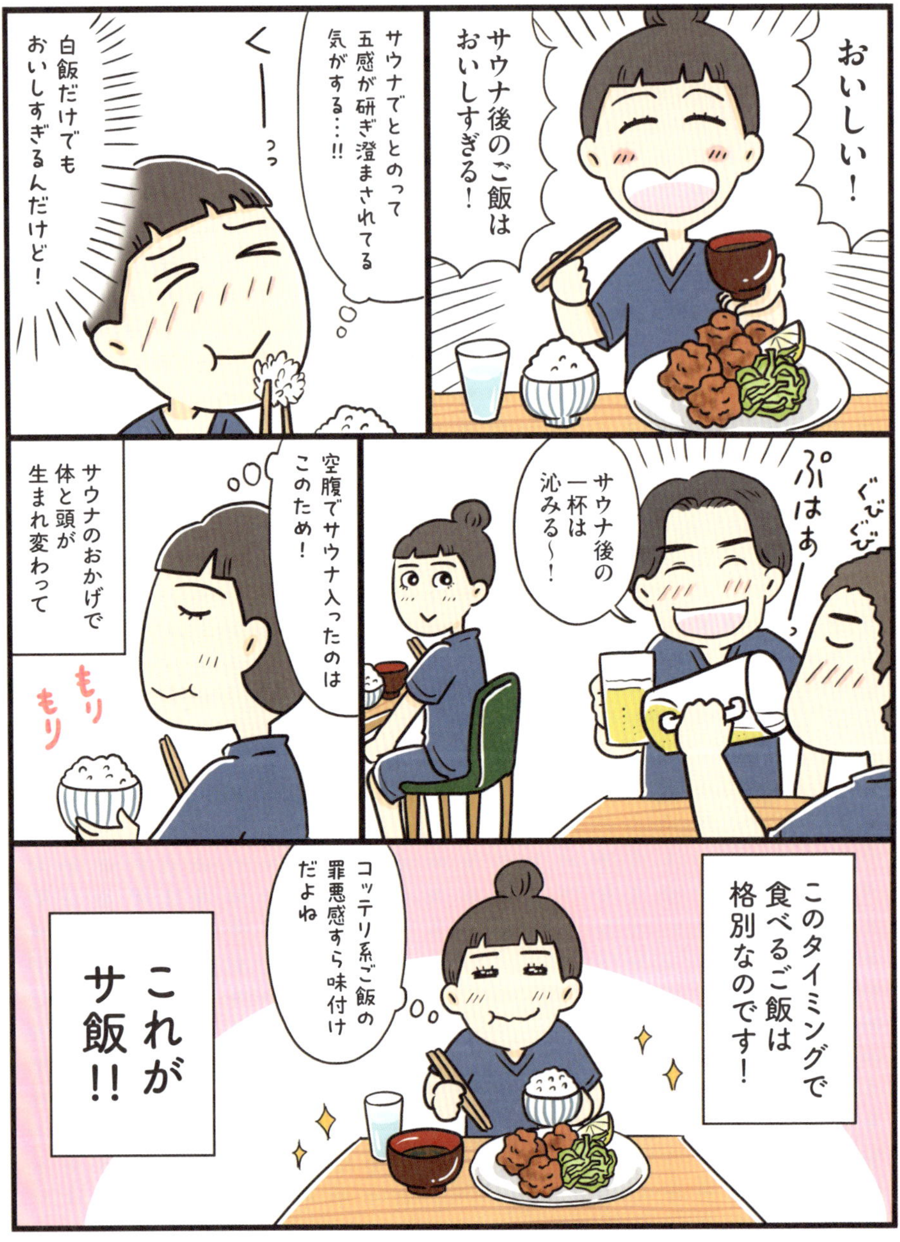
おいしい！
サウナ後のご飯はおいしすぎる！
サウナでととのって五感が研ぎ澄まされてる気がする…!!
くーーーっっ
白飯だけでもおいしすぎるんだけど！
ぐびぐび
ぷはあーーっ
サウナ後の一杯は沁みる〜！
空腹でサウナ入ったのはこのため！
サウナのおかげで体と頭が生まれ変わって
もりもり
このタイミングで食べるご飯は格別なのです！
コッテリ系ご飯の罪悪感すら味付けだよね
これがサ飯!!

たまらんサウナ飯

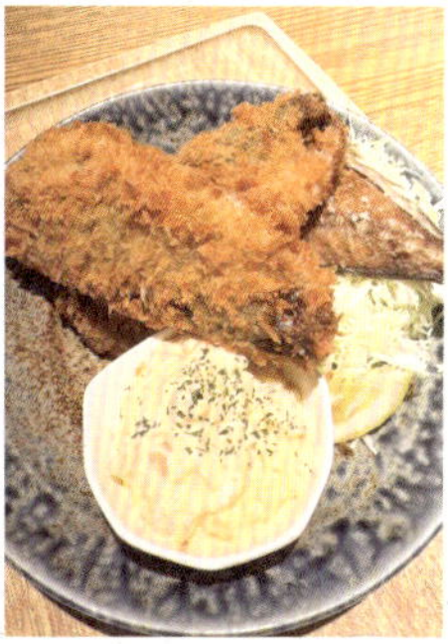

熊本

湯らっくす

アジフライになるつもりのなかったイキのいいアジがフライにされてます。市場と直接やりとりするキッチン、それはさながら鮨屋です

埼玉

湯乃泉草加健康センター

肉汁たっぷり餃子とパラパラチャーハンで町中華気分を味わう。濃い味がたまらんです

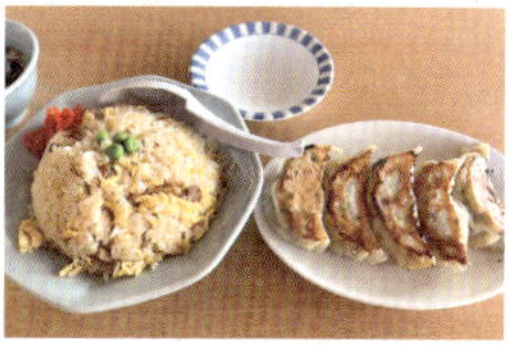

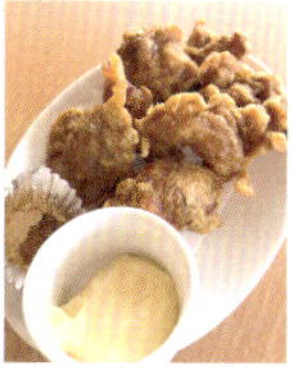

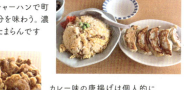

カレー味の唐揚げは個人的にキングオブ唐揚げです。サクサクの衣、ジュワジュワの鶏肉。そして練乳入りの特製マヨネーズのあまじょっぱさに毎度悶絶

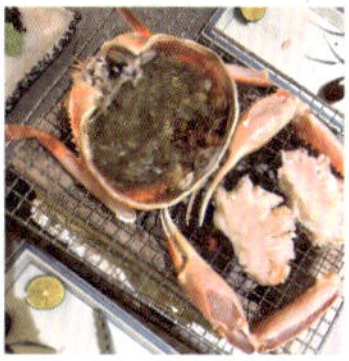

石川

吉田屋山王閣

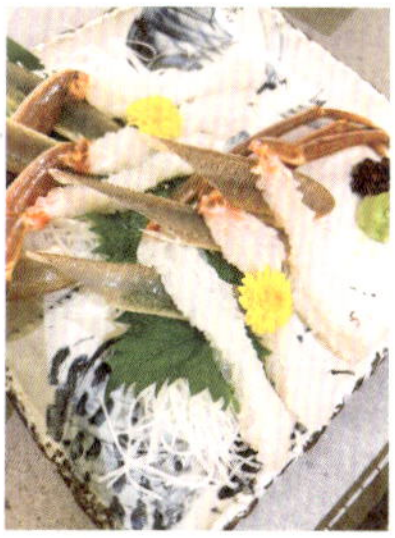

ちょっぴり贅沢したい日は石川県でとれたぷりっぷりのカニをサウナ飯にしちゃいませんか。新鮮すぎて、泣けてくる。幸

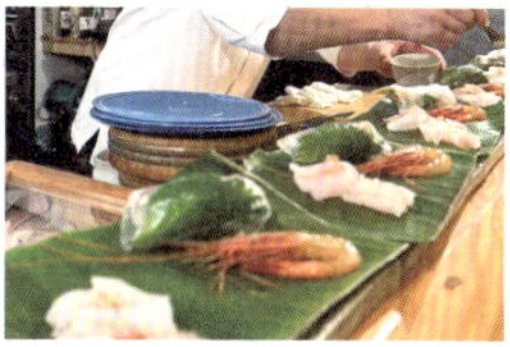

新潟

SHIIYA VILLAGE

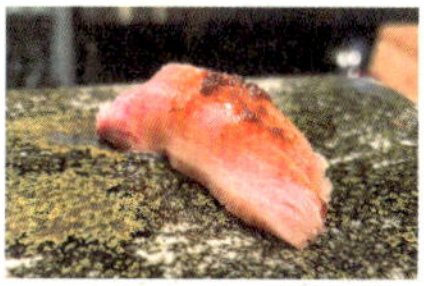

定期的に、全国の食通をも唸らせるお店のシェフを呼び、こだわりの逸品をサウナ上がりにポンチョで食べられます。この日は、鮨すがひさきん

東京

黄金湯

私の好物は、ラムラムバーガーとラムラムキーマと、とりの塩麹丼とチーズケーキと、フライドポテトと(以下略)書ききれないほど食べてます

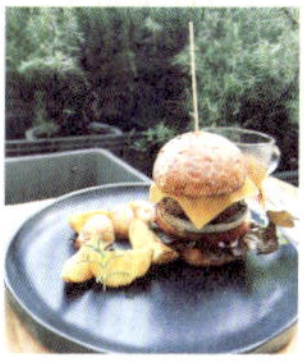

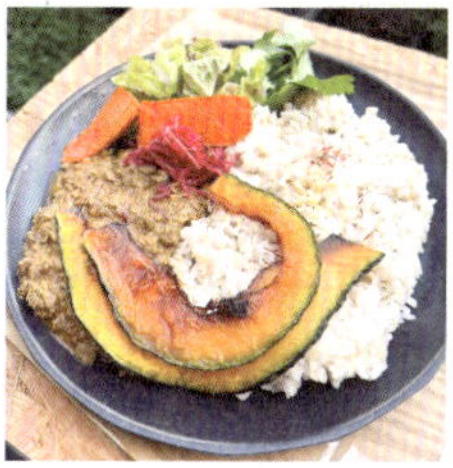

スパイスが効いてるほかにはないラムラムキーマ

大阪

なにわ健康ランド湯〜トピア

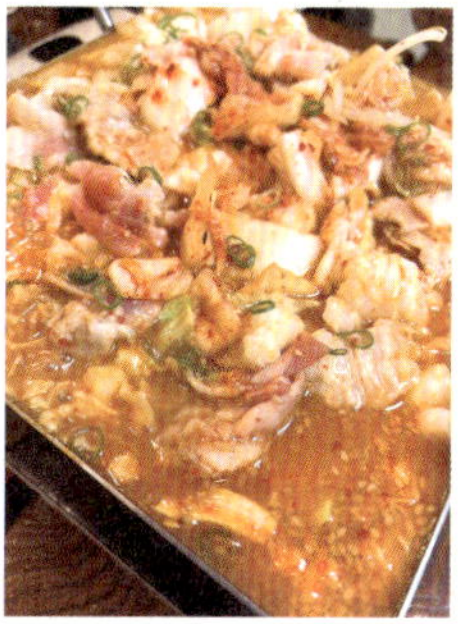

サウナ後に求めていた塩味と濃味の全ての旨みがギュッと濃縮されたちりとり鍋。〆は全ての汁っけを回収できるリゾットがお気に入り

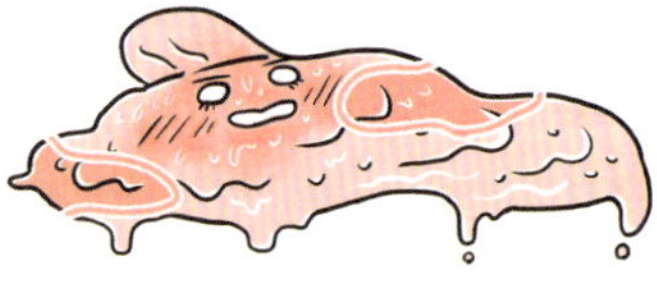

3

〜朝サウナ
〜昼サウナ
〜夜サウナ

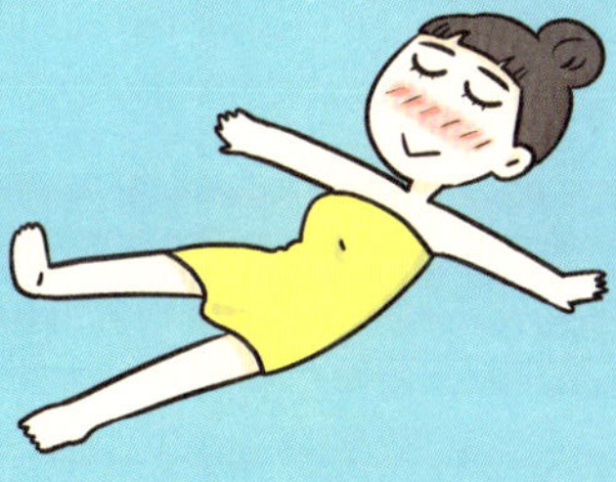

いい一日にするための朝サウナ

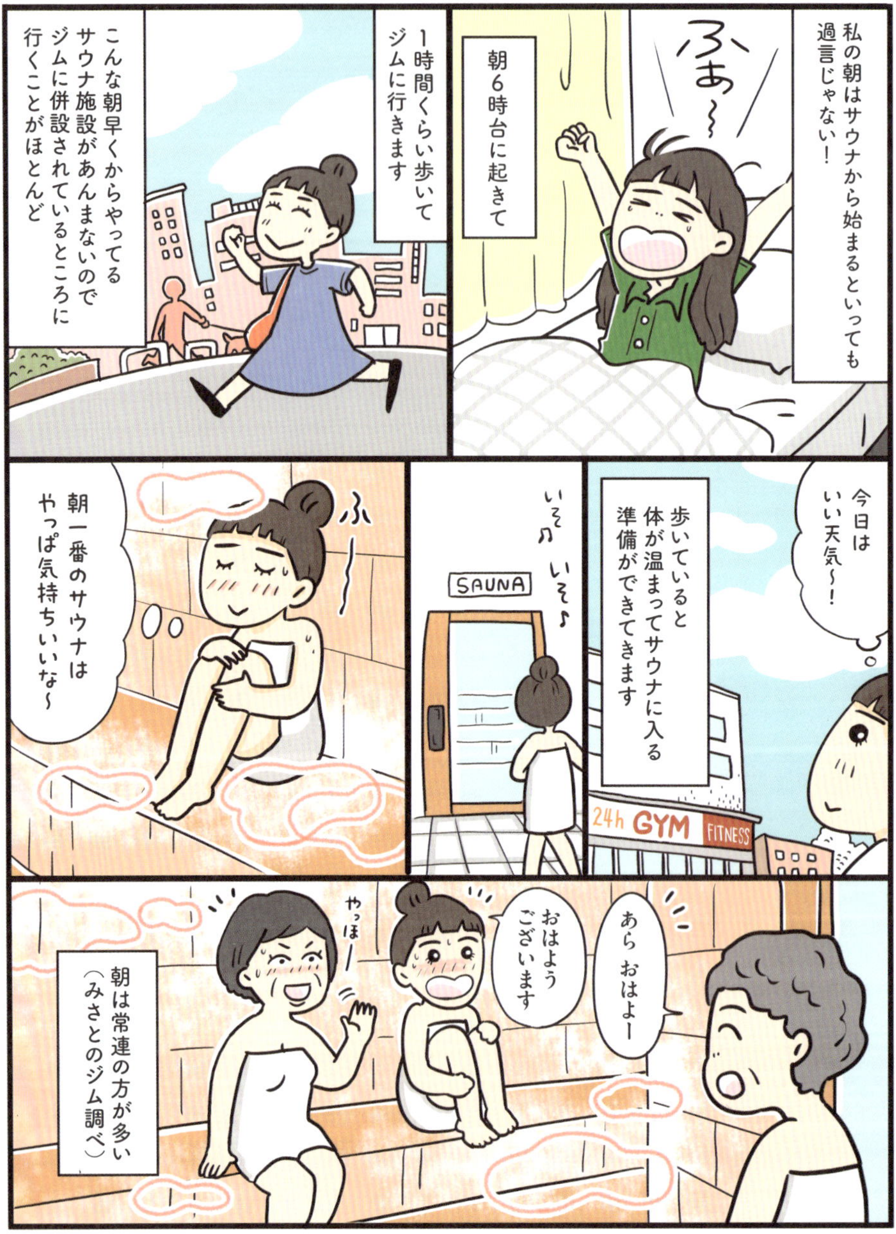
私の朝はサウナから始まるといっても過言じゃない！
ふあ〜〜
朝6時台に起きて
1時間くらい歩いてジムに行きます
こんな朝早くからやってるサウナ施設があんまないのでジムに併設されているところに行くことがほとんど
今日はいい天気〜！
歩いていると体が温まってサウナに入る準備ができてきます
24h GYM
FITNESS
SAUNA
いそ♪ いそ♪
ふー〜〜
朝一番のサウナはやっぱ気持ちいいな〜
あら おはよー
おはようございます
やっほー
朝は常連の方が多い（みさとのジム調べ）

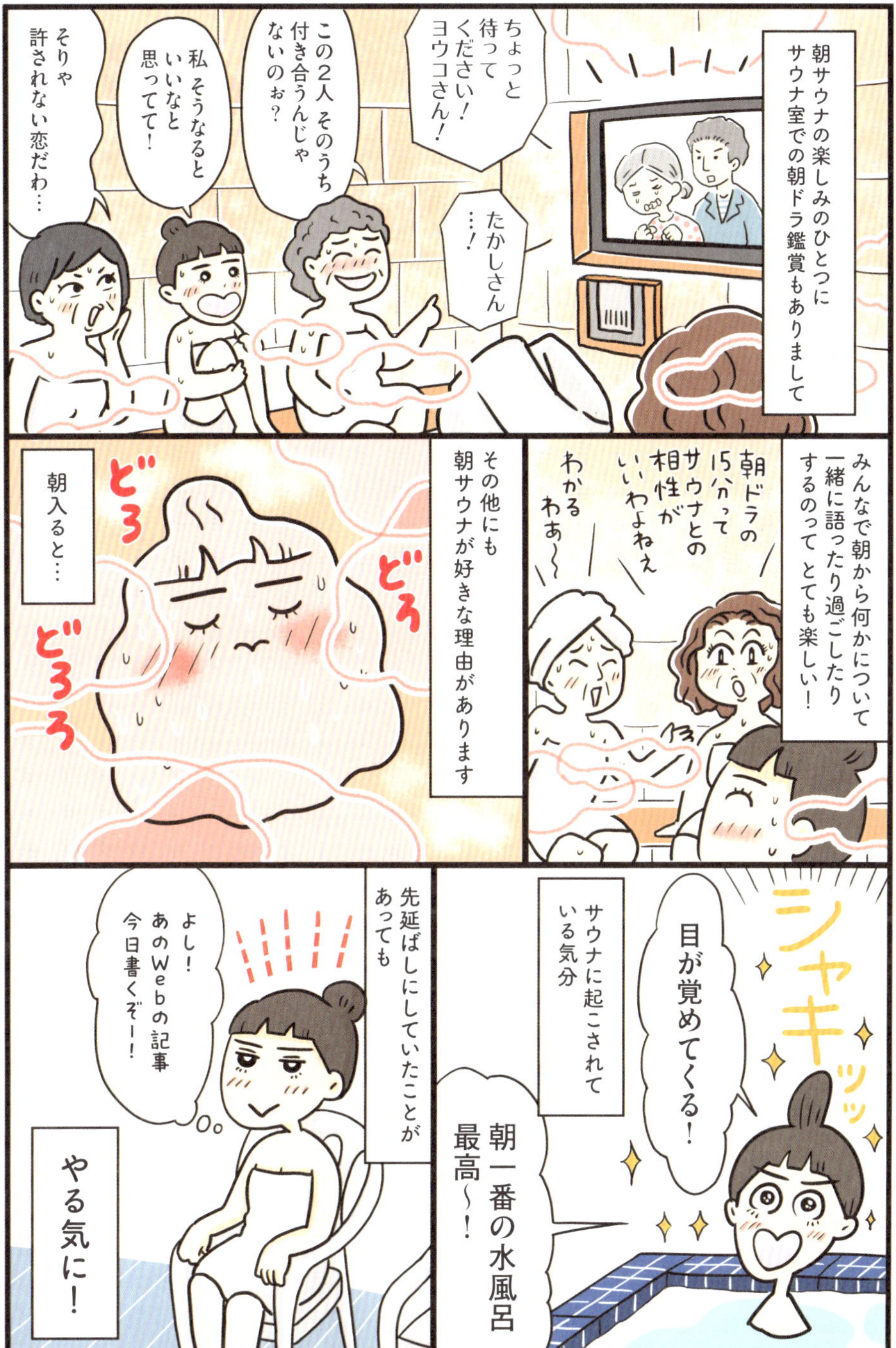
朝サウナの楽しみのひとつにサウナ室での朝ドラ鑑賞もありまして
ちょっと待ってくださいヨウコさん!
たかしさん…!
この2人 そのうち付き合うんじゃないのぉ?
私 そうなるといいなと思ってて!
そりゃ許されない恋だわ…
みんなで朝から何かについて一緒に語ったり過ごしたりするのって とても楽しい!
朝ドラの15分ってサウナとの相性がいいわよねぇ
わかるわぁ〜
その他にも朝サウナが好きな理由があります
朝入ると…
どろ
どろ
どろろ
シャキッッ
目が覚めてくる!
サウナに起こされている気分
朝一番の水風呂最高〜!
先延ばしにしていたことがあっても
よし!あのWebの記事今日書くぞー!
やる気に!

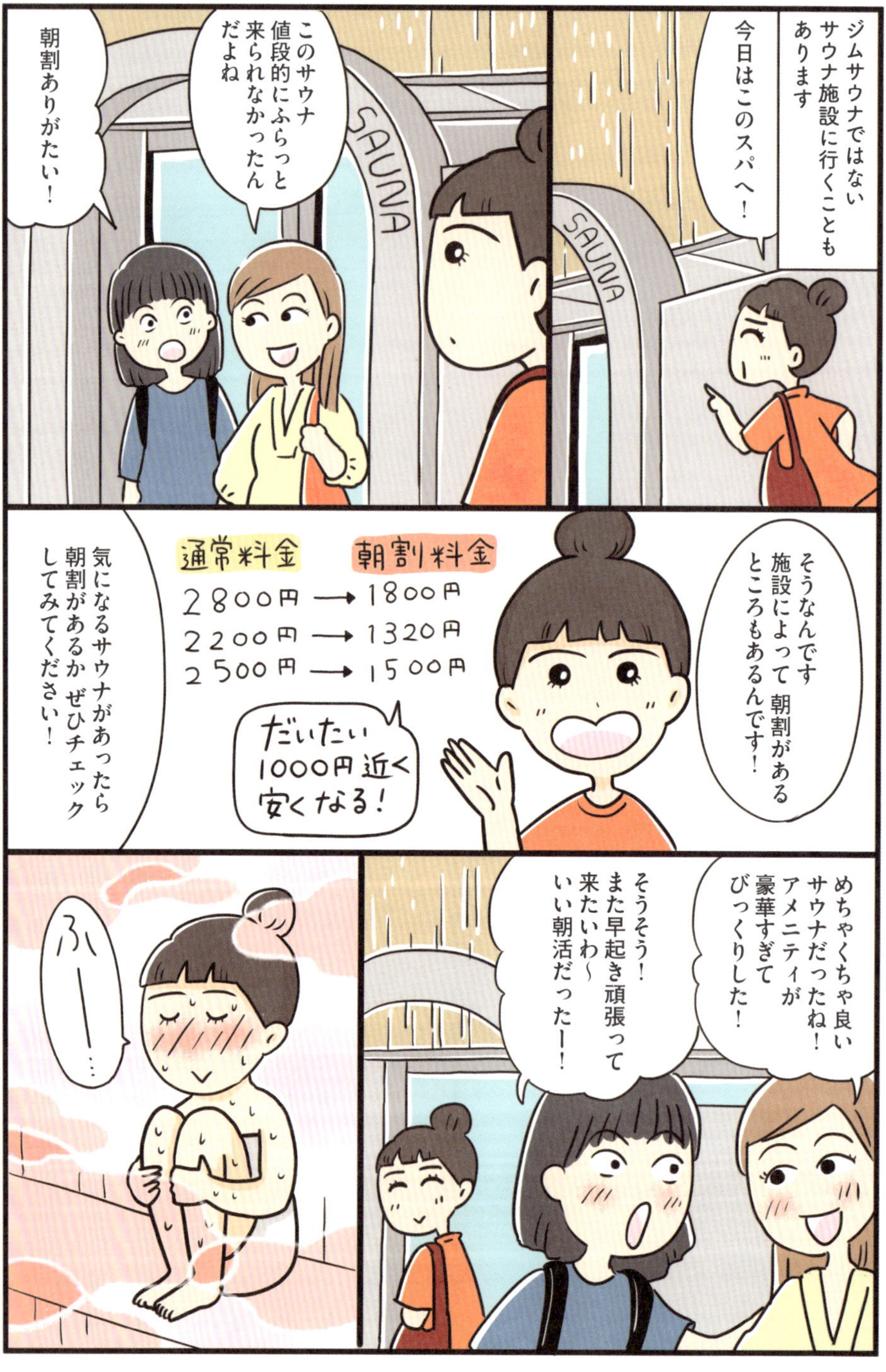

ジムサウナではないサウナ施設に行くこともあります
今日はこのスパへ！
SAUNA
このサウナ値段的にふらっと来られなかったんだよね
朝割ありがたい！
そうなんです施設によって 朝割があるところもあるんです！
通常料金
朝割料金
2800円 → 1800円
2200円 → 1320円
2500円 → 1500円
だいたい1000円近く安くなる！
気になるサウナがあったら朝割があるか ぜひチェックしてみてください！
めちゃくちゃ良いサウナだったね！アメニティが豪華すぎてびっくりした！
そうそう！また早起き頑張って来たいわ～いい朝活だったー！
ふーーー…

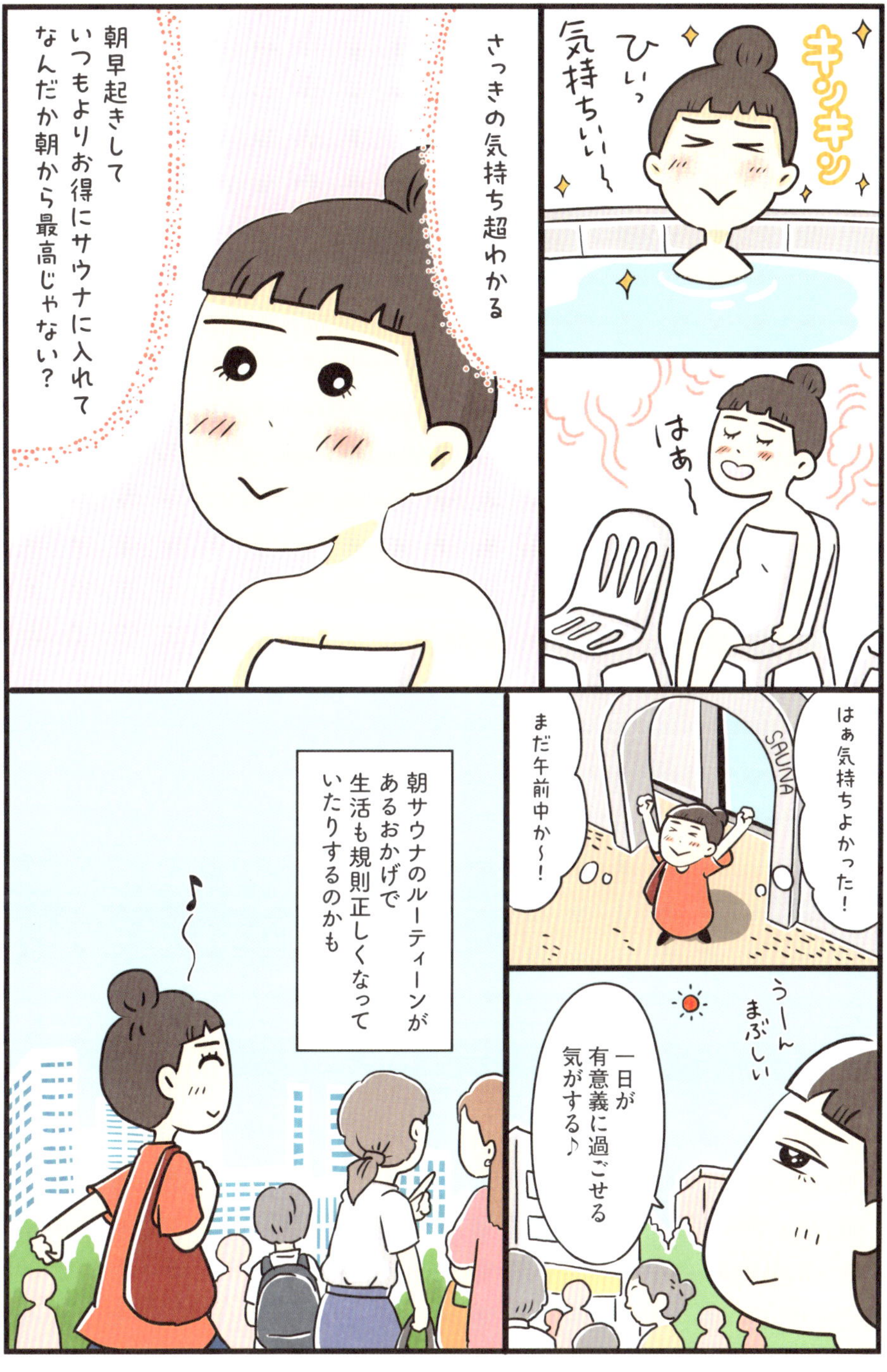
キンキン
ひぃっ
気持ちいい〜
はあ〜
さっきの気持ち超わかる
朝早起きして
いつもよりお得にサウナに入れて
なんだか朝から最高じゃない？
SAUNA
はぁ気持ちよかった！
まだ午前中か〜！
うーん
まぶしい
一日が
有意義に過ごせる
気がする♪
朝サウナのルーティーンが
あるおかげで
生活も規則正しくなって
いたりするのかも
♪〜

気分転換にもってこいの昼サウナ

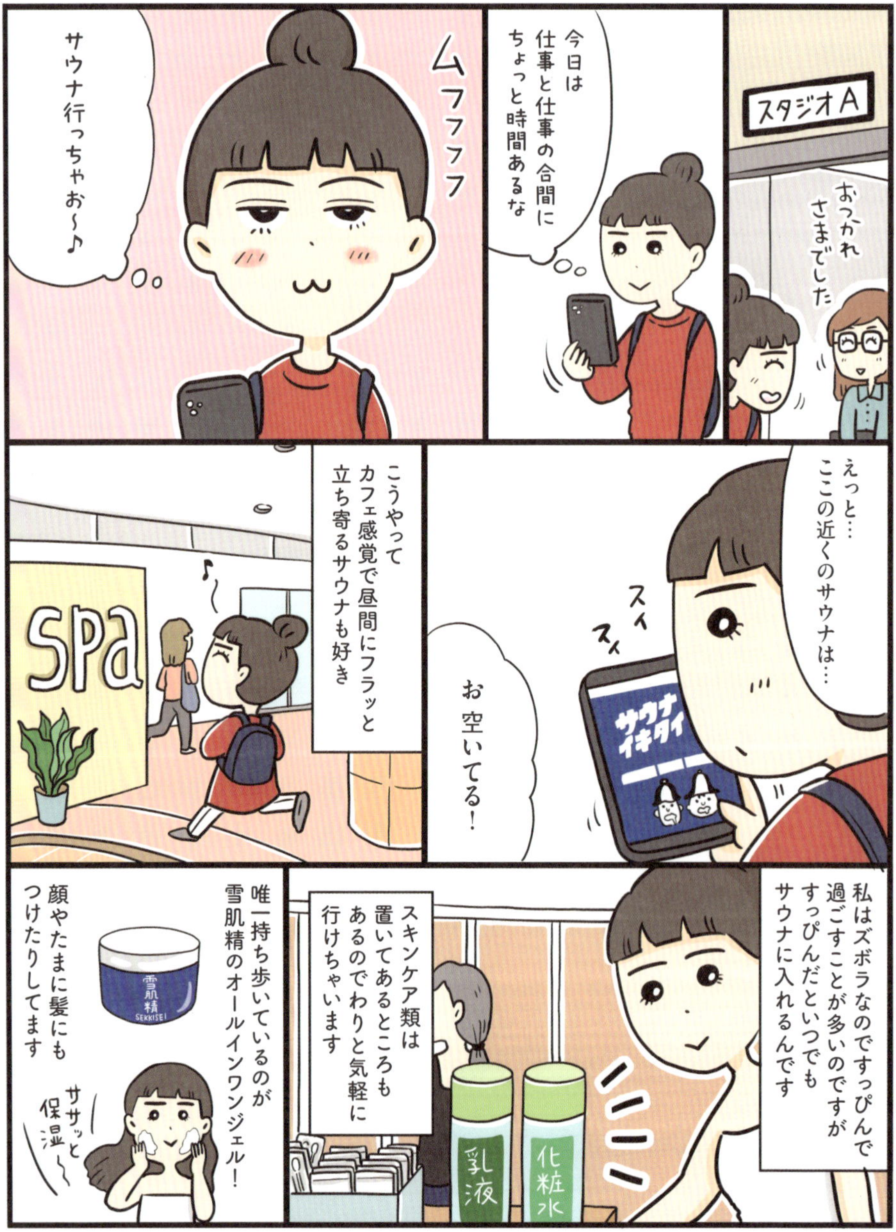
スタジオA
おつかれさまでした
今日は仕事と仕事の合間にちょっと時間あるな
サウナ行っちゃお〜♪
ムフフフフ
えっと…ここの近くのサウナは…
スイスイ
サウナイキタイ
お空いてる!
こうやってカフェ感覚で昼間にフラッと立ち寄るサウナも好き
spa
私はズボラなのですっぴんで過ごすことが多いのですがすっぴんだといつでもサウナに入れるんです
スキンケア類は置いてあるところもあるのでわりと気軽に行けちゃいます
乳液
化粧水
唯一持ち歩いているのが雪肌精のオールインワンジェル!
顔やたまに髪にもつけたりしてます
雪肌精
SEKKISEI
ササッと保湿〜〜

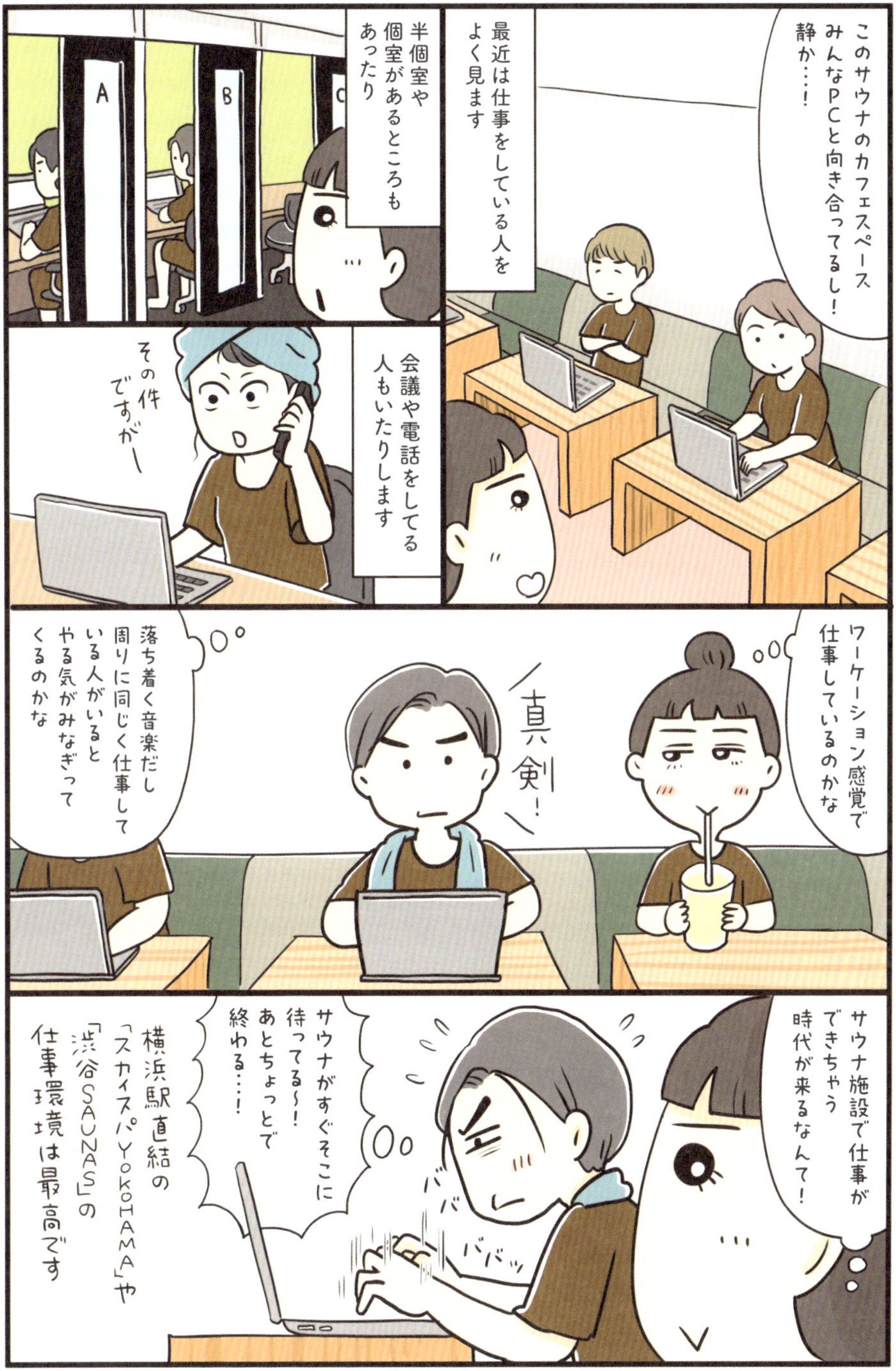
このサウナのカフェスペース
みんなPCと向き合ってるし！
静か…！
最近は仕事をしている人をよく見ます
半個室や個室があるところもあったり
A
B
…
会議や電話をしてる人もいたりします
その件ですがー
ワーケーション感覚で仕事しているのかな
真剣！
落ち着く音楽だし周りに同じく仕事している人がいるとやる気がみなぎってくるのかな
サウナ施設で仕事ができちゃう時代が来るなんて！
…
サウナがすぐそこに待ってる〜！あとちょっとで終わる…！
ババ
ババッ
横浜駅直結の「スカイスパYOKOHAMA」や「渋谷SAUNAS」の仕事環境は最高です

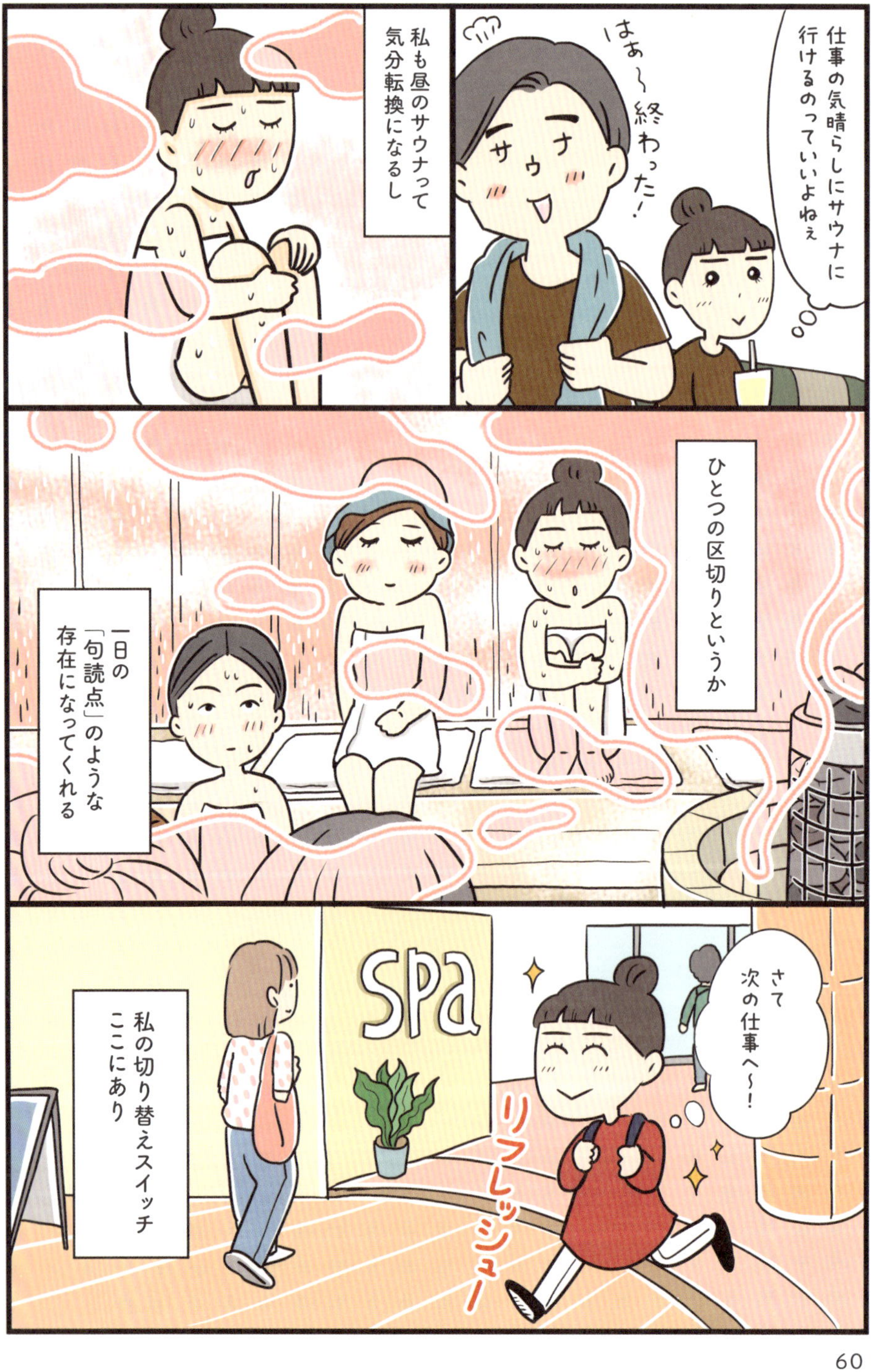
仕事の気晴らしにサウナに行けるのっていいよねぇ
はぁ〜終わった！
サウナ
私も昼のサウナって気分転換になるし
ひとつの区切りというか
一日の「句読点」のような存在になってくれる
さて次の仕事へ〜！
リフレッシュー
spa
私の切り替えスイッチここにあり

おつかれさまの夜サウナ

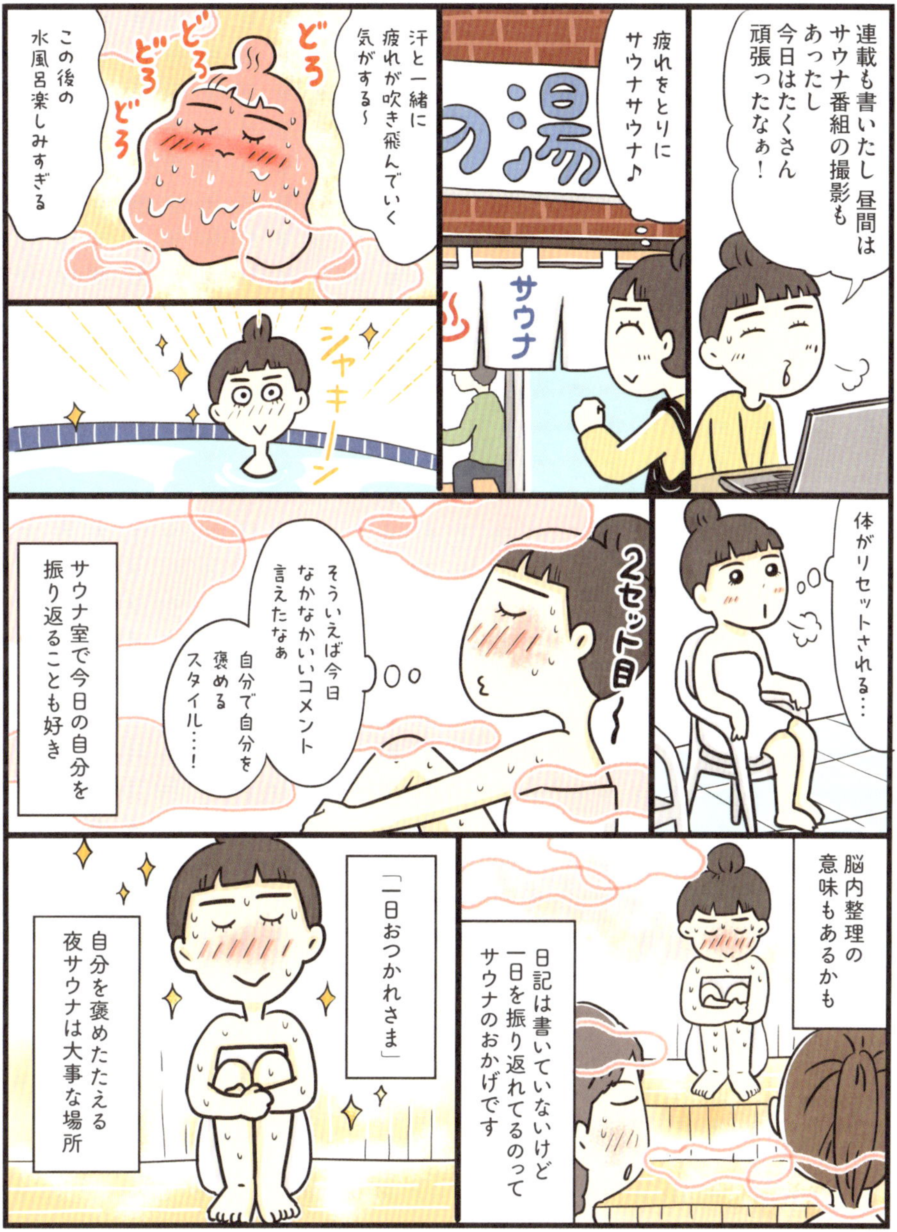
連載も書いたし 昼間は サウナ番組の撮影も あったし 今日はたくさん 頑張ったなぁ！
疲れをとりに サウナサウナ♪
湯
サウナ
汗と一緒に 疲れが吹き飛んでいく 気がする～
どろ どろ どろ どろ
この後の 水風呂楽しみすぎる
シャキーン
体がリセットされる…
2セット目～
そういえば今日 なかなかいいコメント 言えたなぁ
自分で自分を 褒める スタイル…！
サウナ室で今日の自分を 振り返ることも好き
脳内整理の 意味もあるかも
日記は書いていないけど 一日を振り返れてるのって サウナのおかげです
「一日おつかれさま」
自分を褒めたたえる 夜サウナは大事な場所

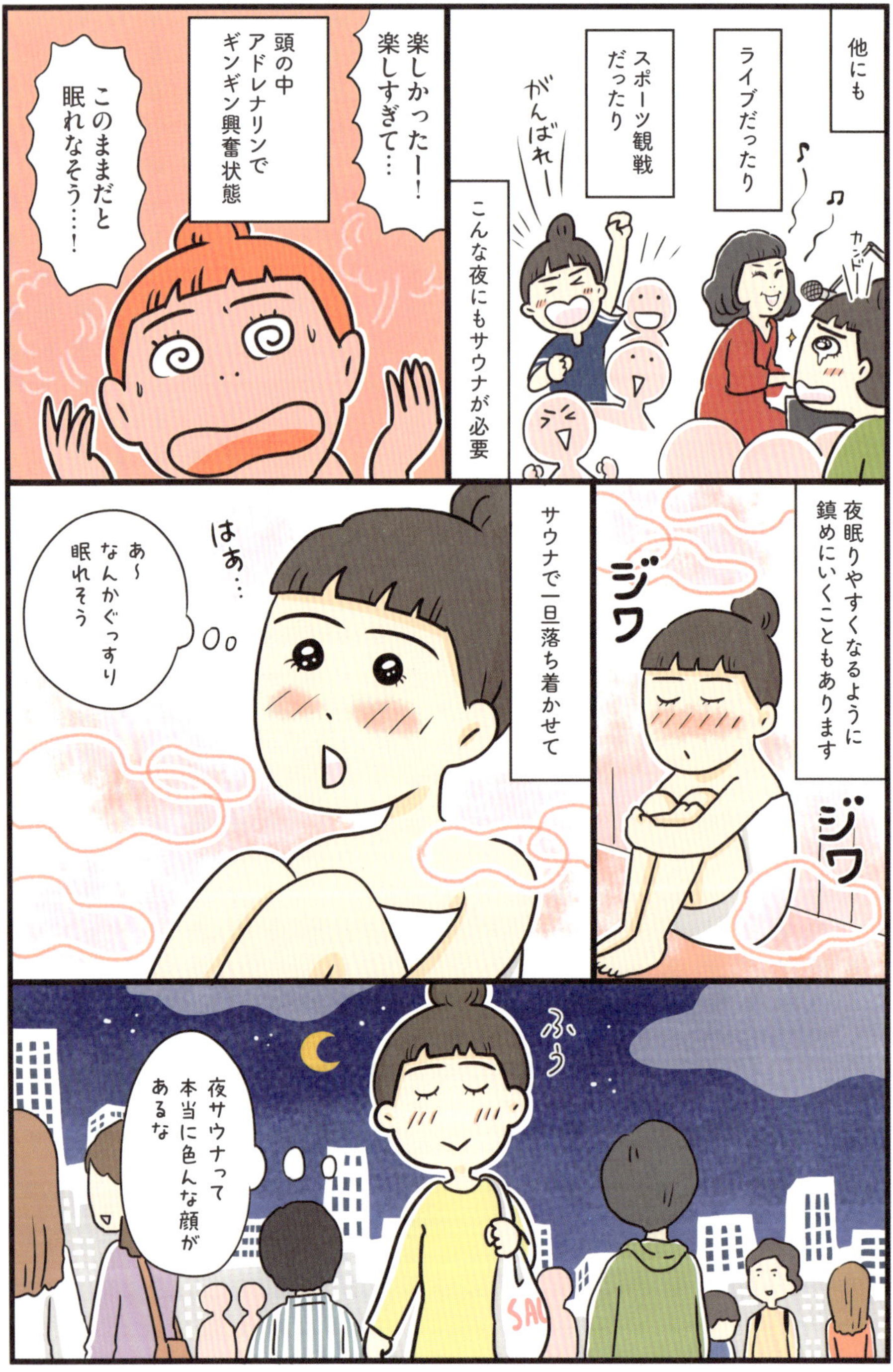

他にも
ライブだったり
カンド
スポーツ観戦だったり
がんばれー
こんな夜にもサウナが必要
楽しかったー！楽しすぎて…
頭の中アドレナリンでギンギン興奮状態
このままだと眠れなそう…！
夜眠りやすくなるように鎮めにいくこともあります
ジワ
ジワ
サウナで一旦落ち着かせて
はあ…
あ〜なんかぐっすり眠れそう
ふう
夜サウナって本当に色んな顔があるな

サウナの撮影が多いですが…

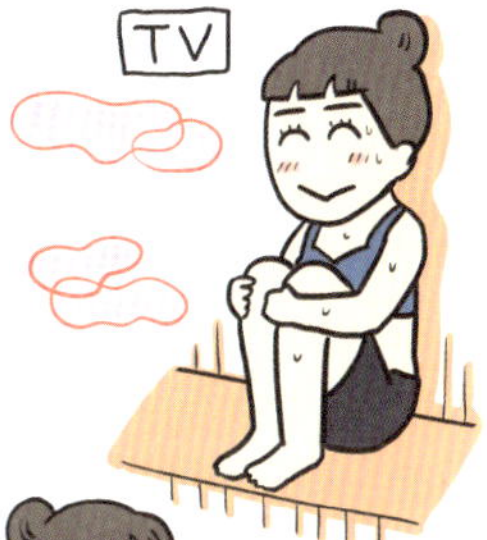

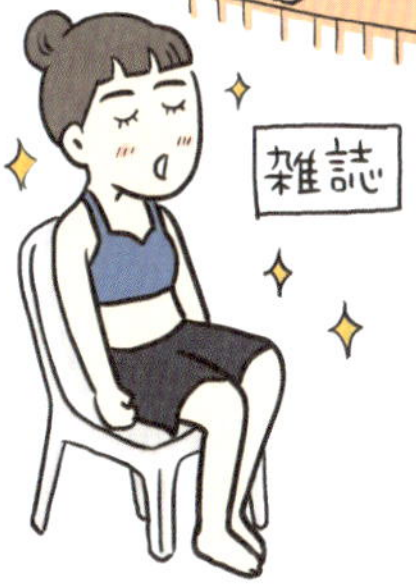

撮影前にも後にも個人で必ずサウナに行ってます

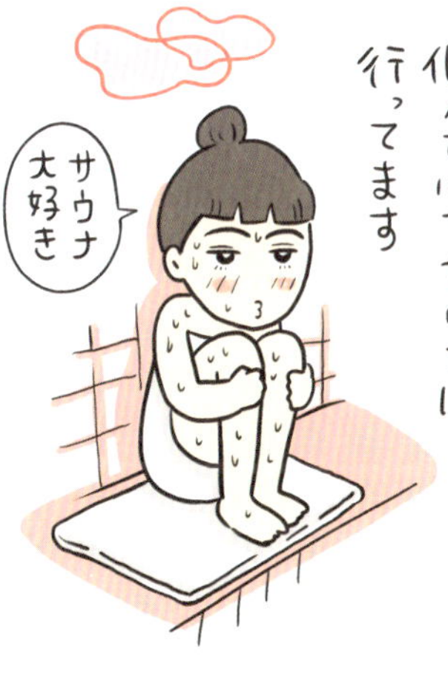

サウナのQ&A

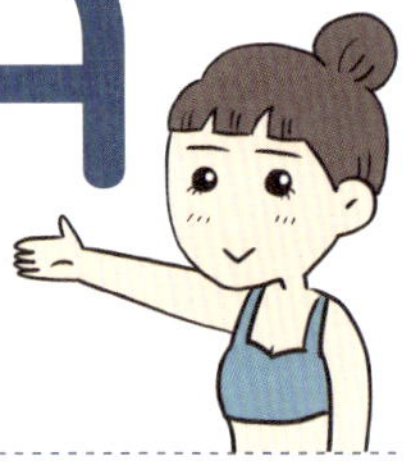

サウナにまつわるQ＆Aを
私なりにまとめてみました。
これでもう大丈夫！ サウナへゴー！

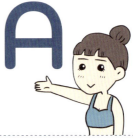

Q 知っておきたい基本マナーは？

A

・サウナに入る前に髪や体を洗いましょう。そうすれば、ヌシに遭遇しても怒られの回避ができます。（洗ったかどうかを問い詰めてくるヌシが、女性の場合かなり多いです）

・サウナ前は体についた水分のふき取りマスト。体が濡れていると、その水分が蒸発して体が冷えてしまいます。

・水分補給はこまめにしましょう。

・メガネやアクセサリーは、金属部分が高温になってやけどのおそれがあるので外すのがベター。（時々、ゴツいネックレスをつけて入ってる強者に出くわすことがあるのですが、聞くと本当はとっても熱いんだそうです）

・食後すぐにサウナに入ると、消化器官の働きを妨げてしまうので、少し時間をあけてから入るのがおすすめ。たらふく食べた後にどうしてもサウナに入りたくなったら、私は遠回り散歩をしてサウナへ向かいます。

・お酒を飲んだ後のサウナは危険です。
絶対お酒はサウナ後のほうがおいしいです。（断言）

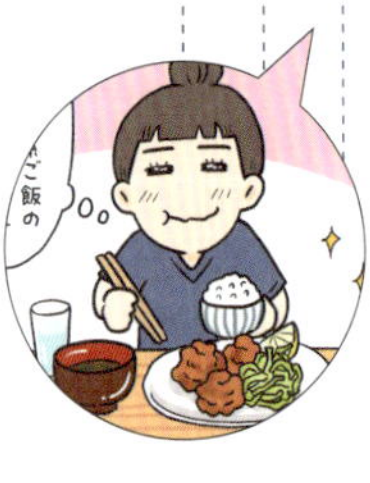

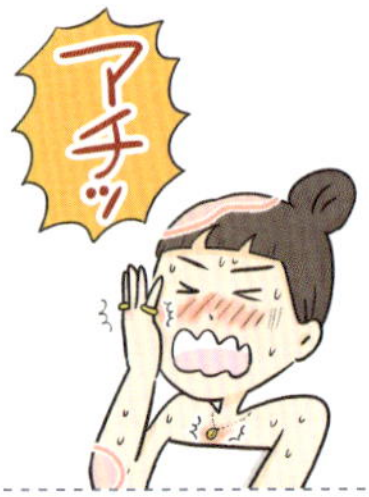

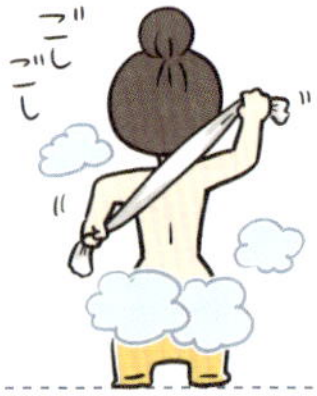

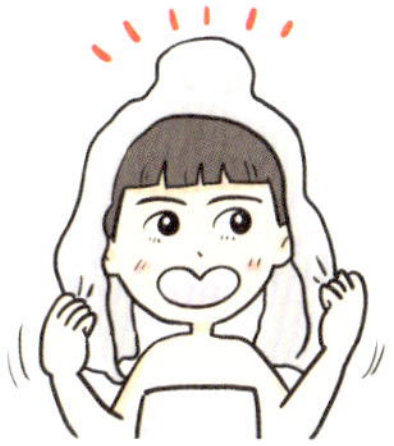

Q タオルは貸してもらえるの？

A 銭湯・スーパー銭湯・温浴施設では、利用料金に「タオルセット」が含まれている場合もありますが、追加料金でレンタルすることができるのでご安心を。私はいつもタオルは持参せずレンタルします。（荷物を軽くしたい派）

Q 持ち物はどうしたらいい？

A 手ぶらでオッケーといいたいところですが、しいていうなら、化粧水、乳液あたりでしょうか。私はオールインワンを使っています。（オールインワンは楽チンで最高）

女性の場合、サウナに入ってきれいになった後、同じ下着を使うことに抵抗がある場合は、おりものシートを使うのがおすすめ（私はそうしてます）

銭湯の場合、ドライヤーで10円玉が必要なところもありますが、番台で両替もできるのでご安心を。

Q 生理中はどうしてる？

A 生理中もサウナに入りたい場合、タンポンや生理用カップという手段があります。私は年がら年中入りたいので、そういったものを駆使してサウナへ行っています。ただ施設によっては、タンポンや生理用カップの使用が禁止されている場合もあるので、しっかりと確認をしましょう。

誰もいやな気持ちにならず、心地よいサウナタイムが過ごせますように。

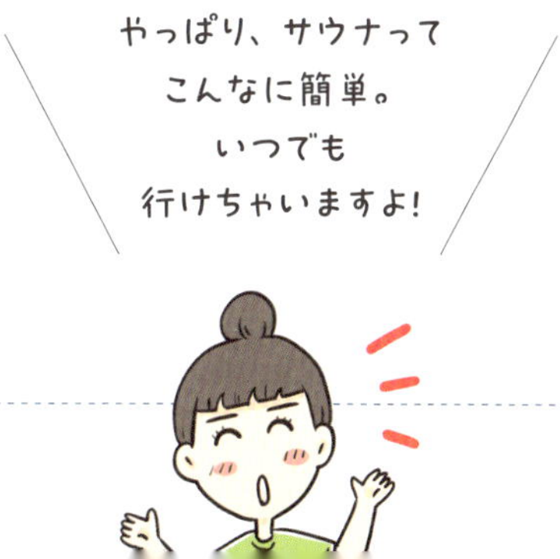
やっぱり、サウナって
こんなに簡単。
いつでも
行けちゃいますよ！

column

ととのわない、について

はじめてサウナ後に水風呂を経験したとき、「最高！気持ちぃぃ！世界一しあわせ！」ってなった。当時19歳。

「ととのう」という言葉はまだなくて、なんだか、くるくるして、ふわふわして、じんじん熱くなって、心がふくふく満たされて、私の体はオノマトペでいっぱいになった。この得体の知れない多幸感を「ととのう」だと知ったのはそれから5年後。

言葉にできなかった現象の答え合わせができたことにいたく感動した私は「ととのう」を追いかけ、求め、やがて私は欲深い〝ととのいたいおばけ〟になった。

あれ？前のほうがもっと気持ちよかったかも。

前はもっと宇宙を浮遊してるみたいだったのに、前はもっと水風呂が冷たかったのに、前はもっとサウナに湿度があったのにって、感覚的オノマトペは姿を消し、「前はもっと」が脳内の口癖になった。

そうやって理屈をこねくり回した私は、いつのまにかととのわなくなっていた。

ただ素直にサウナを楽しんでいたあの頃の私は、「気持ちぃぃ」ただそれだけで満足していたはずで、それだけで世界一しあわせだったはずで、〝それだけでよかった〟足るを知れていたあの頃を早く思い出さなきゃいけないと思った。
サウナは言葉じゃない。なるべく頭を働かせず、なるべく心を動かして、感覚の世界へ戻ろう、私。今ならまだ間に合うよって心の声が聞こえた気がした。
そうして私は、過度に期待せず、求めすぎず、あるがままを受け入れる無敵の姿勢を取り戻し、無限の気持ちよさを手に入れた。

最近、思うことがある。
きっと「ととのう」は受け身じゃなくて、本当はもっと能動的な「ととのえる」行為に近いんじゃないかということ。
自分がしあわせだと思えばしあわせになるように、楽しいと思えば楽しくなる。少なくとも私はそうやって生きてきたはずだから、気持ちいいも気持ちいいと思うからそうなるんだし、全てをサウナに託すのはちょっと傲慢な気がした。
この世の全ては自分次第、そう思い直したとき、見違えるほどととのうようになっていた。

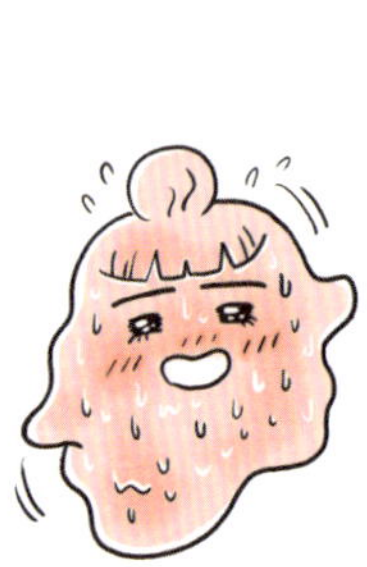

4

〜ひとりサウナと友人や夫婦でサウナ〜

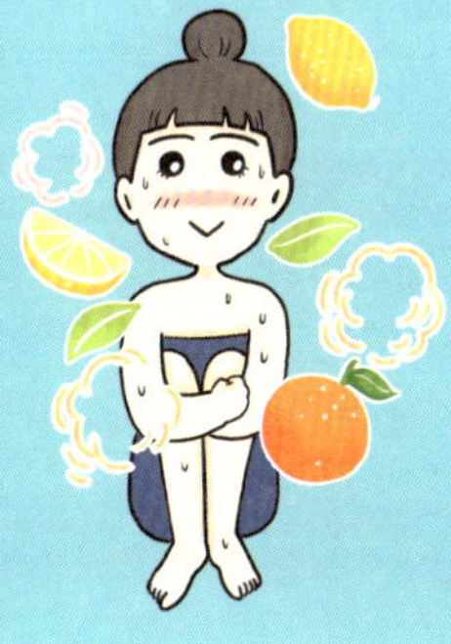

おひとりさまサウナ

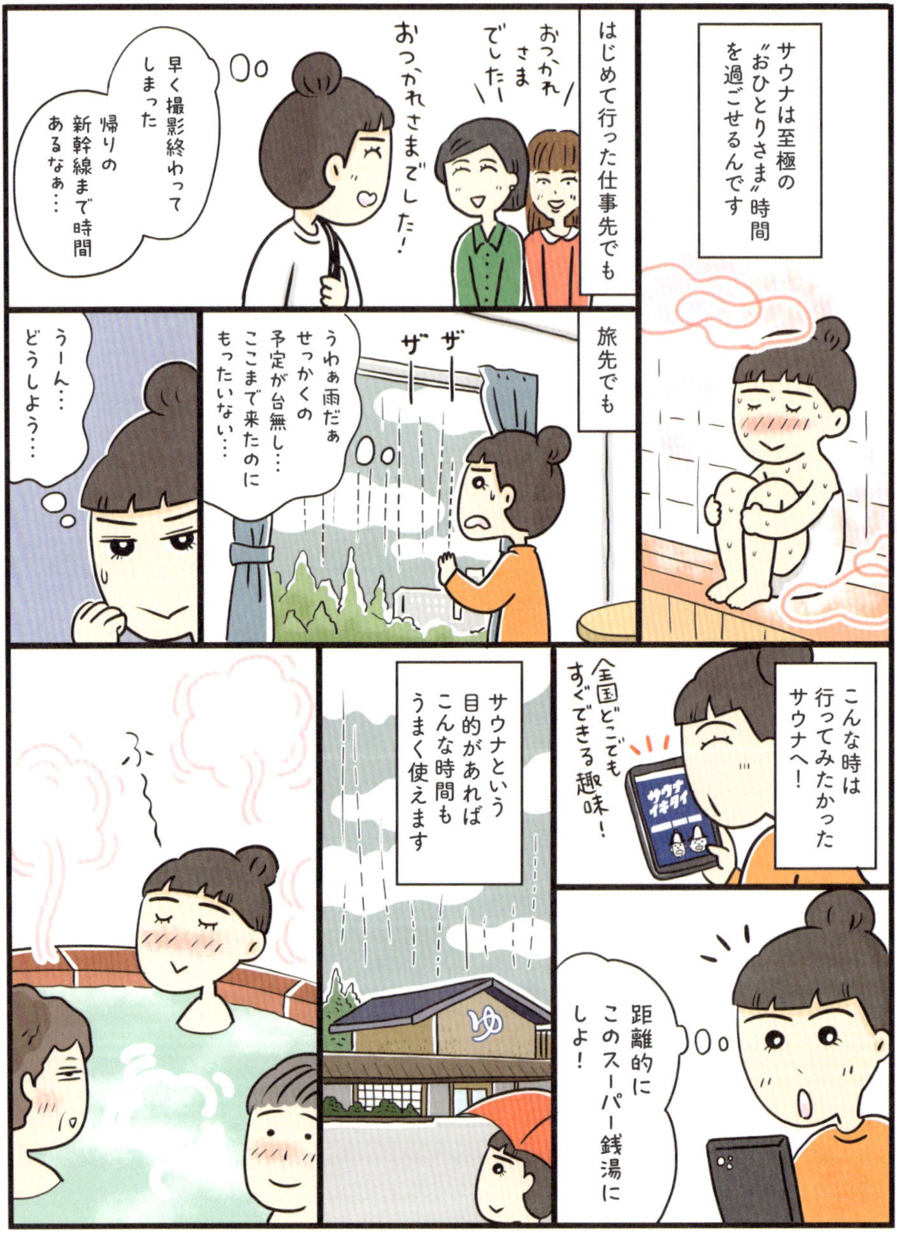
サウナは至極の〝おひとりさま〟時間を過ごせるんです
はじめて行った仕事先でも
おつかれさまでした—
おつかれさまでした!
早く撮影終わってしまった
帰りの新幹線まで時間あるなぁ…
旅先でも
ザー
ザー
うわぁ雨だぁ せっかくの予定が台無し… ここまで来たのにもったいない…
うーん… どうしよう…
こんな時は行ってみたかったサウナへ!
全国どこでもすぐできる趣味!
サウナイキタイ
距離的にこのスーパー銭湯にしよ!
サウナという目的があればこんな時間もうまく使えます
ゆ
ふ〜〜〜

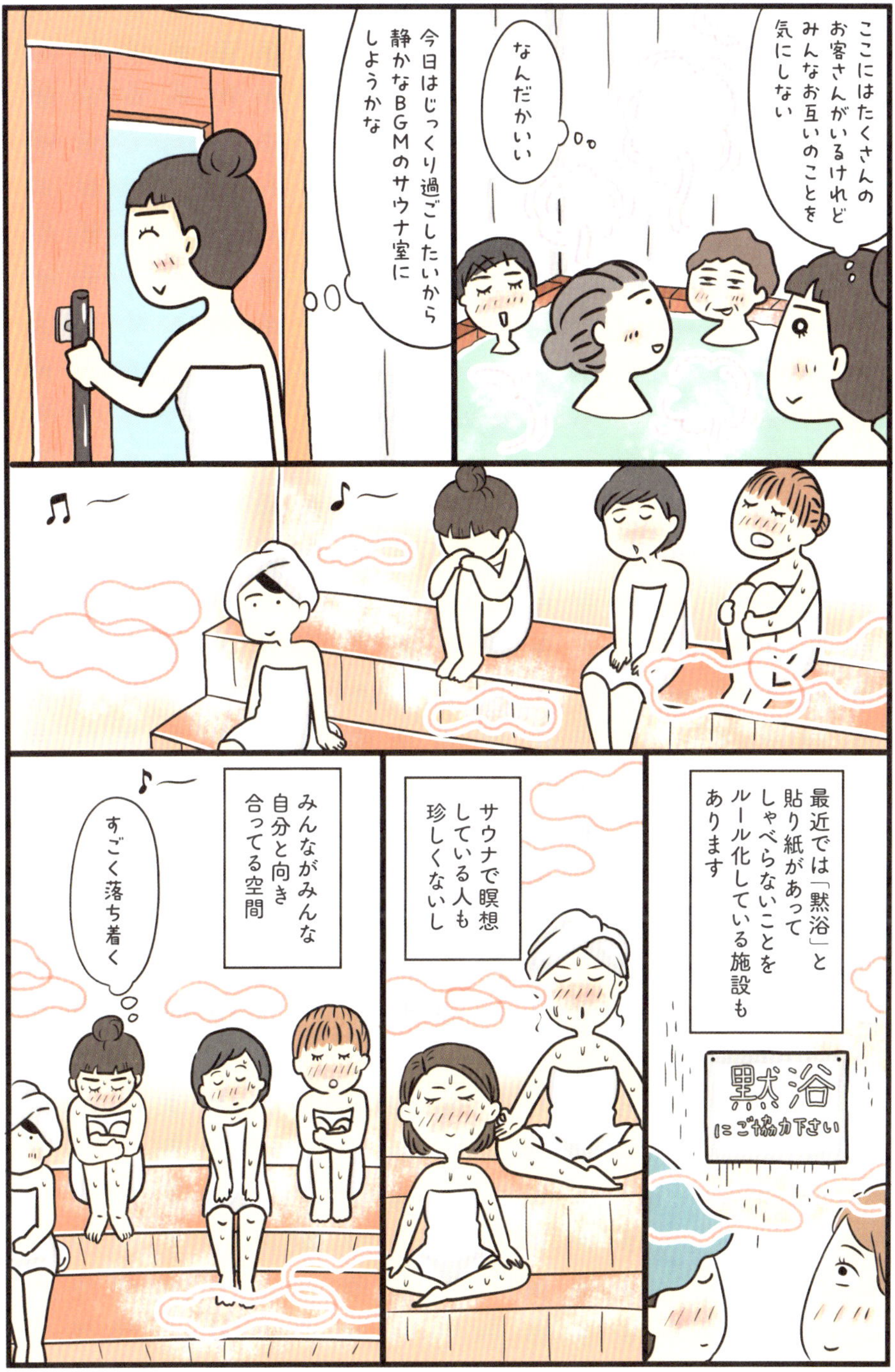
ここにはたくさんのお客さんがいるけれどみんなお互いのことを気にしない
なんだかいい
今日はじっくり過ごしたいから静かなBGMのサウナ室にしようかな
最近では「黙浴」と貼り紙があってしゃべらないことをルール化している施設もあります
黙浴
にご協力下さい
サウナで瞑想している人も珍しくないし
みんながみんな自分と向き合ってる空間
すごく落ち着く

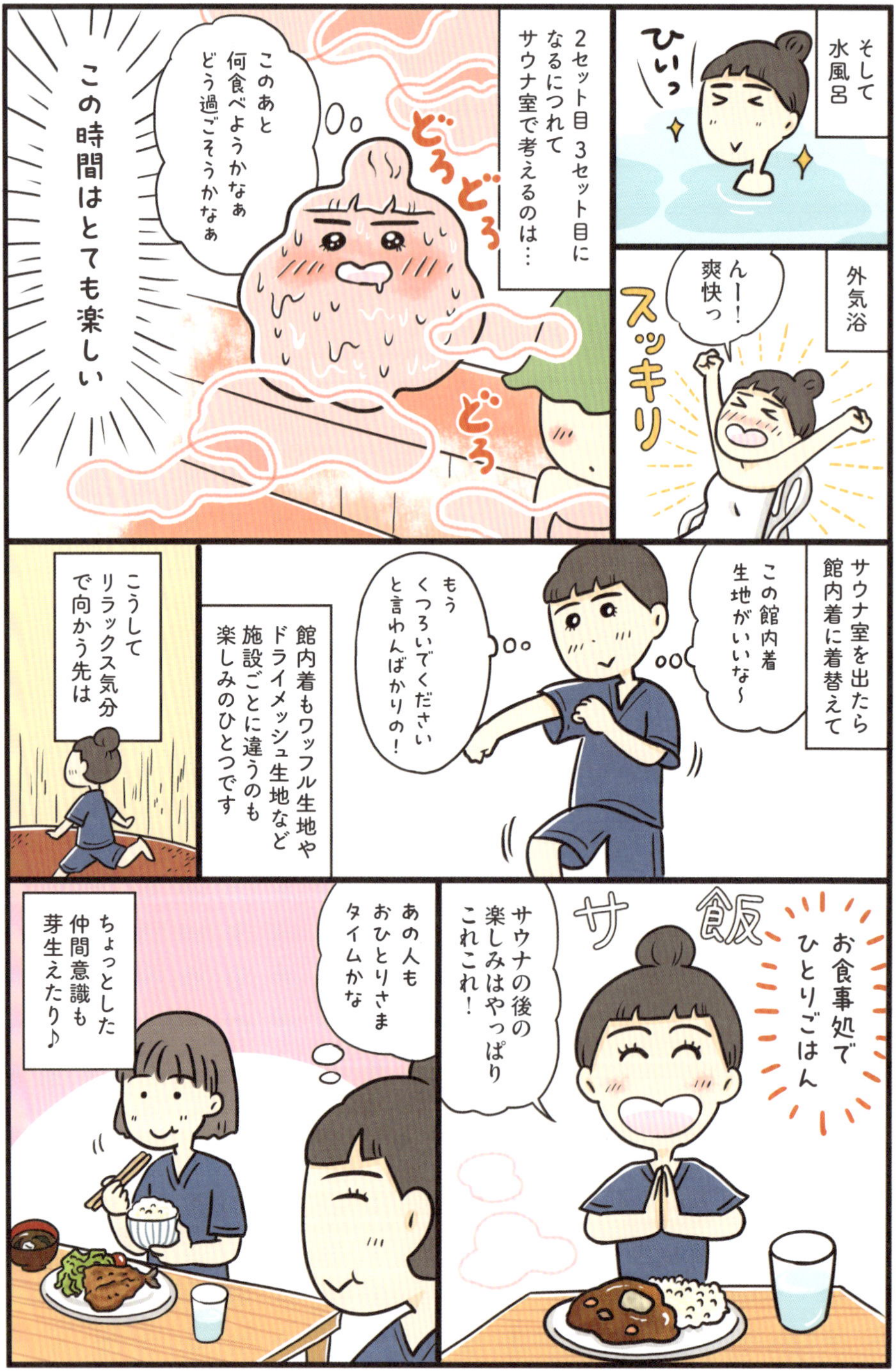
そして
水風呂
ひぃっ
外気浴
ん―！
爽快っ
スッキリ
2セット目 3セット目に
なるにつれて
サウナ室で考えるのは…
このあと
何食べようかなぁ
どう過ごそうかなぁ
どろどろ
どろ
この時間はとても楽しい
サウナ室を出たら
館内着に着替えて
この館内着
生地がいいな〜
もう
くつろいでください
と言わんばかりの！
館内着もワッフル生地や
ドライメッシュ生地など
施設ごとに違うのも
楽しみのひとつです
こうして
リラックス気分
で向かう先は
お食事処で
ひとりごはん
サ 飯
サウナの後の
楽しみはやっぱり
これこれ！
あの人も
おひとりさま
タイムかな
ちょっとした
仲間意識も
芽生えたり♪

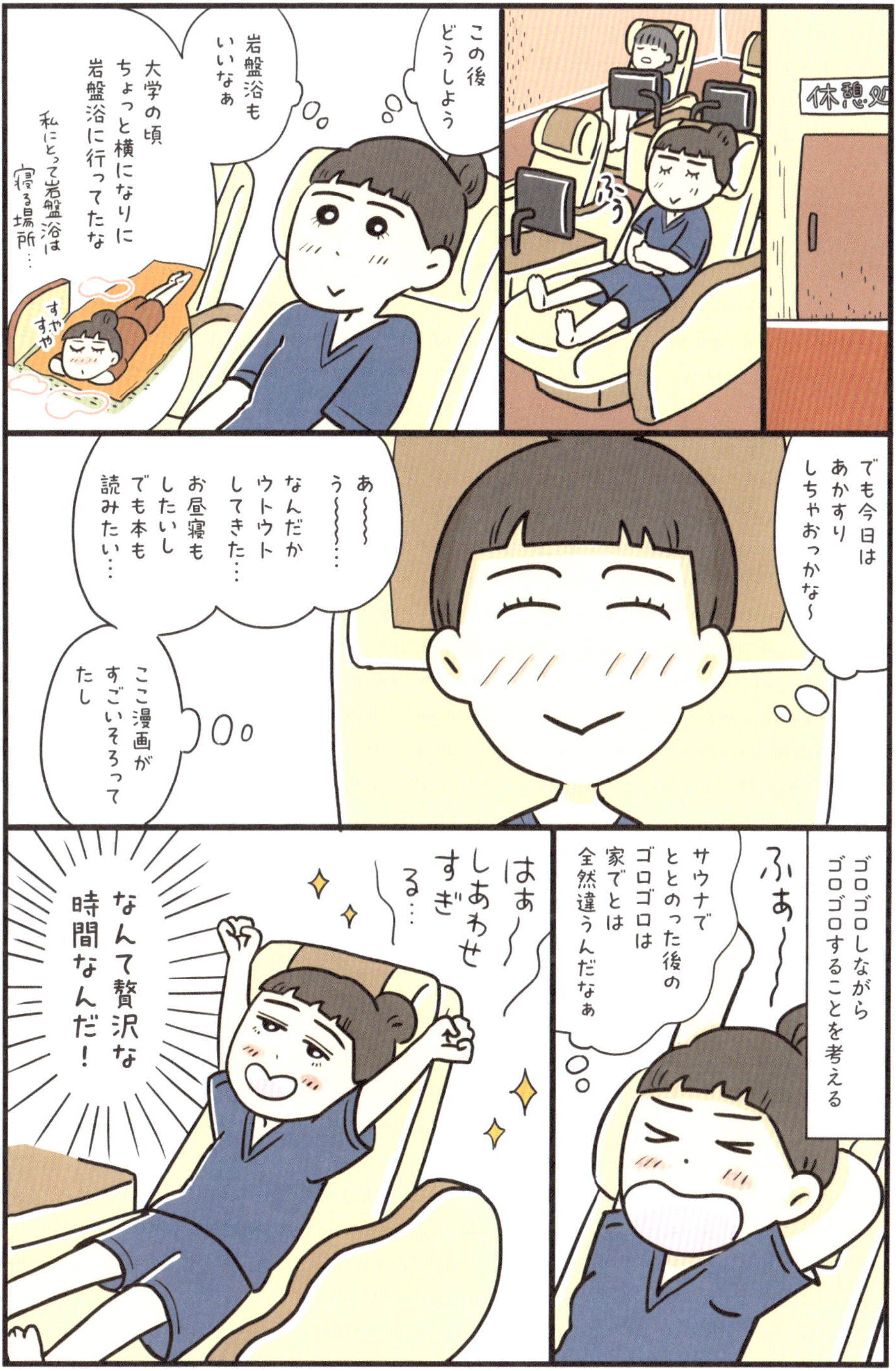
休憩処
ふう
この後どうしよう
岩盤浴もいいなぁ
大学の頃ちょっと横になりに岩盤浴に行ってたな
私にとって岩盤浴は寝る場所…
すやすや
でも今日はあかすりしちゃおっかな〜
あ〜〜〜う〜〜〜〜…なんだかウトウトしてきた…お昼寝もしたいしでも本も読みたい…
ここ漫画がすごいそろってたし
ゴロゴロしながらゴロゴロすることを考える
ふあ〜〜
サウナでととのった後のゴロゴロは家でとは全然違うんだなぁ
はぁ〜しあわせすぎる…
なんて贅沢な時間なんだ!

友人とサウナ

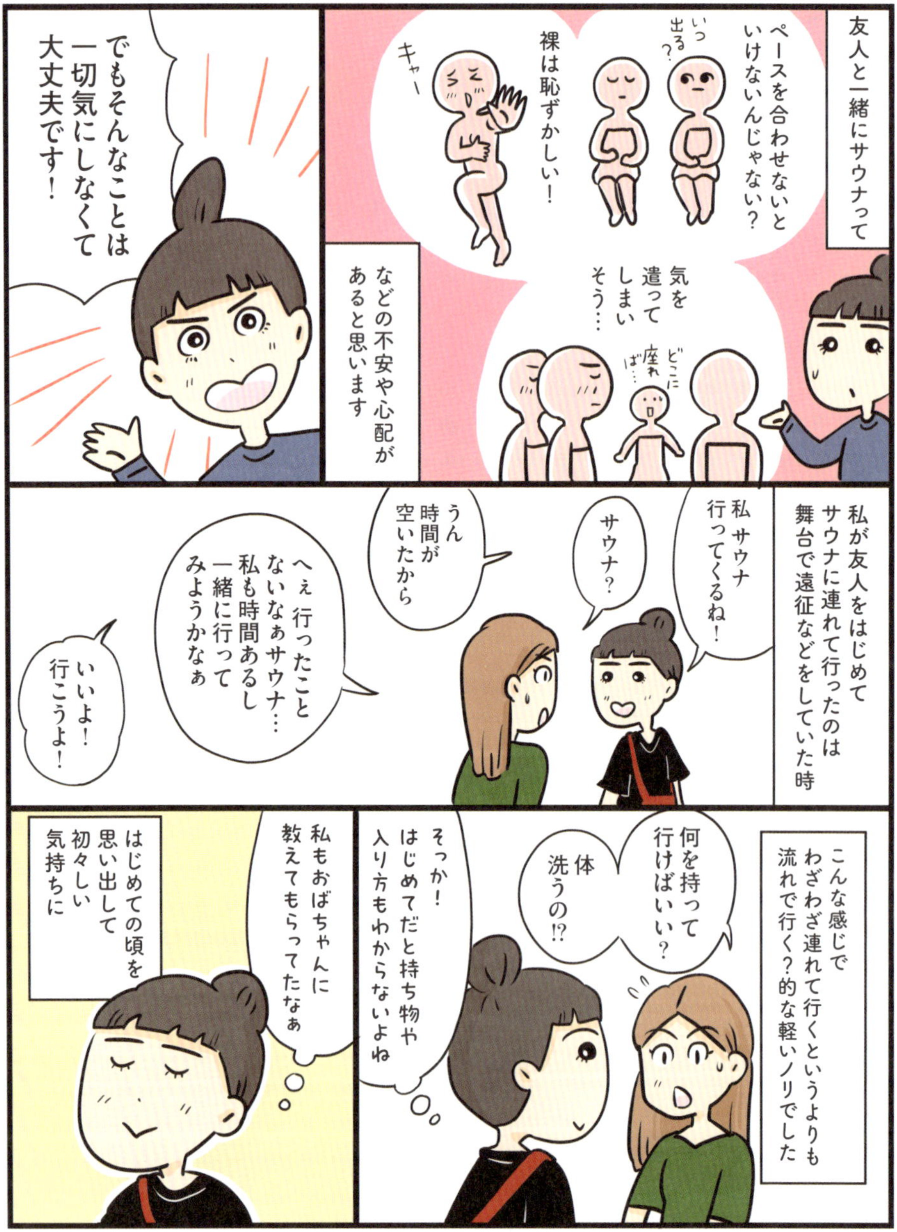
友人と一緒にサウナって
ペースを合わせないといけないんじゃない？
いつ出る？
裸は恥ずかしい！
キャー
気を遣ってしまいそう…
どこに座れば…
などの不安や心配があると思います
でもそんなことは一切気にしなくて大丈夫です！
私が友人をはじめてサウナに連れて行ったのは舞台で遠征などをしていた時
私サウナ行ってくるね！
サウナ？
うん時間が空いたから
へぇ行ったことないなぁサウナ…私も時間あるし一緒に行ってみようかなぁ
いいよ！行こうよ！
こんな感じでわざわざ連れて行くというよりも流れで行く？的な軽いノリでした
何を持って行けばいい？
体洗うの⁉
そっか！はじめてだと持ち物や入り方もわからないよね
私もおばちゃんに教えてもらってたなぁ
はじめての頃を思い出して初々しい気持ちに

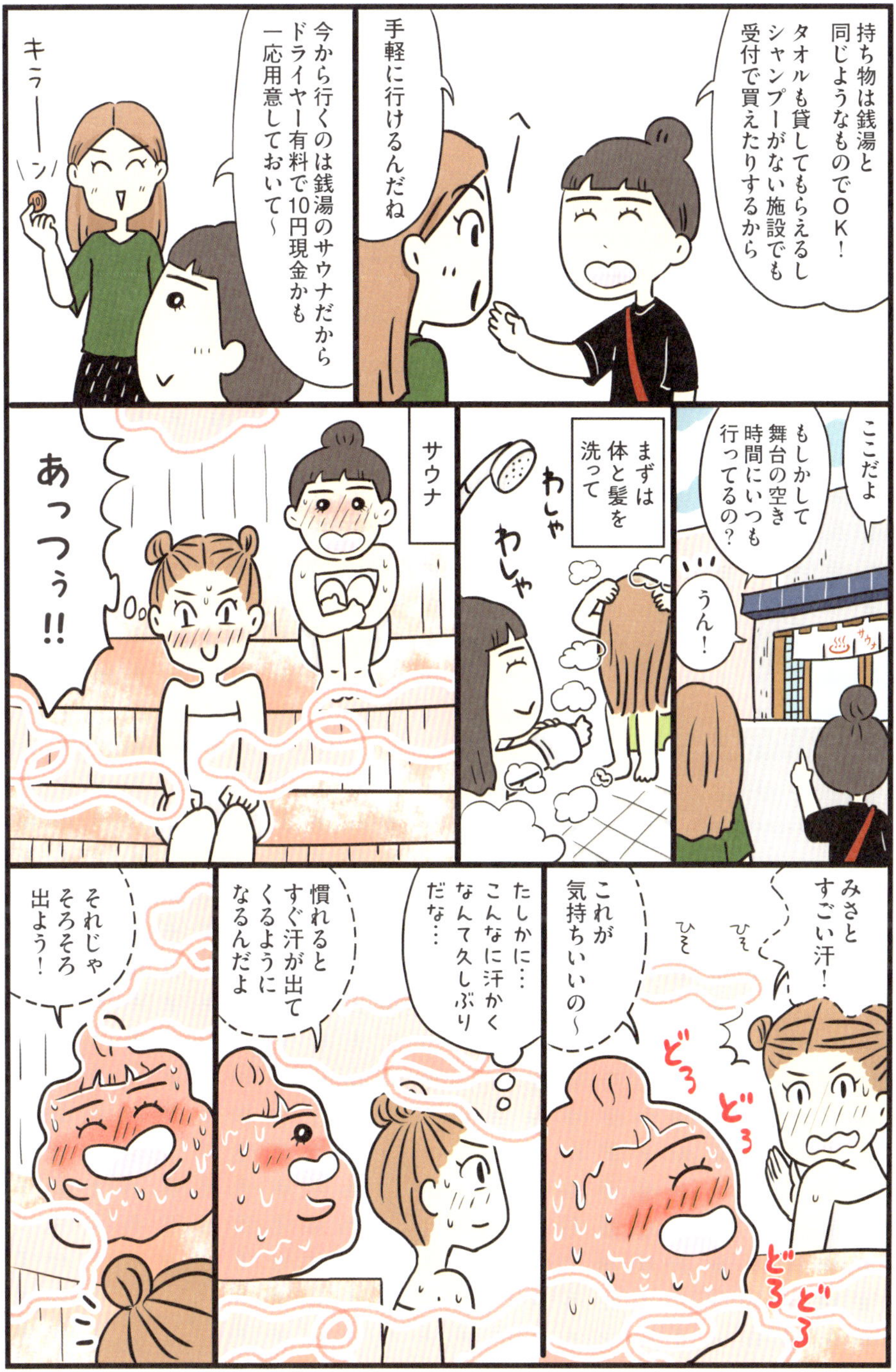
持ち物は銭湯と同じようなものでOK！
タオルも貸してもらえるし
シャンプーがない施設でも
受付で買えたりするから
へー
手軽に行けるんだね
今から行くのは銭湯のサウナだから
ドライヤー有料で10円現金かも
一応用意しておいて〜
キラーーン
ここだよ
もしかして舞台の空き時間にいつも行ってるの？
うん！
サウナ
まずは体と髪を洗って
わしゃ
わしゃ
サウナ
あっつぅ!!
みさとすごい汗！
ひそ
ひそ
どろ
どろ
これが気持ちいいの〜
どろ
どろ
たしかに…こんなに汗かくなんて久しぶりだな…
慣れるとすぐ汗が出てくるようになるんだよ
それじゃそろそろ出よう！

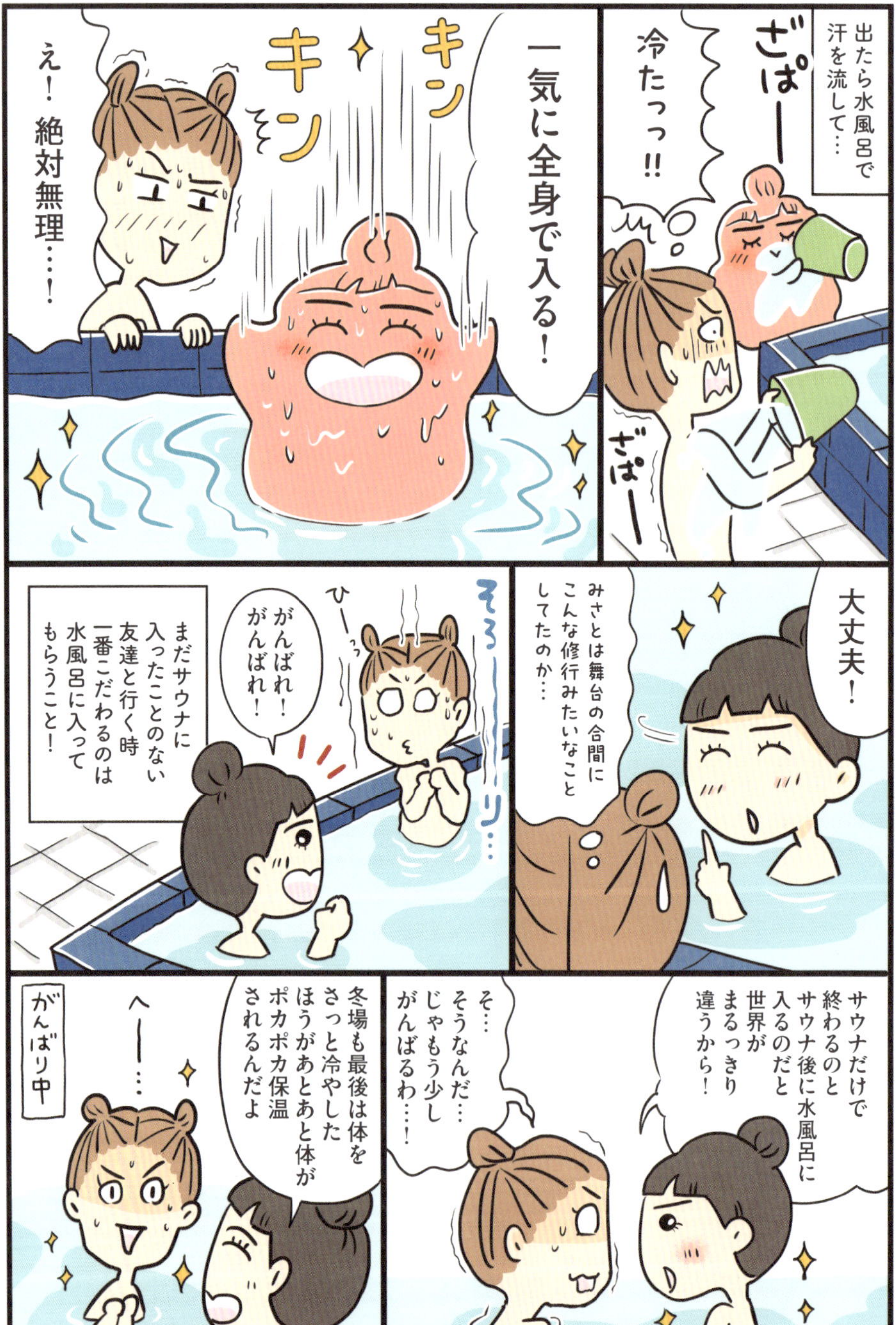

出たら水風呂で汗を流して…
ざぱーー
冷たっっ!!
ざぱー
一気に全身で入る!
キンキン
え! 絶対無理…!
大丈夫!
みさとは舞台の合間にこんな修行みたいなことしてたのか…
そろーーり…
がんばれ! がんばれ!
ひーっ
まだサウナに入ったことのない友達と行く時一番こだわるのは水風呂に入ってもらうこと!
サウナだけで終わるのとサウナ後に水風呂に入るのだと世界がまるっきり違うから!
そ… そうなんだ… じゃもう少しがんばるわ…!
冬場も最後は体をさっと冷やしたほうがあとあと体がポカポカ保温されるんだよ
へーー…
がんばり中

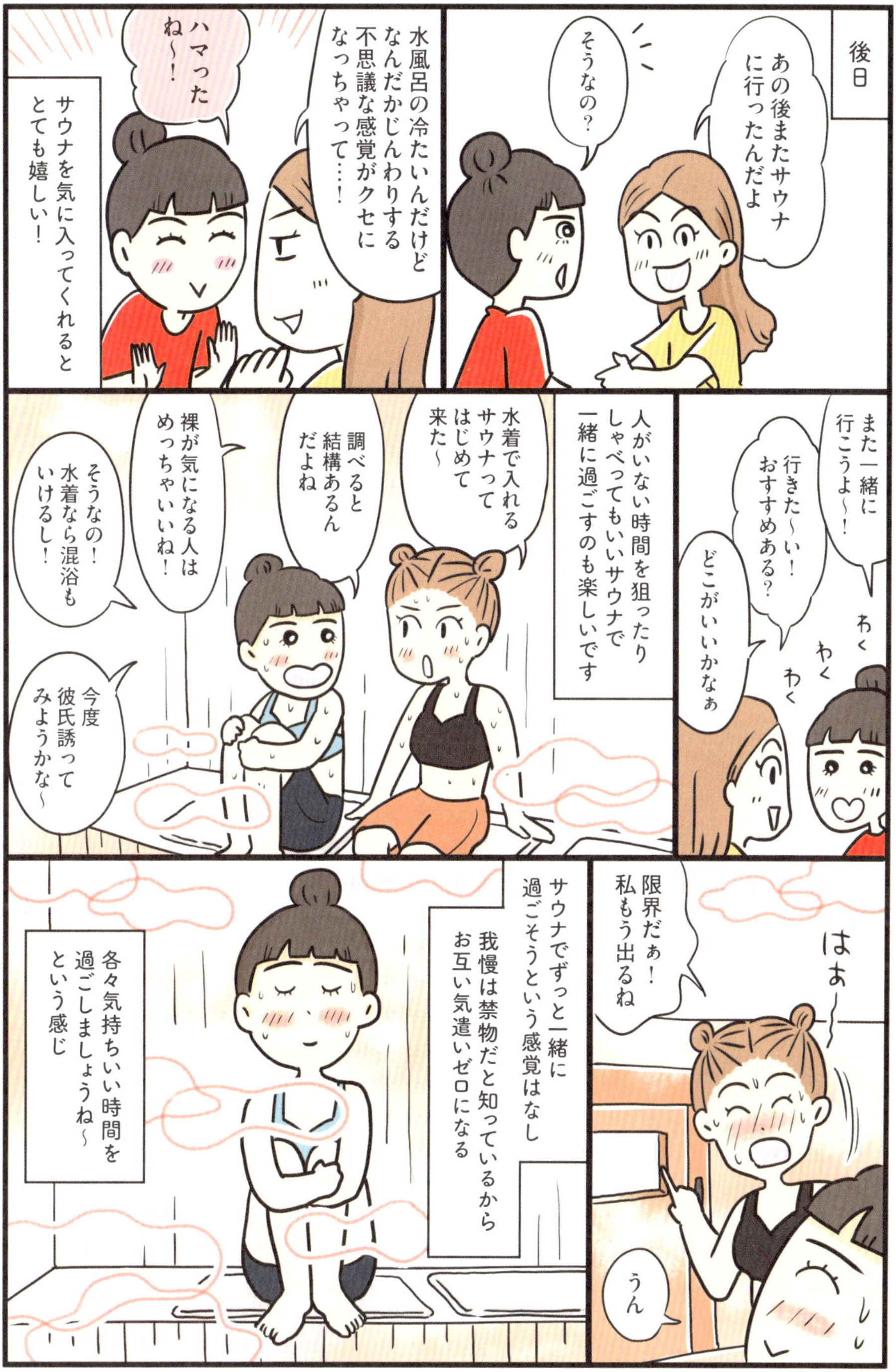
後日
あの後またサウナに行ったんだよ
そうなの？
水風呂の冷たいんだけどなんだかじんわりする不思議な感覚がクセになっちゃって……！
ハマったね〜！
サウナを気に入ってくれるととても嬉しい！
また一緒に行こうよ〜！
行きた〜い！おすすめある？
どこがいいかなぁ
わくわくわく
人がいない時間を狙ったりしゃべってもいいサウナで一緒に過ごすのも楽しいです
水着で入れるサウナってはじめて来た〜
調べると結構あるんだよね
裸が気になる人はめっちゃいいね！
そうなの！水着なら混浴もいけるし！
今度彼氏誘ってみようかな〜
限界だぁ！私もう出るね
はぁ〜
うん
サウナでずっと一緒に過ごそうという感覚はなし
我慢は禁物だと知っているからお互い気遣いゼロになる
各々気持ちいい時間を過ごしましょうね〜という感じ

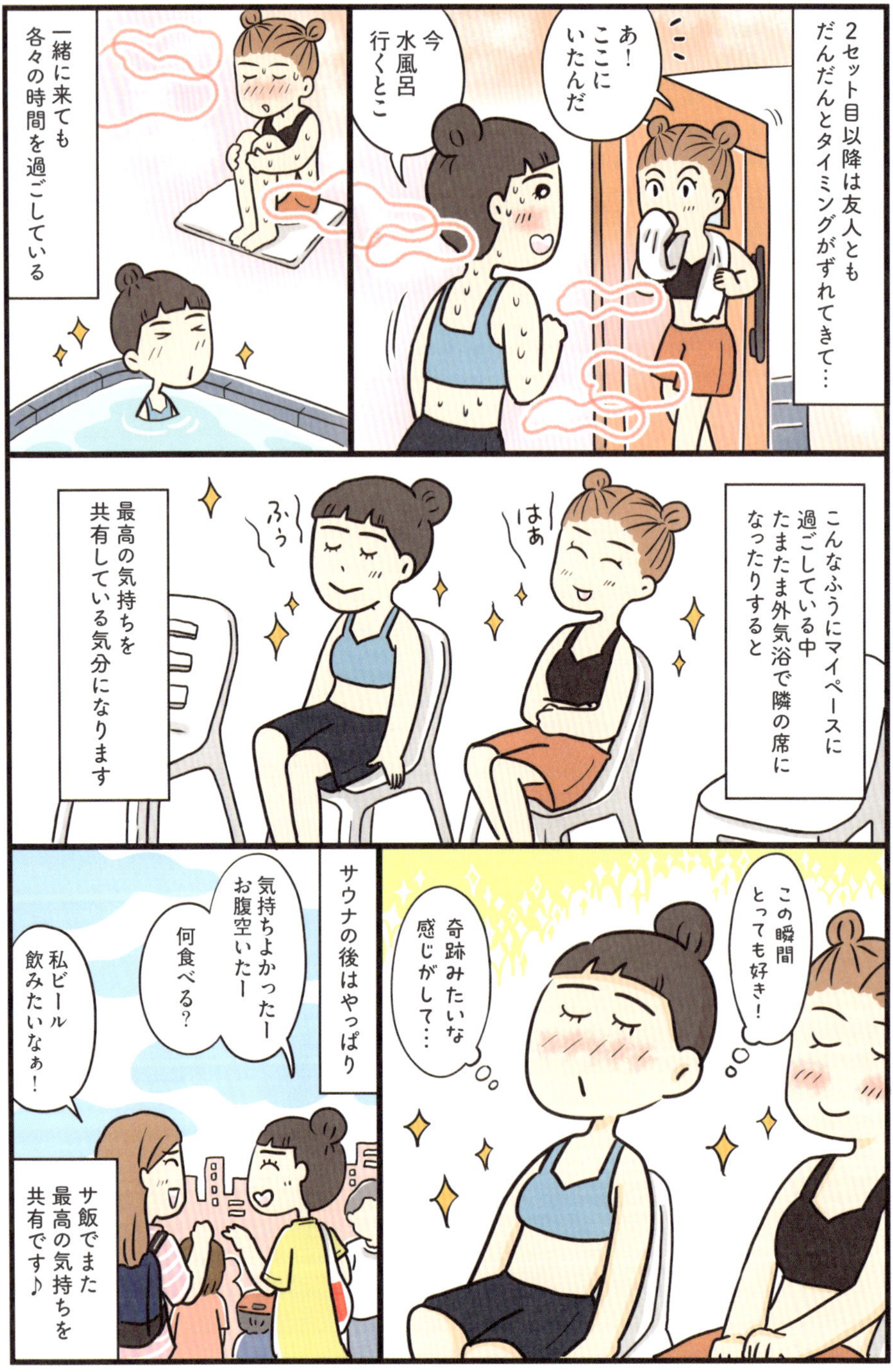
2セット目以降は友人とも
だんだんとタイミングがずれてきて…
あ! ここにいたんだ
今 水風呂行くとこ
一緒に来ても各々の時間を過ごしている
こんなふうにマイペースに過ごしている中 たまたま外気浴で隣の席になったりすると
はぁ
ふぅ
最高の気持ちを共有している気分になります
この瞬間とっても好き!
奇跡みたいな感じがして…
サウナの後はやっぱり
気持ちよかったー お腹空いたー
何食べる?
私ビール飲みたいなぁ!
サ飯でまた最高の気持ちを共有です♪

夫婦でサウナ

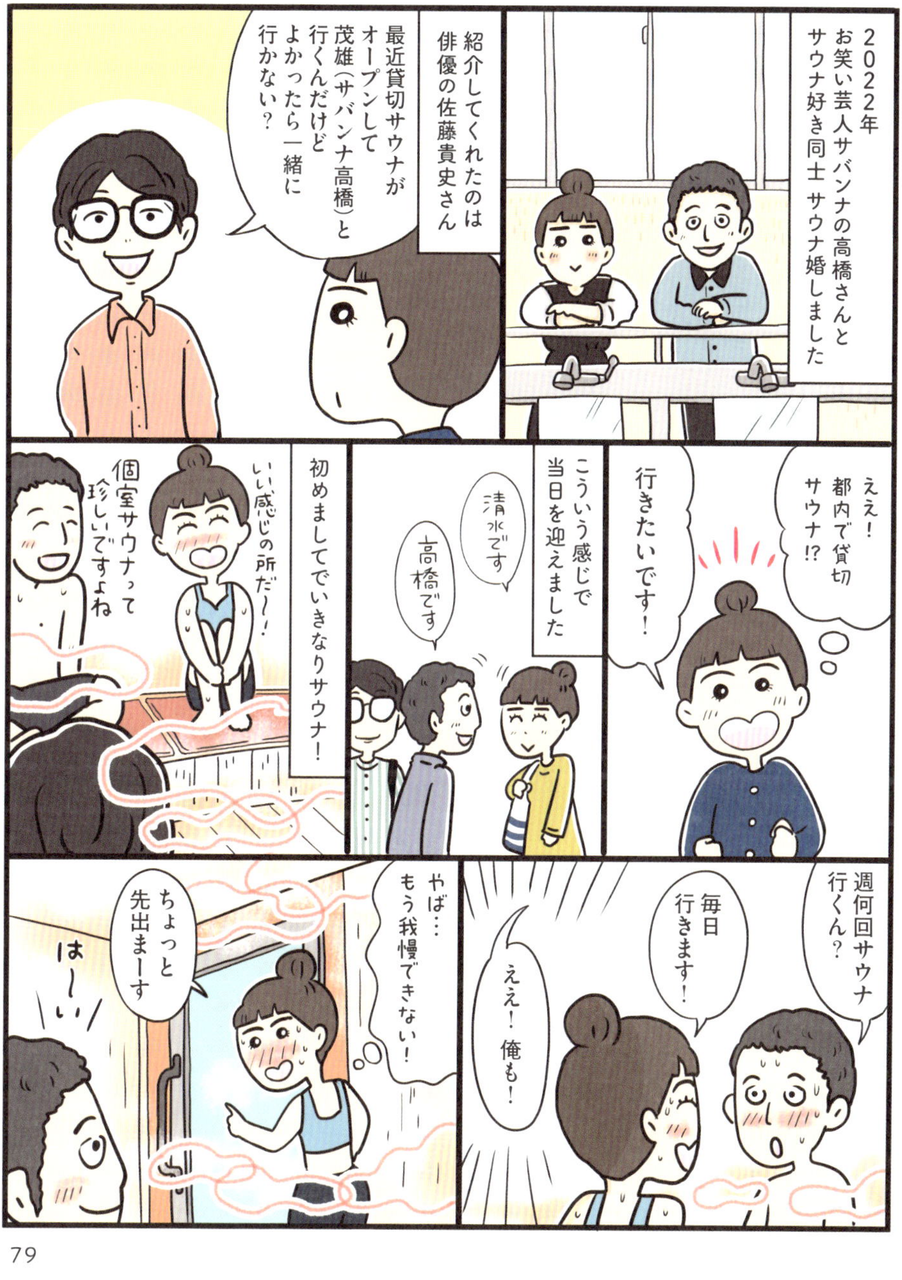
2022年 お笑い芸人サバンナの高橋さんと サウナ好き同士 サウナ婚しました
紹介してくれたのは 俳優の佐藤貴史さん
最近貸切サウナが オープンして 茂雄（サバンナ高橋）と 行くんだけど よかったら一緒に 行かない？
ええ！ 都内で貸切 サウナ!?
行きたいです！
こういう感じで 当日を迎えました
清水です
高橋です
初めましてでいきなりサウナ！
いい感じの所だ〜！
個室サウナって 珍しいですよね
週何回サウナ 行くん？
毎日 行きます！
ええ！ 俺も！
やば… もう我慢できない！
ちょっと 先出まーす
は〜い

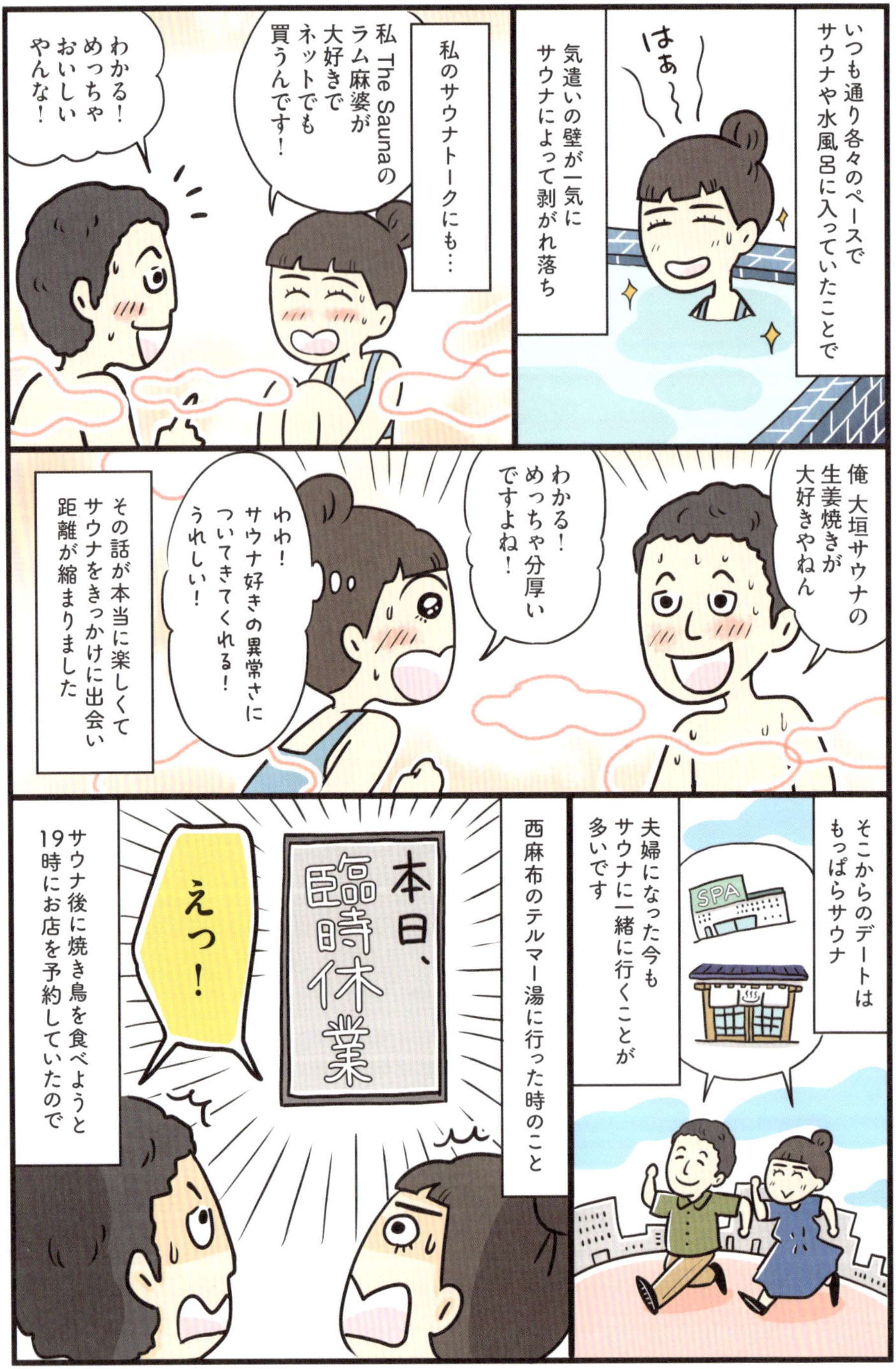
いつも通り各々のペースでサウナや水風呂に入っていたことで
はぁ〜
気遣いの壁が一気にサウナによって剥がれ落ち
私のサウナトークにも…
私 The Saunaのラム麻婆が大好きでネットでも買うんです!
わかる! めっちゃおいしいやんな!
俺 大垣サウナの生姜焼きが大好きやねん
わかる! めっちゃ分厚いですよね!
わわ! サウナ好きの異常さについてきてくれる! うれしい!
その話が本当に楽しくてサウナをきっかけに出会い距離が縮まりました
そこからのデートはもっぱらサウナ
SPA
夫婦になった今もサウナに一緒に行くことが多いです
西麻布のテルマー湯に行った時のこと
本日、臨時休業
えっ!
サウナ後に焼き鳥を食べようと19時にお店を予約していたので

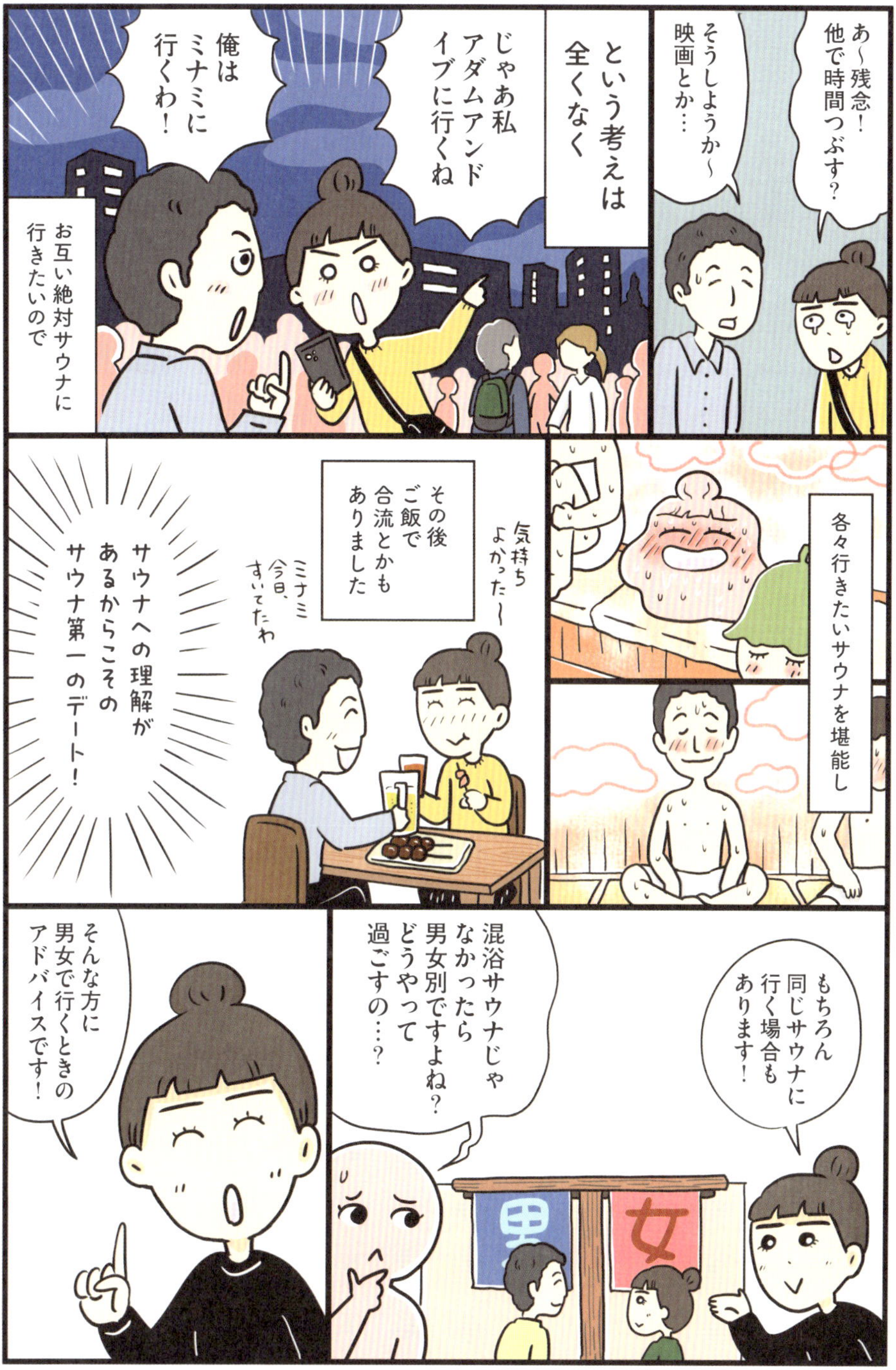
あ〜残念！
他で時間つぶす？
そうしようか〜
映画とか…
という考えは全くなく
じゃあ私アダムアンドイブに行くね
俺はミナミに行くわ！
お互い絶対サウナに行きたいので
各々行きたいサウナを堪能し
その後ご飯で合流とかもありました
気持ちよかった〜
ミナミ今日、すいてたわ
サウナへの理解があるからこそのサウナ第一のデート！
もちろん同じサウナに行く場合もあります！
混浴サウナじゃなかったら男女別ですよね？どうやって過ごすの…？
男
女
そんな方に男女で行くときのアドバイスです！

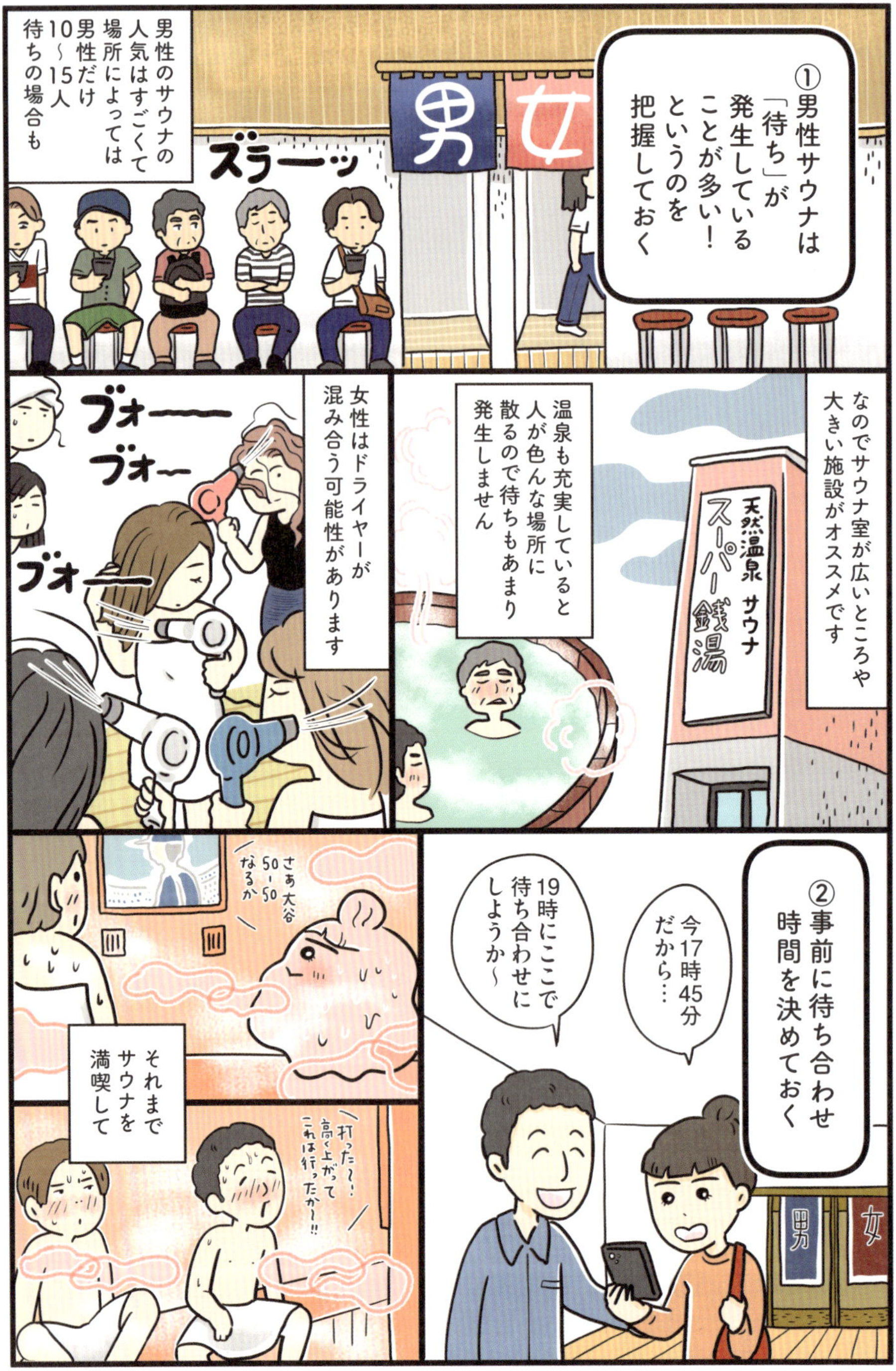
①男性サウナは「待ち」が発生しているということが多い！というのを把握しておく
男
女
ズラーッ
男性のサウナの人気はすごくて場所によっては男性だけ10～15人待ちの場合も
なのでサウナ室が広いところや大きい施設がオススメです
天然温泉 サウナ
スーパー銭湯
温泉も充実していると人が色んな場所に散るので待ちもあまり発生しません
女性はドライヤーが混み合う可能性があります
ブォーーー
ブォ～
ブォーーー
②事前に待ち合わせ時間を決めておく
今17時45分だから…
19時にここで待ち合わせにしようか～
男
女
さぁ大谷50-50なるか
それまでサウナを満喫して
打ったー！高く上がってこれは行ったか～!!

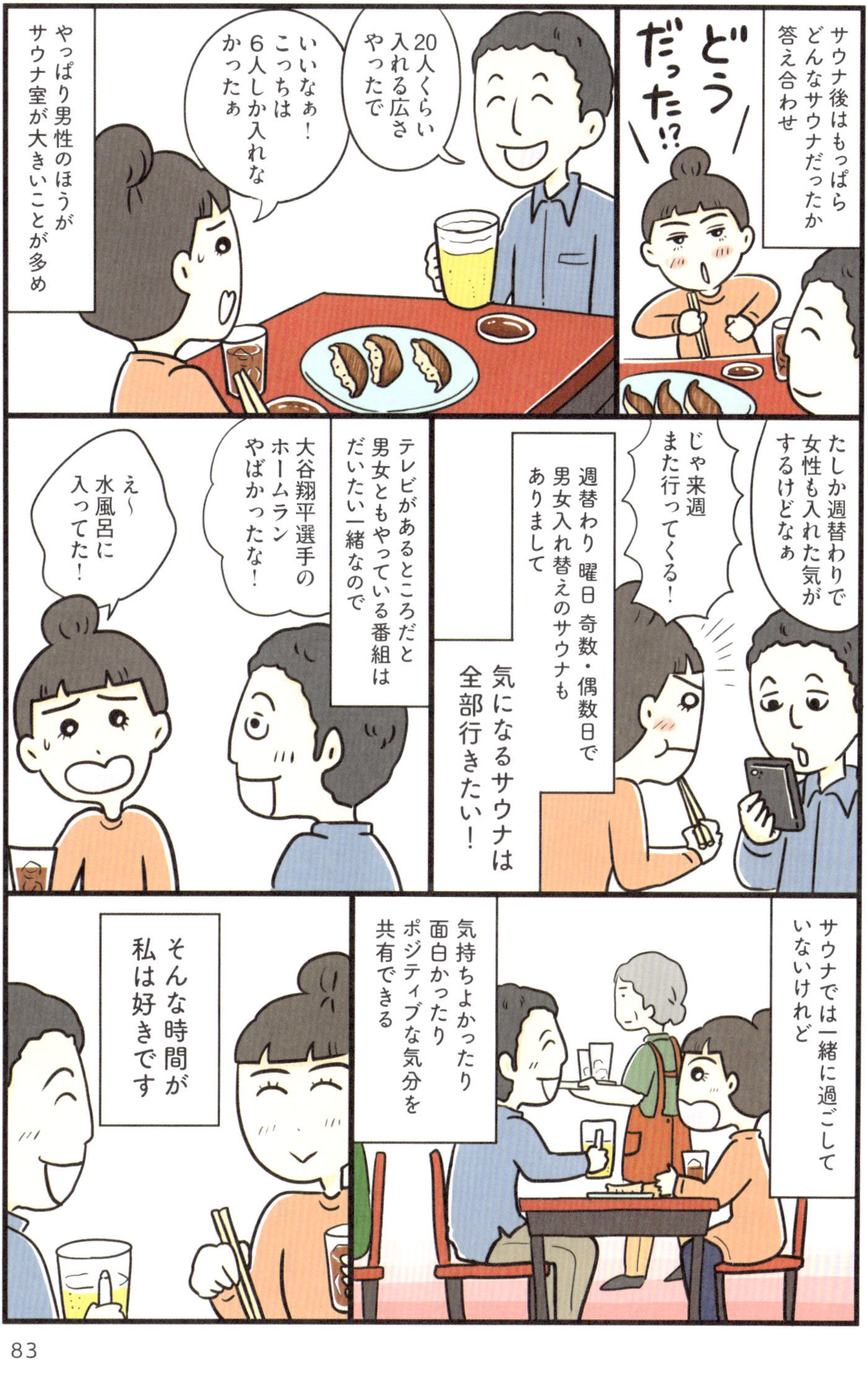
サウナ後はもっぱら どんなサウナだったか 答え合わせ
どうだった!?
20人くらい 入れる広さ やったで
いいなぁ！ こっちは 6人しか入れな かったぁ
やっぱり男性のほうが サウナ室が大きいことが多め
たしか週替わりで 女性も入れた気が するけどなぁ
じゃ来週 また行ってくる！
週替わり 曜日 奇数・偶数日で 男女入れ替えのサウナも ありまして
気になるサウナは 全部行きたい！
テレビがあるところだと 男女ともやっている番組は だいたい一緒なので
大谷翔平選手の ホームラン やばかったな！
え～ 水風呂に 入ってた！
サウナでは一緒に過ごして いないけれど
気持ちよかったり 面白かったり ポジティブな気分を 共有できる
そんな時間が 私は好きです

日本最大のサウナ検索サイト

掲載サウナは全国14252件！サウナがある温浴施設や銭湯はもちろん、プライベートサウナや、サウナがあるホテルやジムまで。サウナ好きみんなが良いサウナを知ることができる、良いサウナを作れば自然と広まる環境を作りたいという思いから、人気施設の情報も一切の制限なく無料で見られます。

サウナイキタイ
SAUNA IKITAI

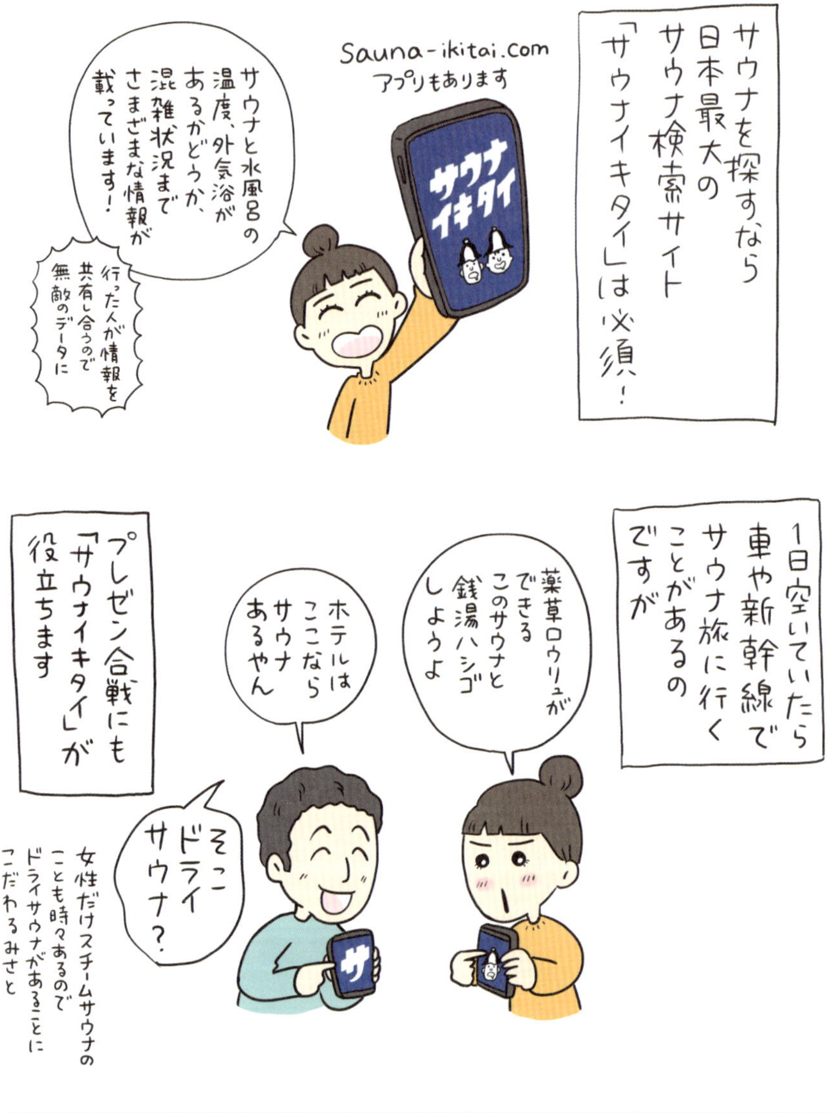

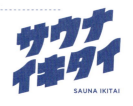

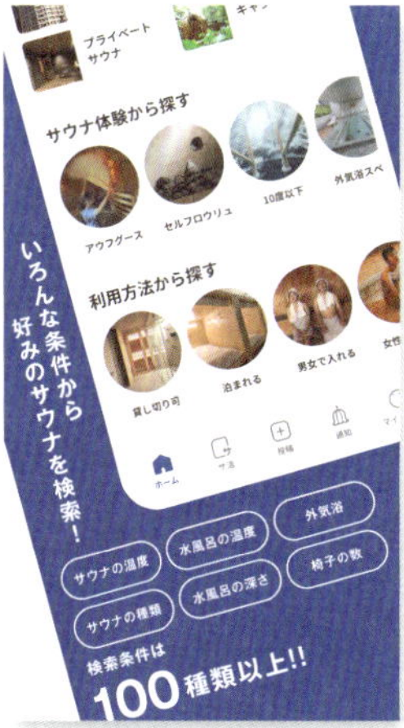
プライベートサウナ
サウナ体験から探す
利用方法から探す
いろんな条件から
好みのサウナを検索!
サウナの温度
水風呂の温度
外気浴
サウナの種類
水風呂の深さ
椅子の数
検索条件は
100種類以上!!

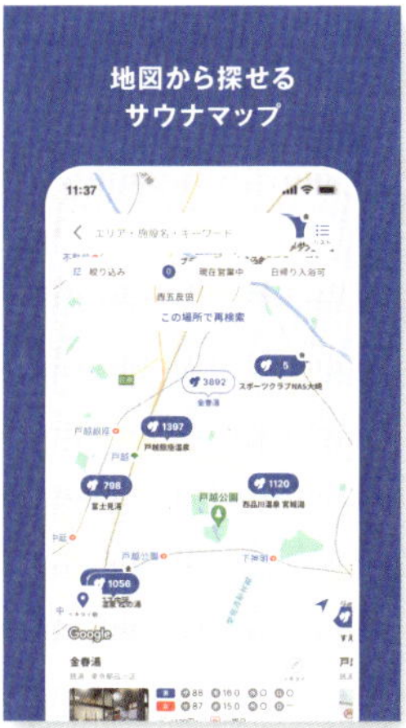
地図から探せる
サウナマップ

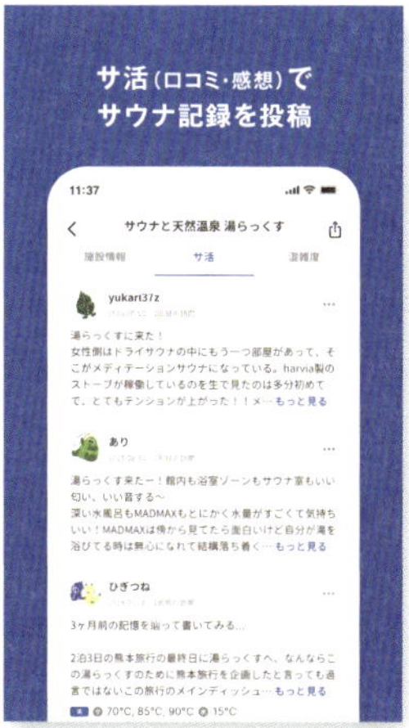
サ活(口コミ・感想)で
サウナ記録を投稿

マニアックなサウナ検索は100項目以上!

サウナ室テレビ有無、水風呂の水(地下水など)、寝転べるイスあり、タトゥーOK、漫画ありなど100項目以上あるマニアックなサウナ検索で、特徴的なサウナや自分のお気に入りのサウナが探せます。

マップで現在地近くのサウナを探してみよう!

地図上で現在地周辺のサウナを簡単に探すことができます。家の近くや会社の近くにもまだ知らないサウナがあるかも?

気になるサウナのサ活(サウナの感想・記録・口コミ)をチェック

サウナイキタイに投稿されているサ活は累計で720万件以上!気になるサウナのサ活を見ることで、サウナに行ったときの体験イメージが湧くかも?

\ 私がポスターモデルを務めています! /

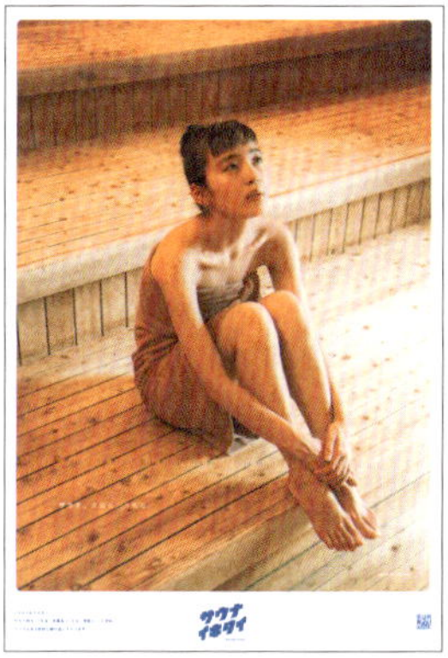

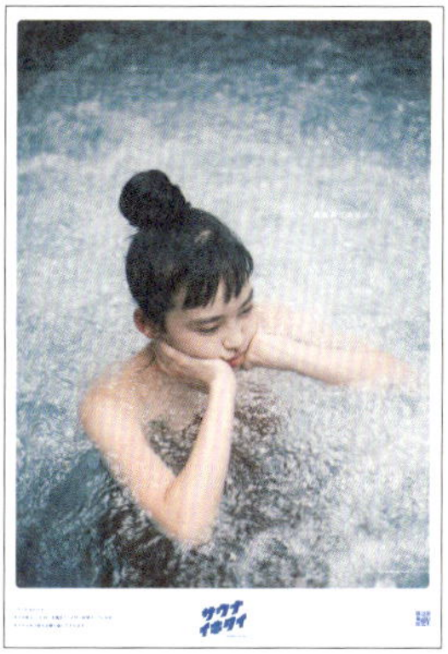

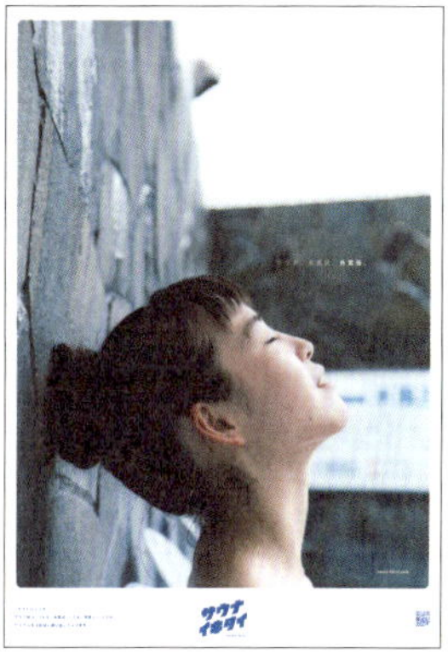

HP https://sauna-ikitai.com　Instagram https://instagram.com/sauna_ikitai　X https://x.com/sauna_ikitai
お問い合わせ https://sauna-ikitai.com/contact　support@sauna-ikitai.com

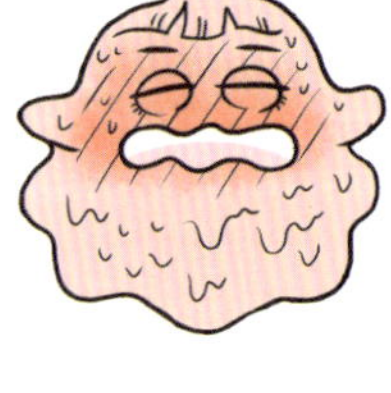

5

ロウリュ&アウフグースの世界

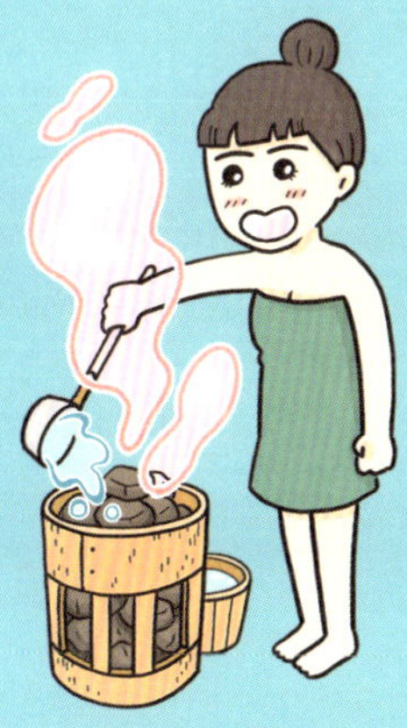

最高の湿度に仕上げるロウリュ

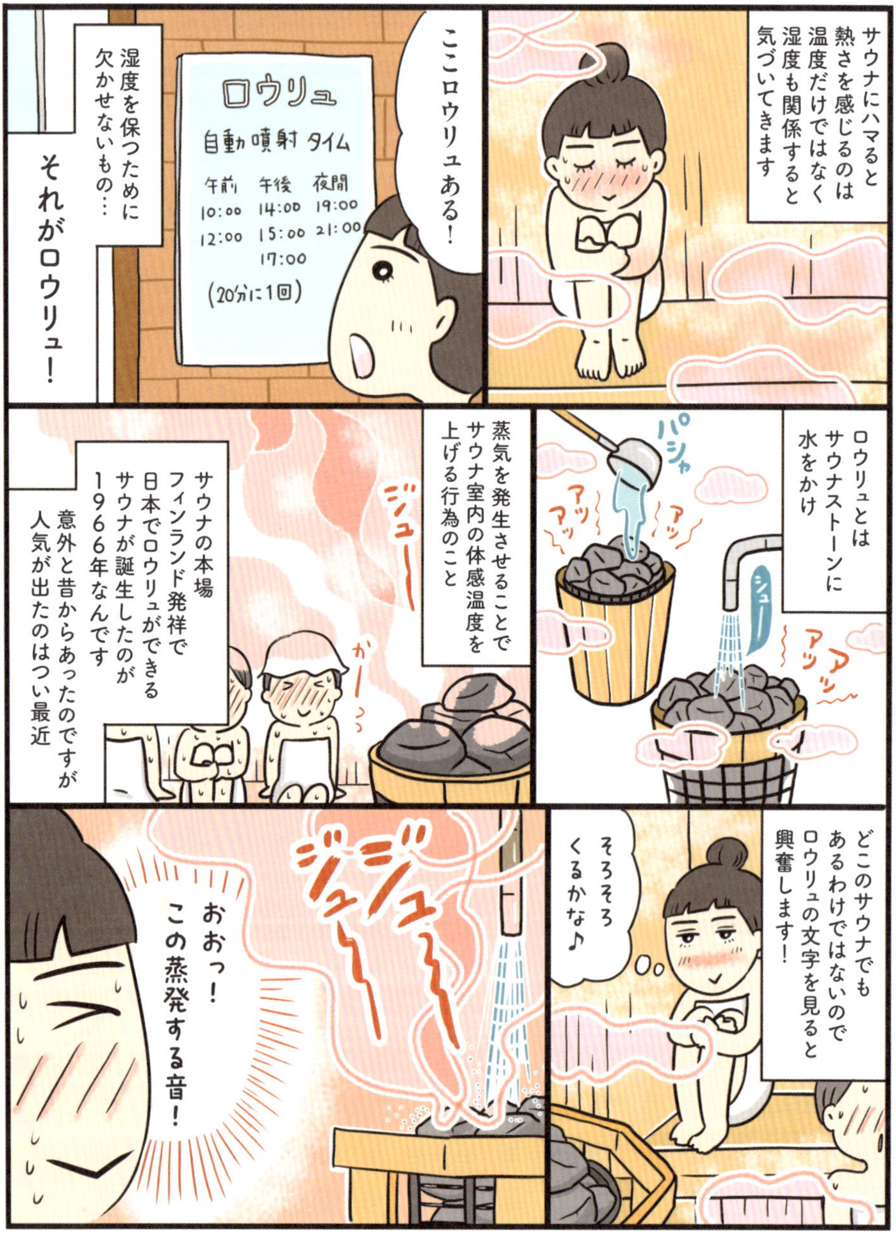
サウナにハマると熱さを感じるのは温度だけではなく湿度も関係すると気づいてきます
ここロウリュある！
ロウリュ
自動噴射タイム
午前 10:00 12:00
午後 14:00 15:00 17:00
夜間 19:00 21:00
(20分に1回)
湿度を保つために欠かせないもの…
それがロウリュ！
ロウリュとはサウナストーンに水をかけ
パシャ
アッアッ
アッ
ジュー
アッアッ
蒸気を発生させることでサウナ室内の体感温度を上げる行為のこと
ジュ〜
サウナの本場フィンランド発祥で日本でロウリュができるサウナが誕生したのが1966年なんです
意外と昔からあったのですが人気が出たのはつい最近
どこのサウナでもあるわけではないのでロウリュの文字を見ると興奮します！
そろそろくるかな♪
ジュ〜ジュ〜
おおっ！
この蒸発する音！

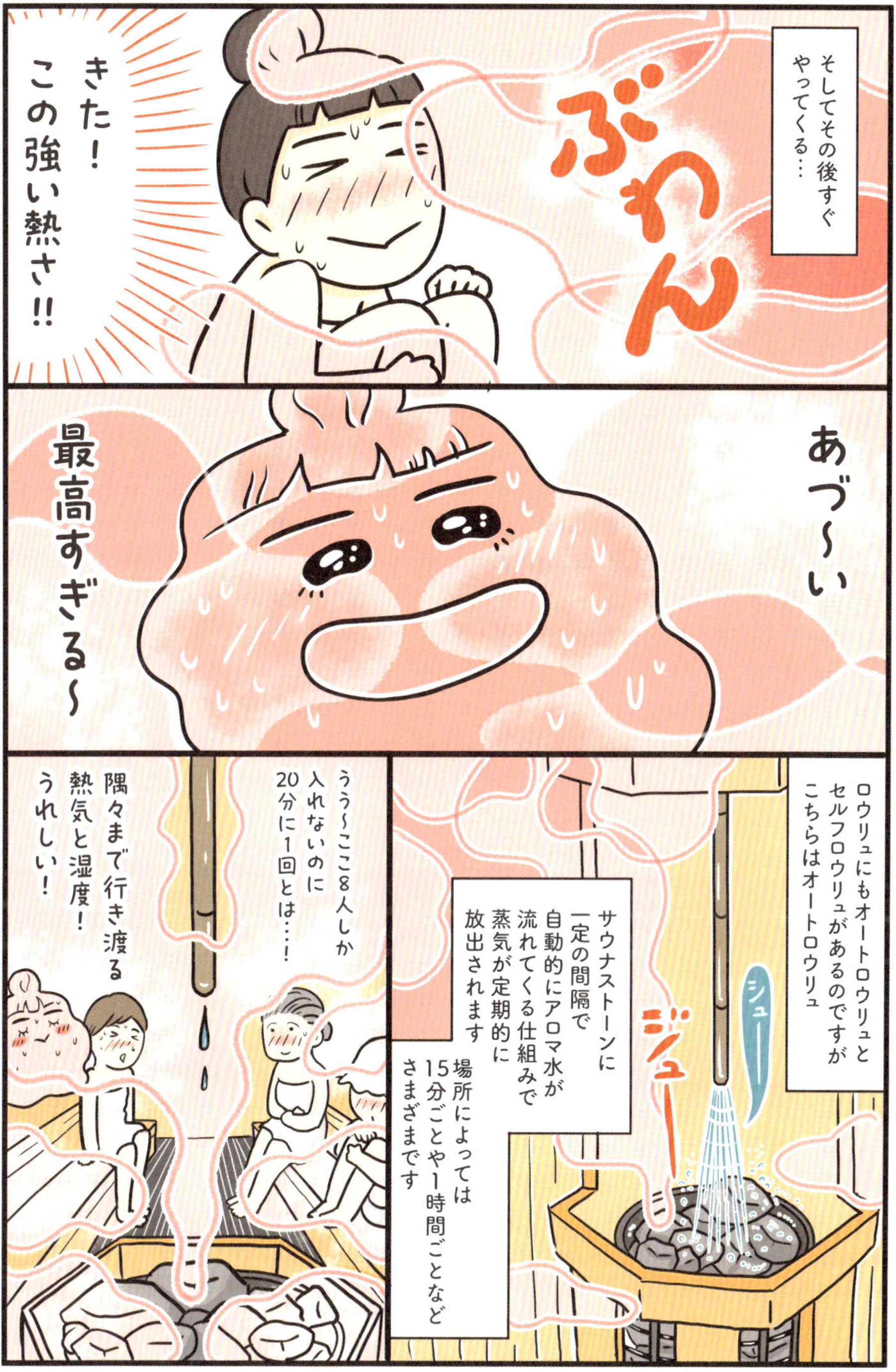

そしてその後すぐやってくる…
ぶわん
きた!
この強い熱さ!!
あづ〜い
最高すぎる〜
ロウリュにもオートロウリュとセルフロウリュがあるのですがこちらはオートロウリュ
サウナストーンに一定の間隔で自動的にアロマ水が流れてくる仕組みで蒸気が定期的に放出されます
場所によっては15分ごとや1時間ごとなどさまざまです
シュ〜
ジュ〜
うう〜ここ8人しか入れないのに20分に1回とは…!
隅々まで行き渡る熱気と湿度!うれしい!

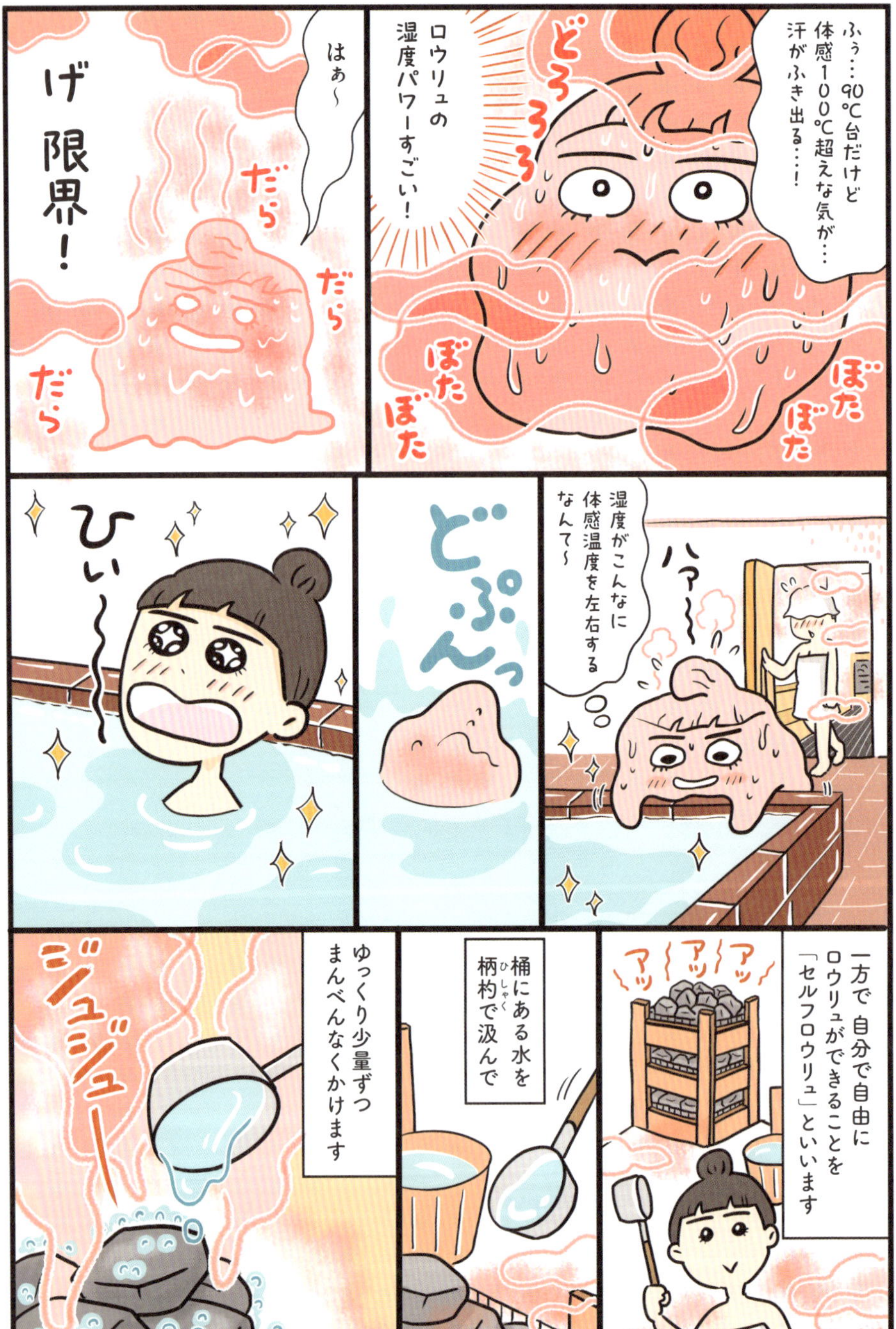
ふぅ…90℃台だけど
体感100℃超えな気が…
汗がふき出る…！
どろろろ
ぼたぼた
ぼたぼた
ロウリュの
湿度パワーすごい！
はぁ〜
だら
だら
だら
げ 限界！
湿度がこんなに
体感温度を左右する
なんて〜
ハァ〜
どぷんっ
ひぃ〜〜〜
一方で自分で自由に
ロウリュができることを
「セルフロウリュ」といいます
アッ〜アッ〜アッ〜アッ
桶にある水を
柄杓《ひしゃく》で汲んで
ゆっくり少量ずつ
まんべんなくかけます
ジュジュー

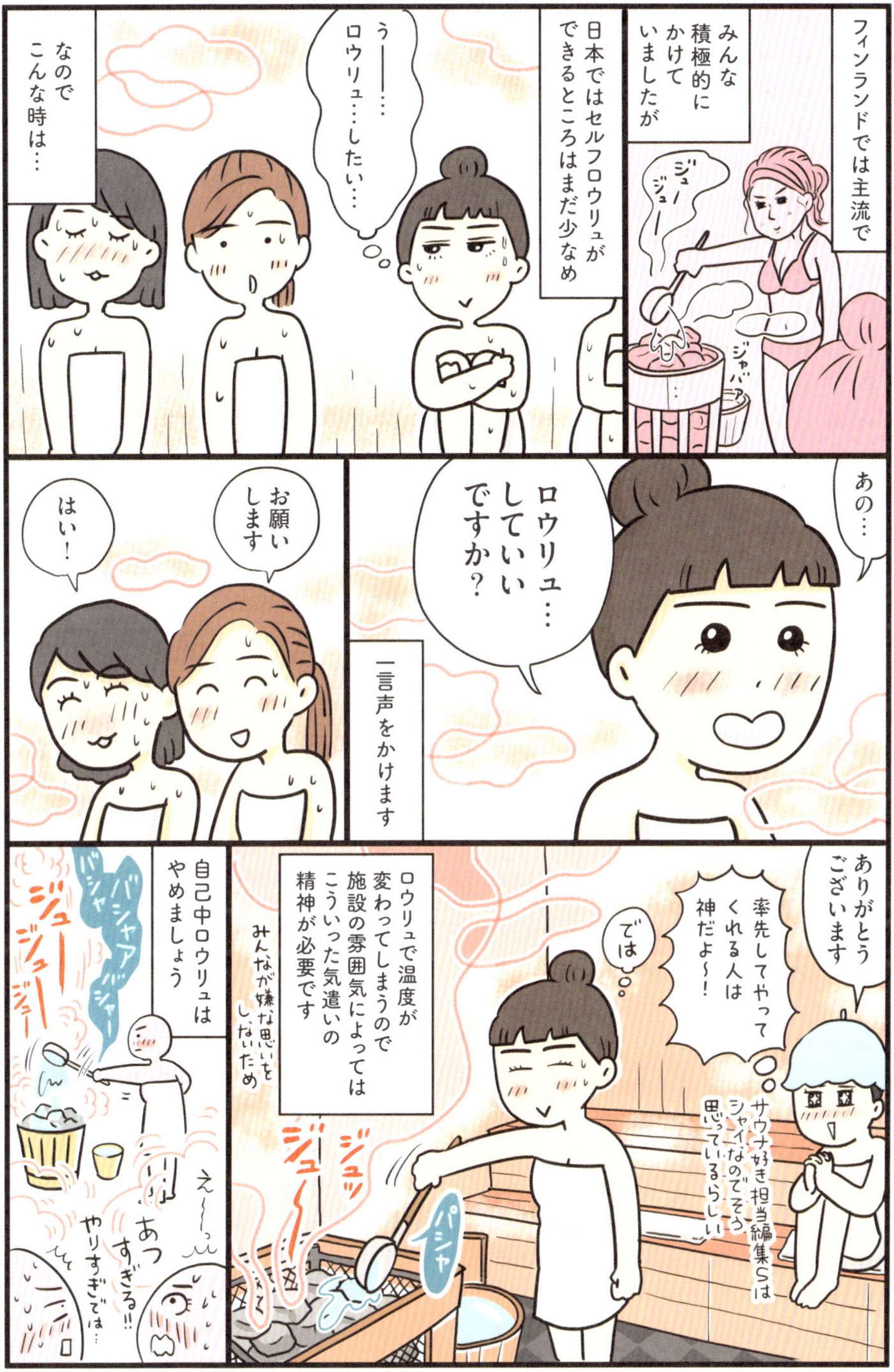
フィンランドでは主流で
ジュ〜 ジュ〜
ジャバア…
みんな積極的にかけていましたが
日本ではセルフロウリュができるところはまだ少なめ
う——…ロウリュ…したい…
なのでこんな時は…
あの…
ロウリュ…していいですか?
一言声をかけます
お願いします
はい!
ありがとうございます
率先してやってくれる人は神だよ〜!
サウナ好き担当編集Sはシャイなのでそう思っているらしい
では
ロウリュで温度が変わってしまうので施設の雰囲気によってはこういった気遣いの精神が必要です
みんなが嫌な思いをしないため
ジュッ
ジュ〜
パシャ
自己中ロウリュはやめましょう
バシャバシャア バシャー
ジュー ジュー ジュー
え〜っ
あつすぎる!!
やりすぎでは…

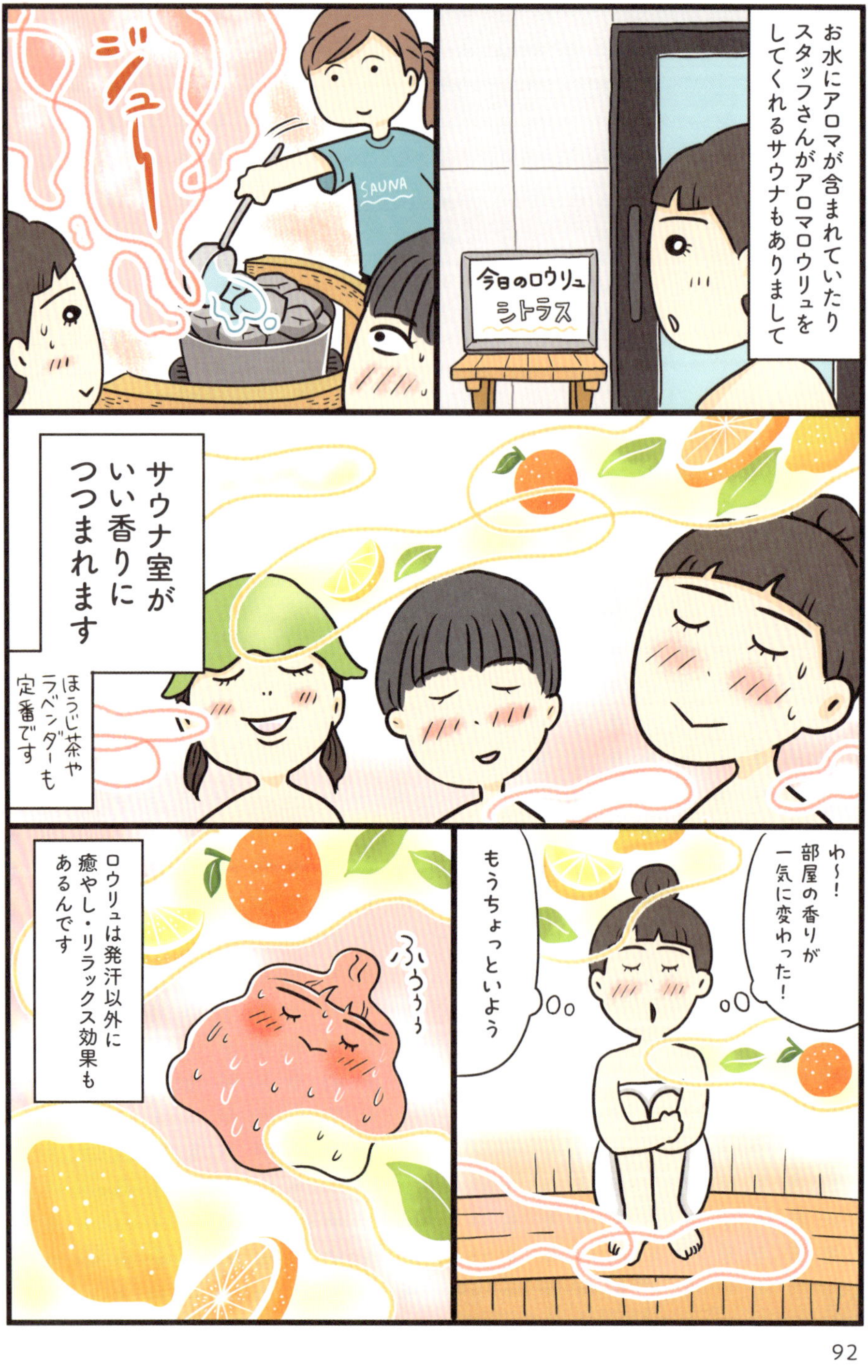
お水にアロマが含まれていたり
スタッフさんがアロマロウリュを
してくれるサウナもありまして
今日のロウリュ
シトラス
ジュ〜
SAUNA
サウナ室が
いい香りに
つつまれます
ほうじ茶や
ラベンダーも
定番です
わ〜!
部屋の香りが
一気に変わった!
もうちょっといよう
ロウリュは発汗以外に
癒やし・リラックス効果も
あるんです
ふぅぅぅ

熱風たまらん！ アウフグース

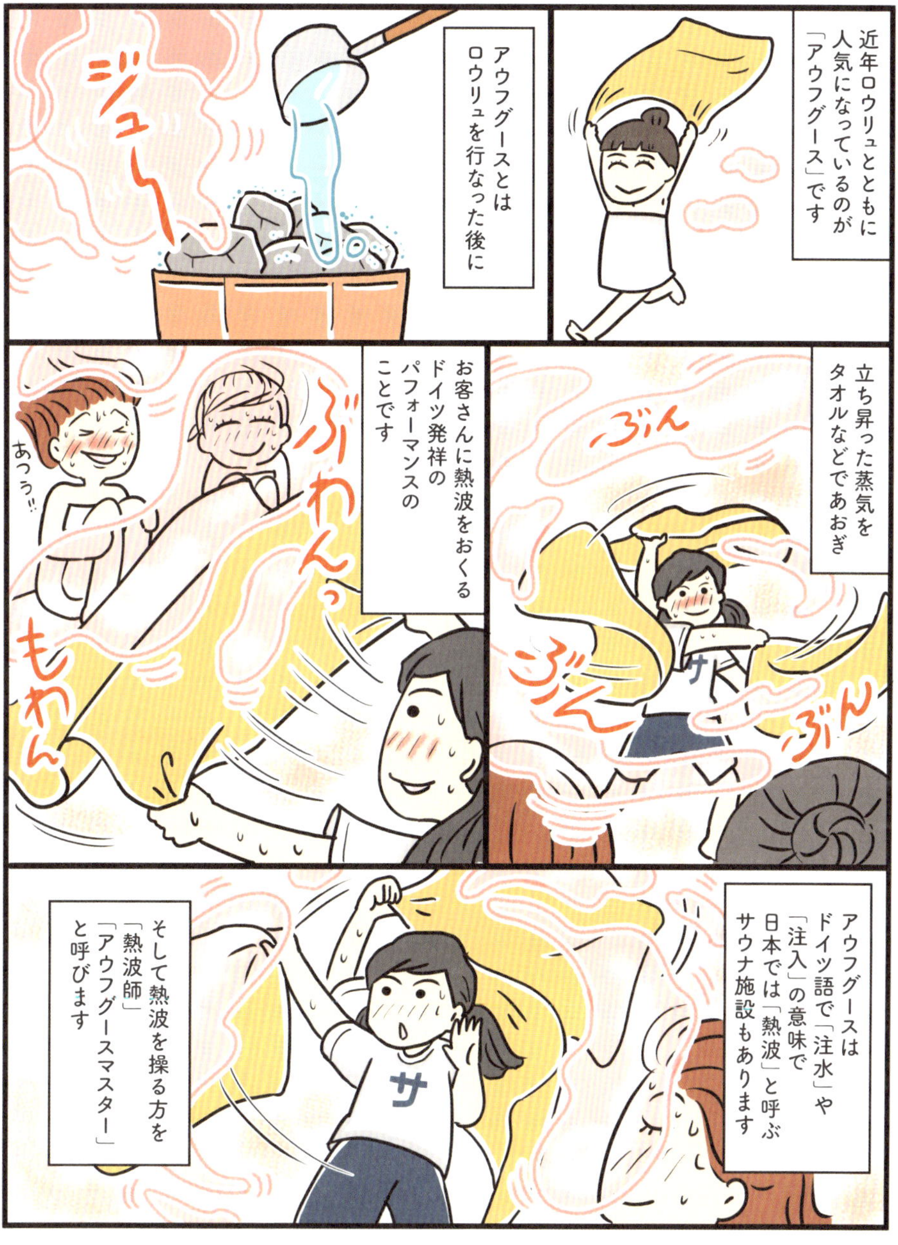
近年ロウリュとともに
人気になっているのが
「アウフグース」です
アウフグースとは
ロウリュを行なった後に
ジュ〜
立ち昇った蒸気を
タオルなどであおぎ
ぶん
ぶん
ぶん
お客さんに熱波をおくる
ドイツ発祥の
パフォーマンスの
ことです
ぶわんっ
もわん
あつぅ!!
アウフグースは
ドイツ語で「注水」や
「注入」の意味で
日本では「熱波」と呼ぶ
サウナ施設もあります
そして熱波を操る方を
「熱波師」
「アウフグースマスター」
と呼びます

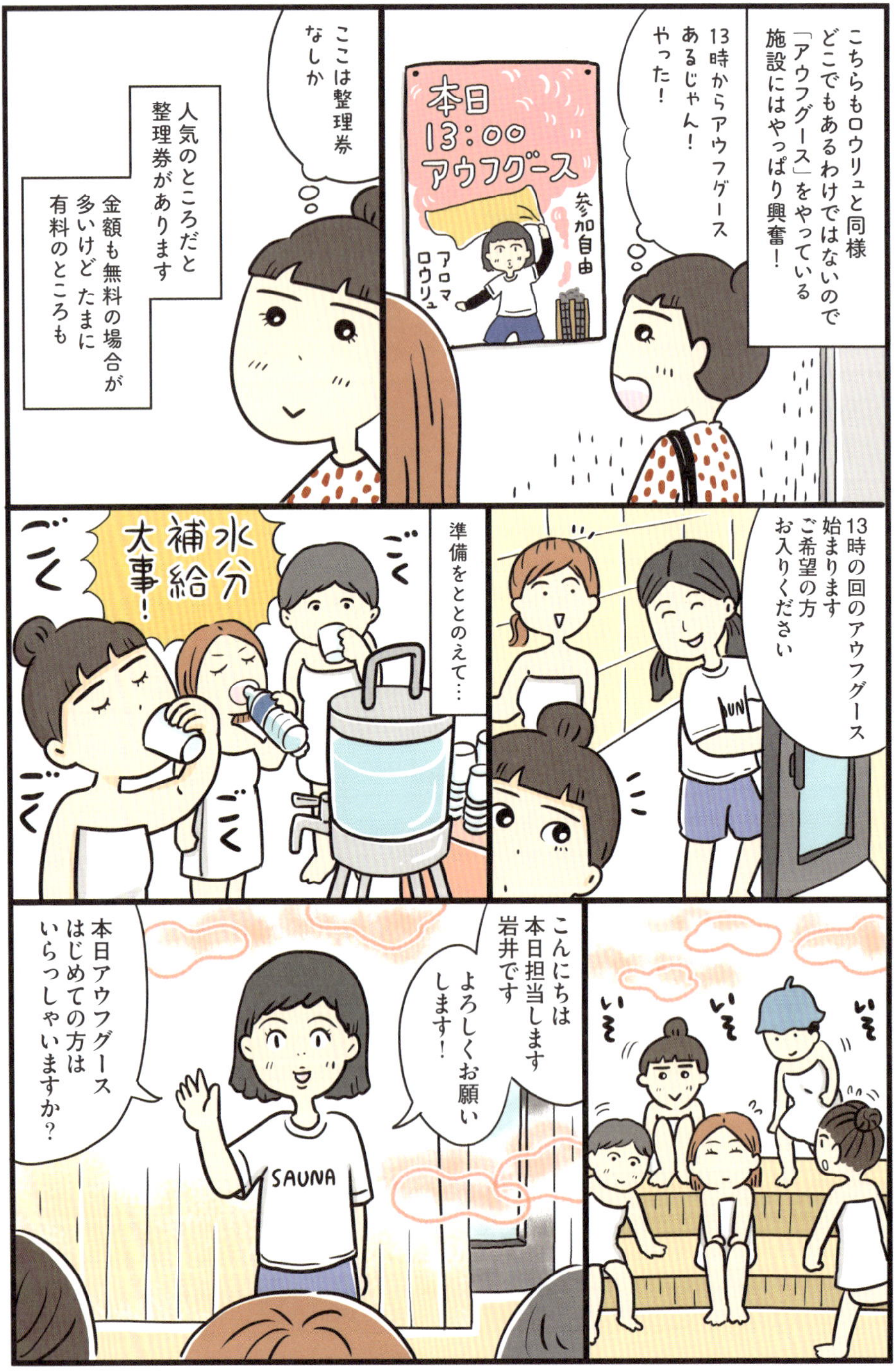

こちらもロウリュと同様
どこでもあるわけではないので
「アウフグース」をやっている
施設にはやっぱり興奮！
13時からアウフグース
あるじゃん！
やった！
本日
13:00
アウフグース
参加自由
アロマ
ロウリュ
ここは整理券
なしか
人気のところだと
整理券があります
金額も無料の場合が
多いけどたまに
有料のところも
13時の回のアウフグース
始まります
ご希望の方
お入りください
準備をととのえて…
水分
補給
大事！
ごく
ごく
ごく
ごく
こんにちは
本日担当します
岩井です
よろしくお願い
します！
本日アウフグース
はじめての方は
いらっしゃいますか？
SAUNA
いそ
いそ
いそ

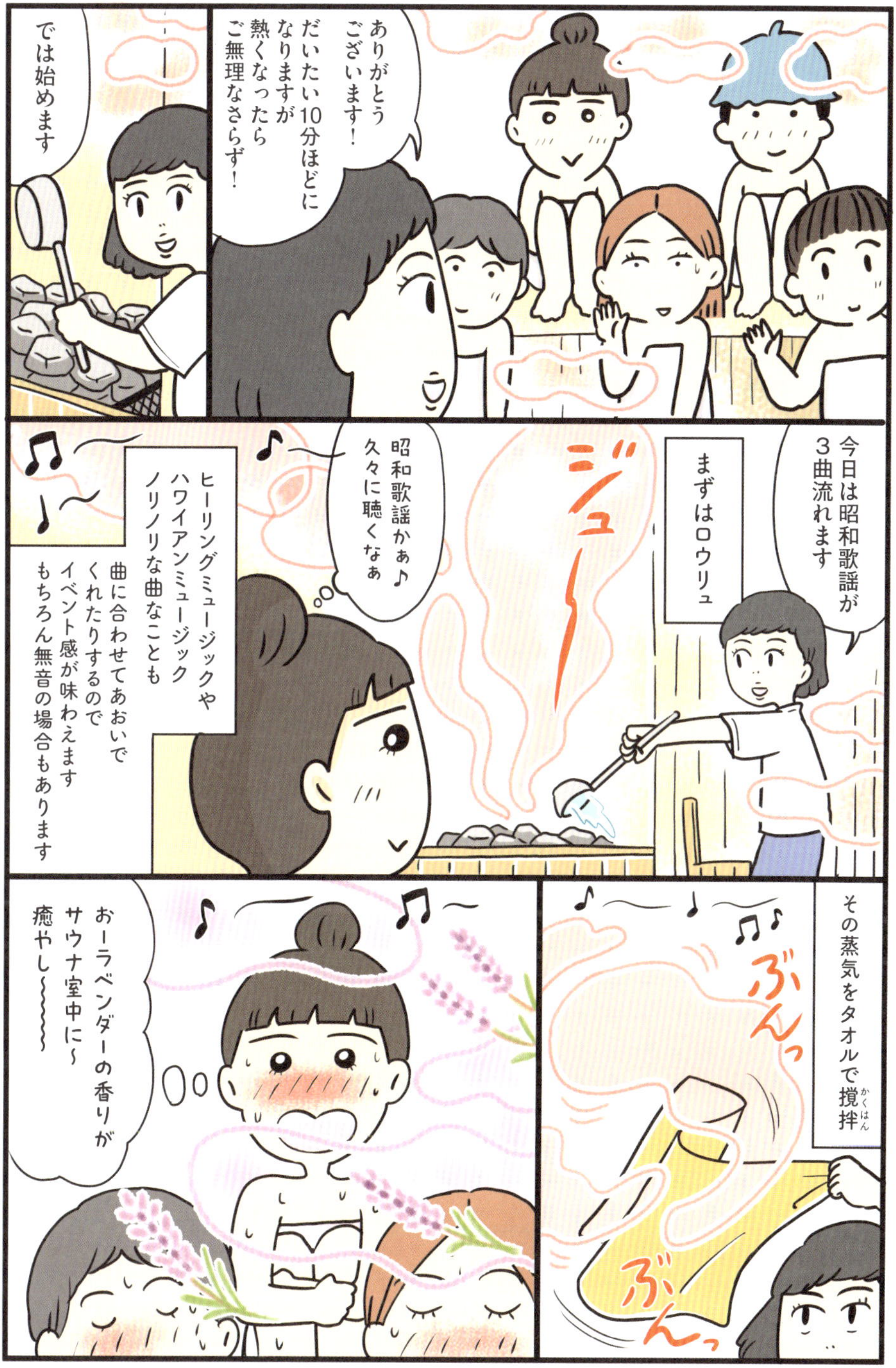
ありがとうございます！
だいたい10分ほどになりますが熱くなったらご無理なさらず！
では始めます
今日は昭和歌謡が3曲流れます
まずはロウリュ
ジュ〜〜
昭和歌謡かぁ♪久々に聴くなぁ
ヒーリングミュージックやハワイアンミュージックノリノリな曲なことも
曲に合わせてあおいでくれたりするのでイベント感が味わえますもちろん無音の場合もあります
その蒸気をタオルで撹拌《かくはん》
ぶんっ
ぶんっ
おーラベンダーの香りがサウナ室中に〜癒やし〜〜〜〜

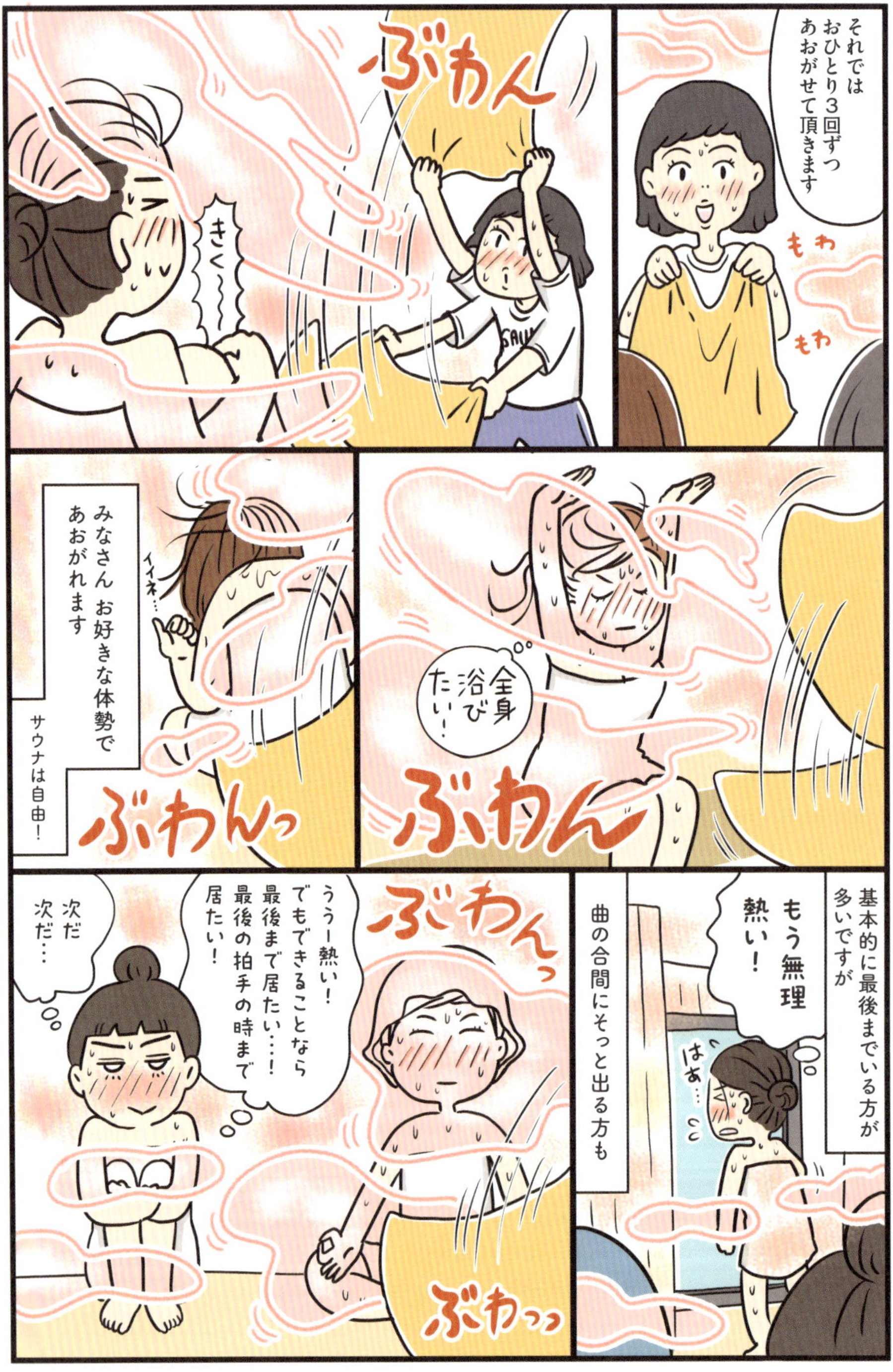
それでは
おひとり3回ずつ
あおがせて頂きます
もわ
もわ
ぶわん
きく〜〜〜
全身浴びたい！
ぶわん
みなさん お好きな体勢で
あおがれます
イイネ…
ぶわんっ
サウナは自由！
基本的に最後までいる方が多いですが
曲の合間にそっと出る方も
もう無理
熱い！
はぁ…
ぶわんっ
うぅー熱い！
でもできることなら
最後まで居たい…！
最後の拍手の時まで
居たい！
ぶわっっ
次だ
次だ…

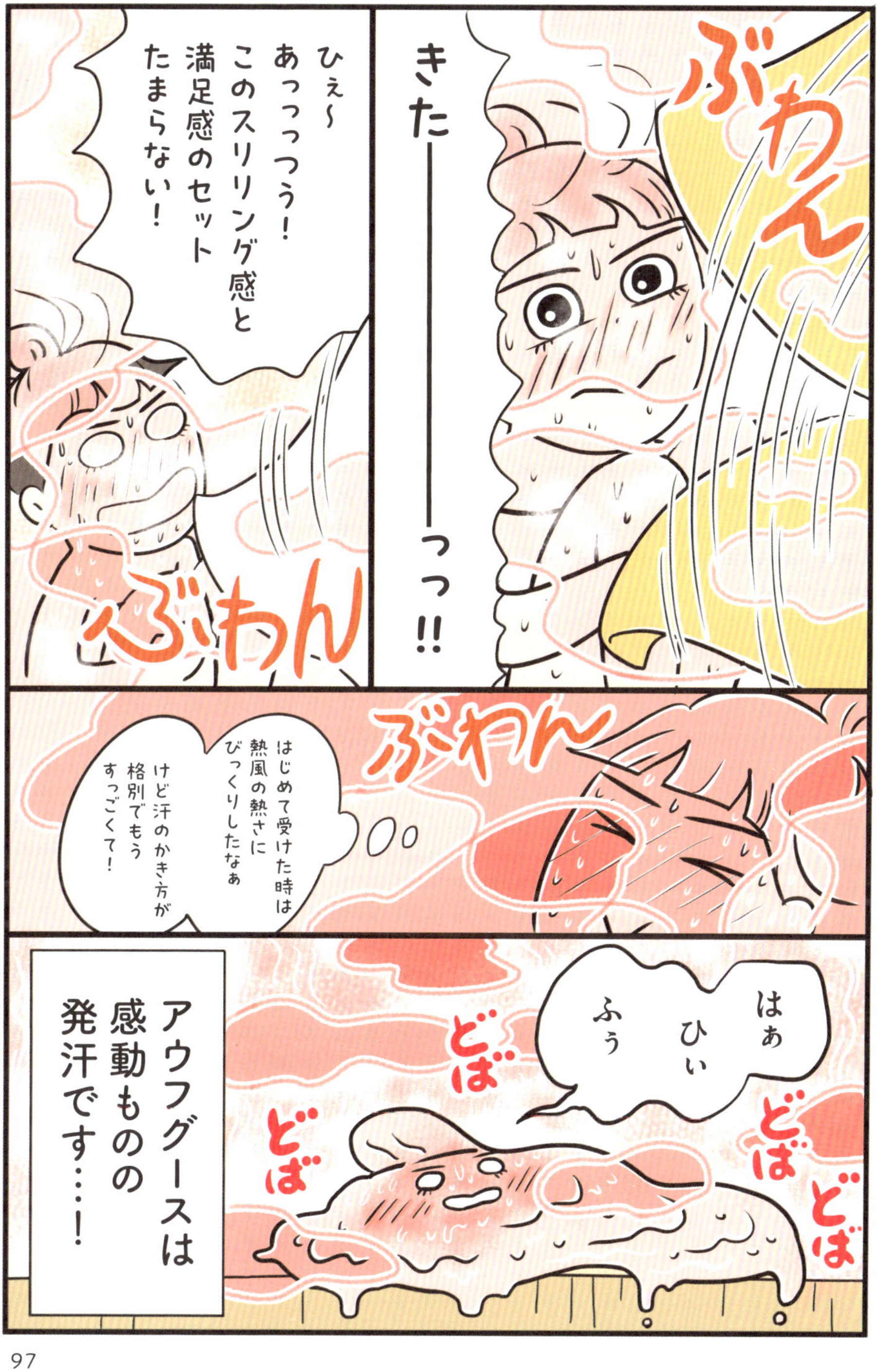
ぶわん
きた――っっ!!
ひぇ〜
あっっっつぅ!
このスリリング感と
満足感のセット
たまらない!
ぶわん
ぶわん
はじめて受けた時は
熱風の熱さに
びっくりしたなぁ
けど汗のかき方が
格別でもう
すっごくて!
はぁ
ひぃ
ふぅ
どば
どば
どば
どば
アウフグースは
感動ものの
発汗です…!

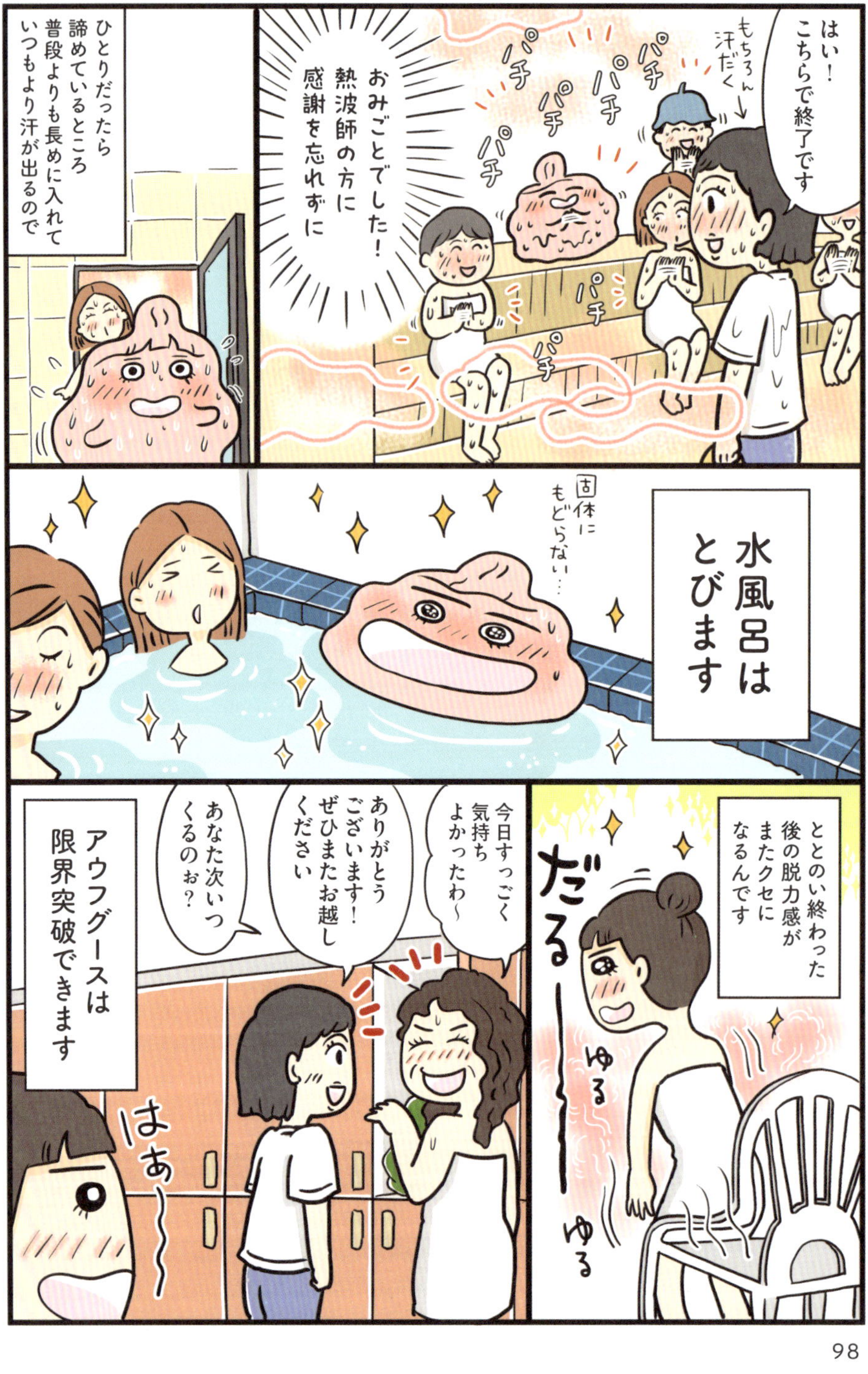
はい！
こちらで終了です
もちろん汗だく
パチ
パチ
パチ
パチ
パチ
パチ
パチ
おみごとでした！
熱波師の方に
感謝を忘れずに
ひとりだったら
諦めているところ
普段よりも長めに入れて
いつもより汗が出るので
水風呂は
とびます
固体に
もどらない…
ととのい終わった
後の脱力感が
またクセに
なるんです
だる〜〜〜
ゆる
ゆる
今日すっごく
気持ち
よかったわ〜
ありがとう
ございます！
ぜひまたお越し
ください
あなた次いつ
くるのぉ？
アウフグースは
限界突破できます
はぁ〜〜〜

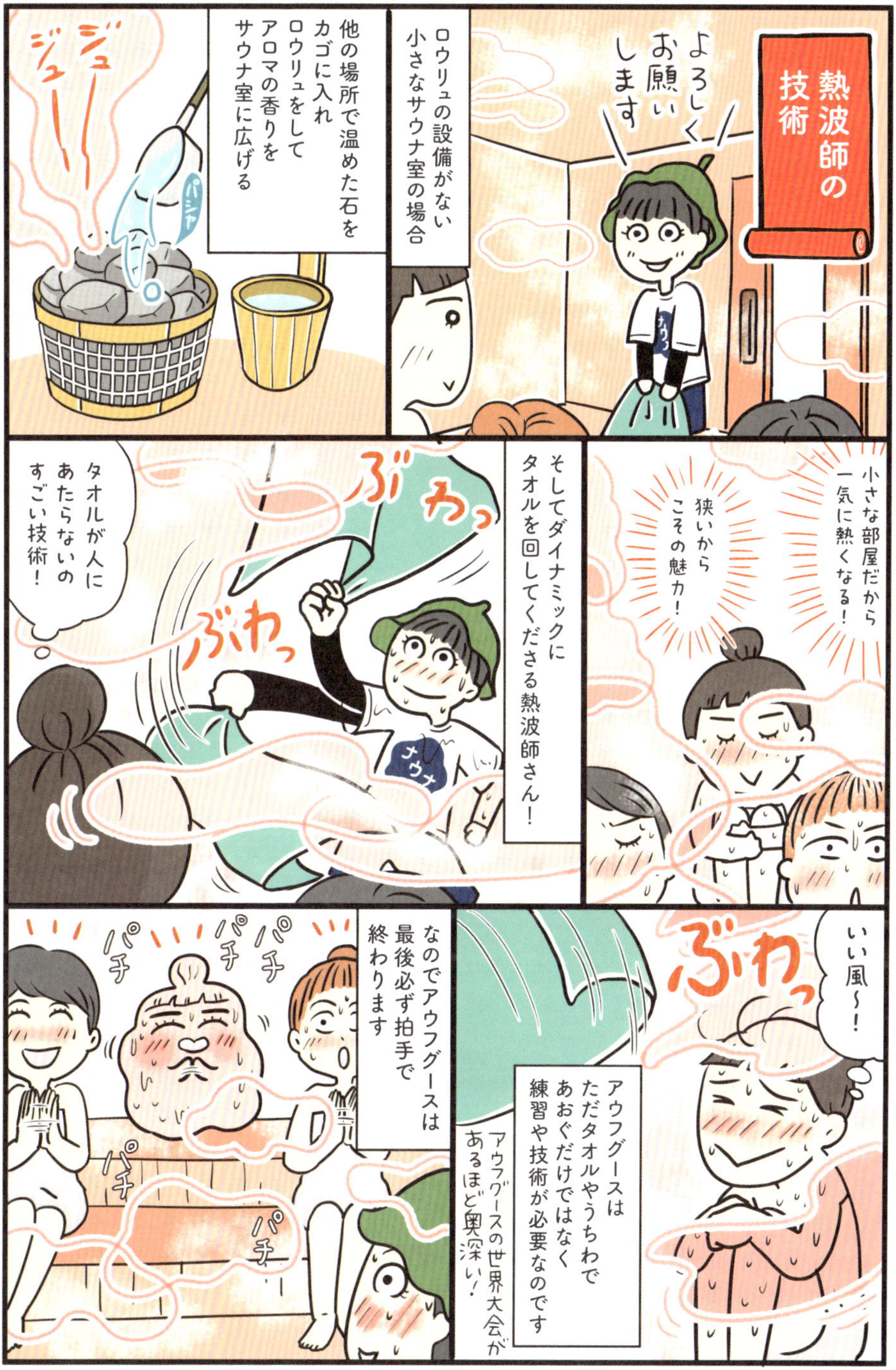

熱波師の技術
よろしくお願いします
ロウリュの設備がない小さなサウナ室の場合
他の場所で温めた石をカゴに入れロウリュをしてアロマの香りをサウナ室に広げる
ジュー
ジュー
パシャ
小さな部屋だから一気に熱くなる！
狭いからこその魅力！
そしてダイナミックにタオルを回してくださる熱波師さん！
ぶわっ
ぶわっ
サウナ
タオルが人にあたらないのすごい技術！
いい風〜！
ぶわっ
アウフグースはただタオルやうちわであおぐだけではなく練習や技術が必要なのです
アウフグースの世界大会があるほど奥深い！
なのでアウフグースは最後必ず拍手で終わります
パチ
パチ
パチ
パチ
パチ

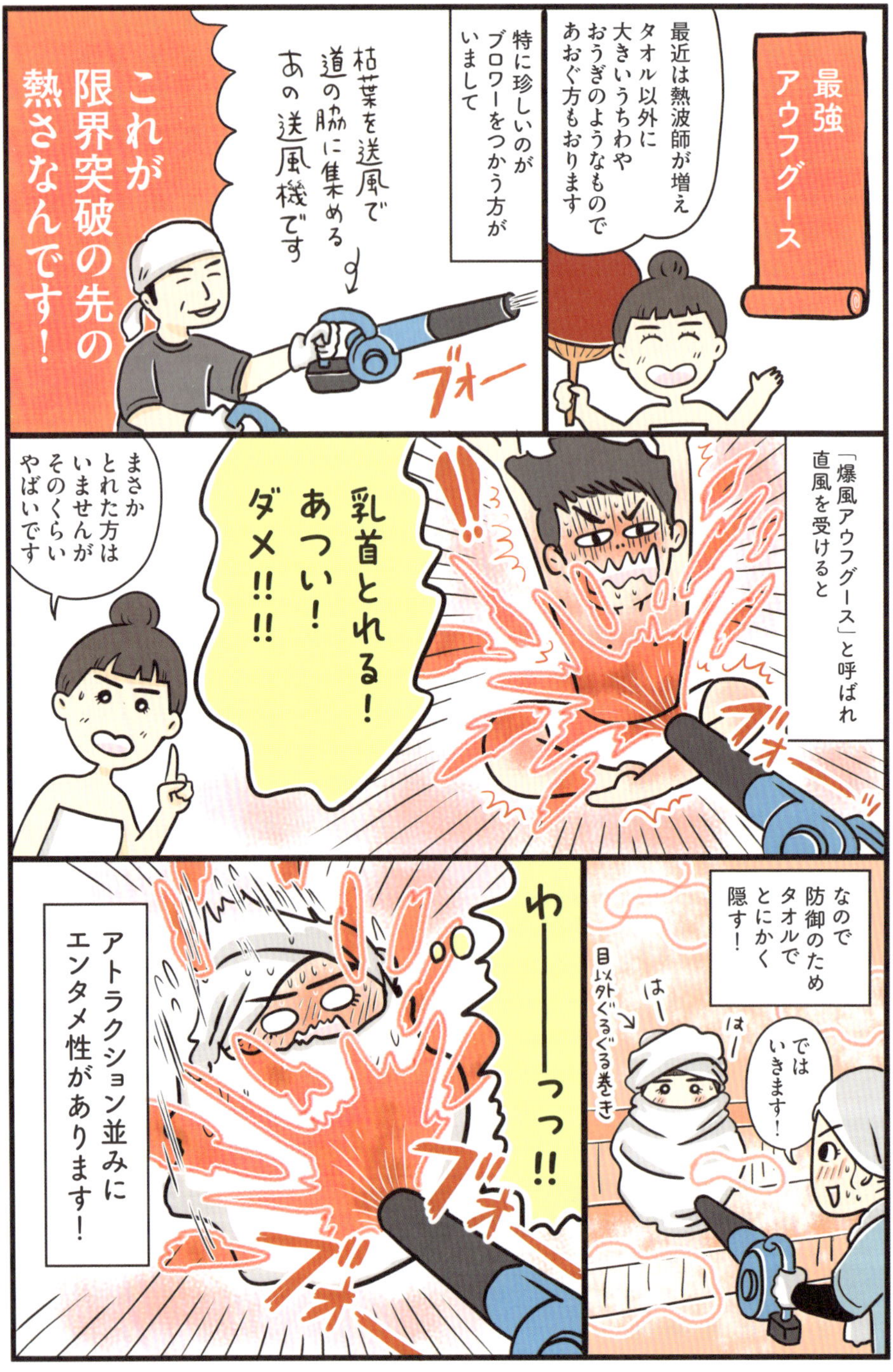
最強
アウフグース
最近は熱波師が増え
タオル以外に
大きいうちわや
おうぎのようなもので
あおぐ方もおります
特に珍しいのが
ブロワーをつかう方が
いました
枯葉を送風で
道の脇に集める
あの送風機です
ブォー
これが
限界突破の先の
熱さなんです!
「爆風アウフグース」と呼ばれ
直風を受けると
!!
乳首とれる!
あつい!
ダメ!!!!
ブォーッ
まさか
とれた方は
いませんが
そのくらい
やばいです
なので
防御のため
タオルで
とにかく
隠す!
目以外ぐるぐる巻き
はー
はー
では
いきます!
わーーっっ!!
ブォー
ブォー
アトラクション並みに
エンタメ性があります!

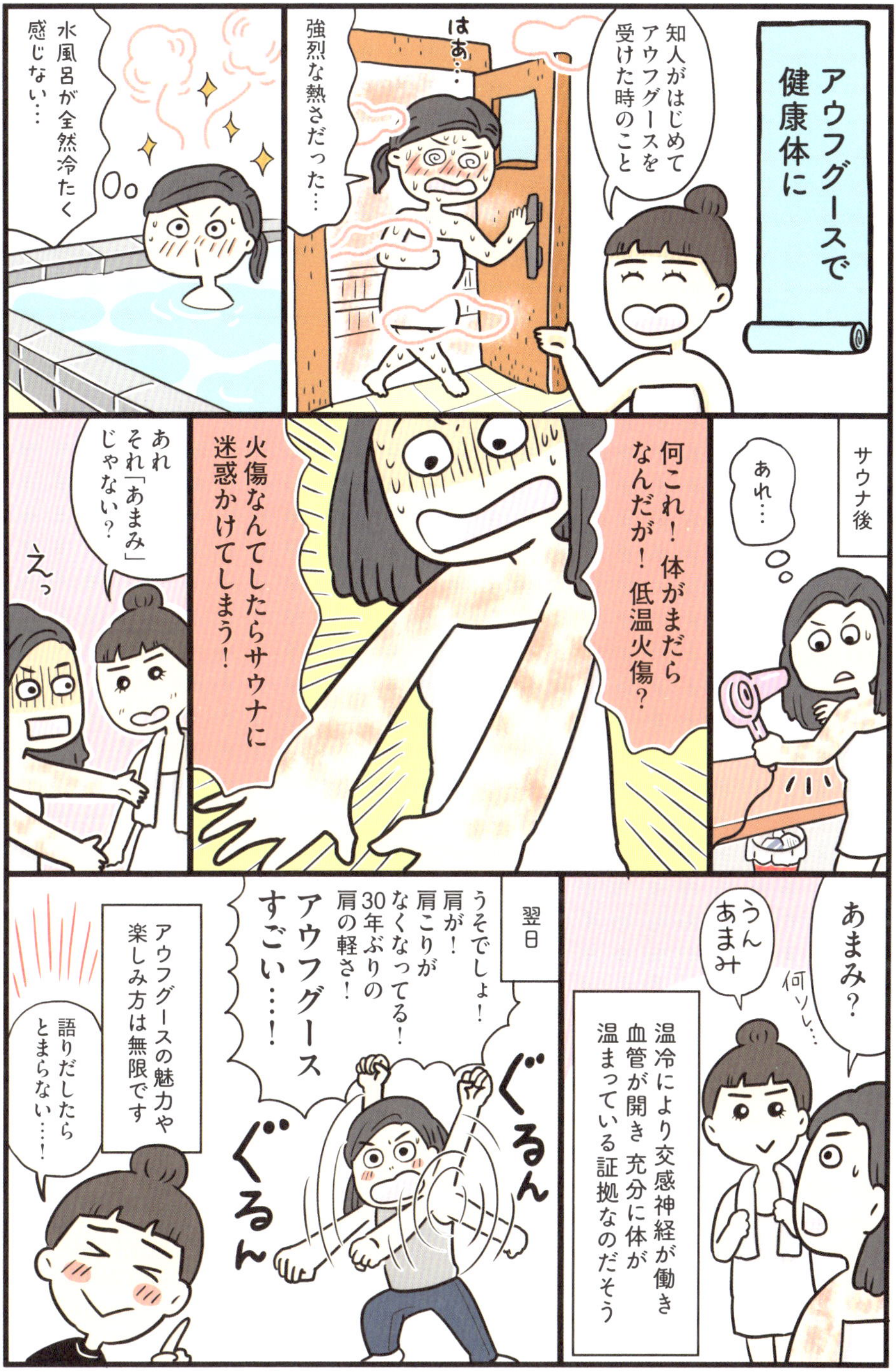

アウフグースで健康体に
知人がはじめてアウフグースを受けた時のこと
はあ…
強烈な熱さだった…
水風呂が全然冷たく感じない…
サウナ後
あれ…
何これ！体がまだらなんだが！低温火傷？
火傷なんてしてたらサウナに迷惑かけてしまう！
あれそれ「あまみ」じゃない？
えっ
あまみ？
何ソレ…
うんあまみ
温冷により交感神経が働き血管が開き充分に体が温まっている証拠なのだそう
翌日
うそでしょ！肩が！肩こりがなくなってる！30年ぶりの肩の軽さ！
アウフグースすごい…！
ぐるんぐるん
アウフグースの魅力や楽しみ方は無限です
語りだしたらとまらない…！

column

アウフグースの思い出

昨今大ブームの「アウフグース」。タオルをクルクル回したり、投げたり、音楽に合わせたり、まるでタオルに生命が宿ったような信じられない動きで風を送る、アウフグースマスター。

年に一度「アウフグース世界大会」というものが開催されます（昨年はオランダ）。日本がこの大会に参戦して今年で4年目。2年目には、なんと団体部門で名古屋ウェルビー所属のWATという日本人チームが世界一位になりました。

そもそも、この大会で行われるアウフグースは「ショーアウフグース」といって、サウナにショー要素が含まれたものなんですが、「はて?」ですよね、わかります。私も最初はそうでした。

サウナで、アウフグースで、ショーとはまじで一体全体なんですか?って感じです。

それが今じゃ、汗をかきながら笑い、怖がり、時には涙し、ブロードウェイさながらにスタンディングオベーションまでしちゃってる私が簡単に説明します。

制限時間は15分。その中でストーリーを作り、音響と照明を駆使し、演じ、香りと熱を届けます。そして、審査員が得点を出して順位を決めるといった競技です。

海外（ドイツ、オランダ、チェコ、ポーランドなど）には、100～300人ほど収容する特大サウナが存在します。もちろん、アウフグースのためのサウナ室です。はじめてこのサウナを見たときの衝撃は忘れられません。

この巨大なサウナで、タオルを約10mほど先までフリスビーのように投げて、走って、自分で取ってヒョイっと回したり、動体視力が野生動物じゃないと確認できな

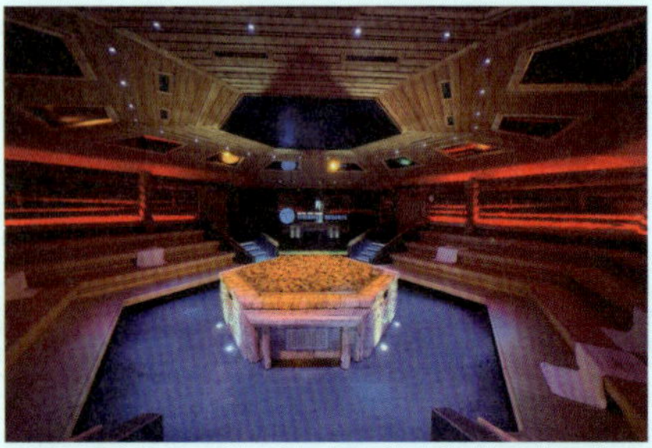

オランダのThermen Busslo

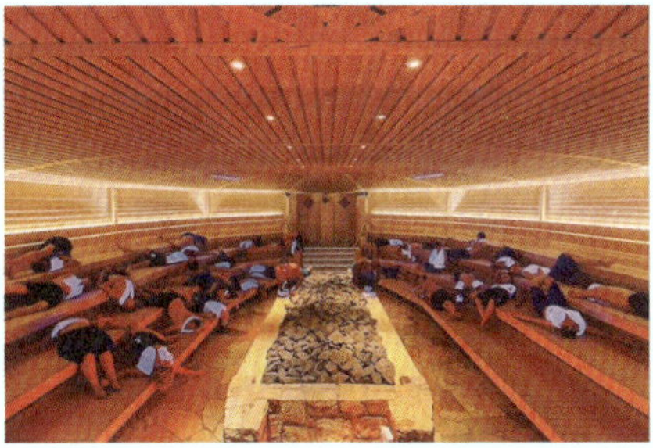

サウナの世界は底知れず。こんなにサウナが好きなのに、私はまだまだサウナを知らない。

いスピード感のタオル捌きを見ました。世界レベルはもはや凄すぎてよくわかりません。

さまざまな小道具や衣装でド派手に演出する海外勢のパフォーマンスと技術力も規格外。

映画「メリー・ポピンズ」の曲を歌って踊る人もいれば、偉人の生涯を圧巻の表現力で表現する人、ドラムやギターを持ち込んでロックをかます人もいました。もちろん、そのどれもがサウナ室でのアウフグースです、信じられますか？

ちなみに日本にも圧倒的技術をもつアウフグースマスターがごろごろといます。彗星の如く現れた、アウフグースマスターの〝みきさん〟はタオルが縦のまま首の後ろを転がったり、タオルを回しながら前転したり、超能力を使えないと説明がつかないような技の数々を披露します。

タオルがこんなにも表現の世界で頭角を現すなんて、誰が想像したでしょう。はぁ、面白い。

ちなみに、「アウフグース」はもちろんですが、サウナブーム以前から人気の「熱波」も大好きです。

シンプルに力強くあおがれたときの滝汗放出。力強い熱波師に当たったとき、毎度心の中でガッツポーズしています。

サウナのニッチでディープな世界、それは宇宙。

みなさん、ぜひ、味わってみてください。

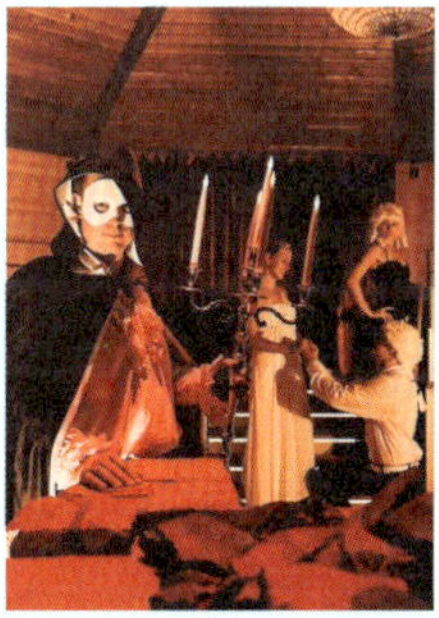

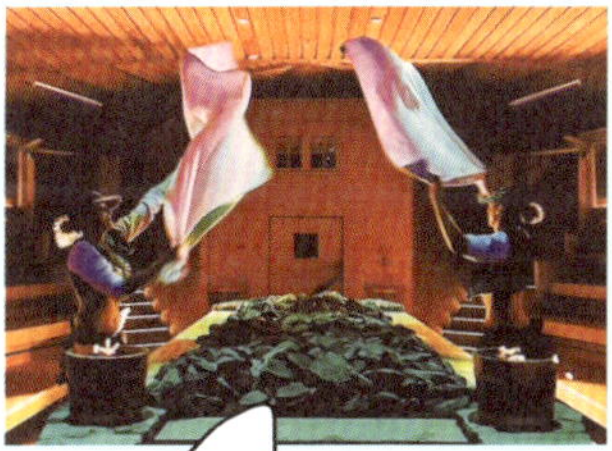

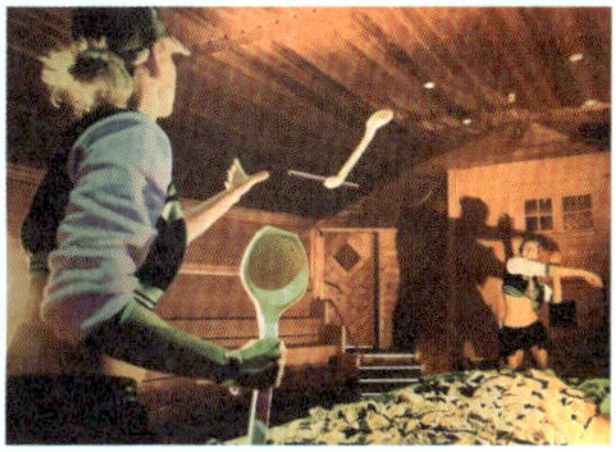

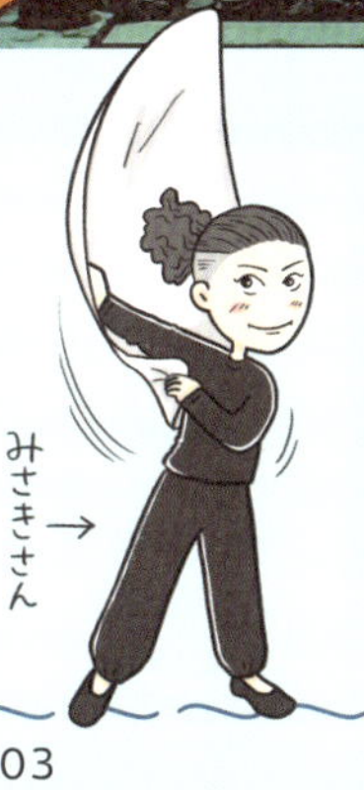

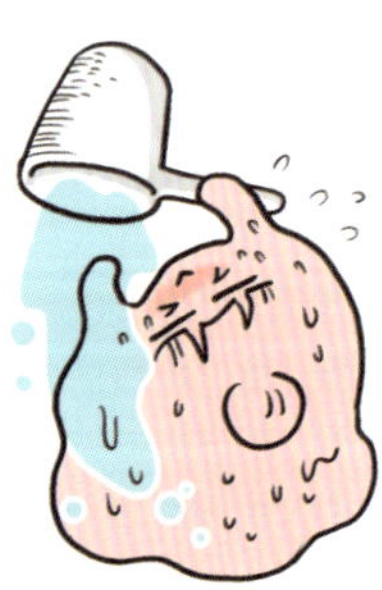

6

サウナがあれば どこへでも行きたい！ 至極のサウナ旅

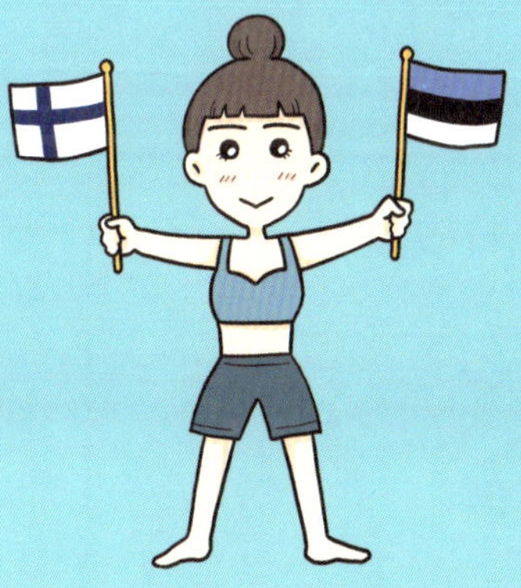

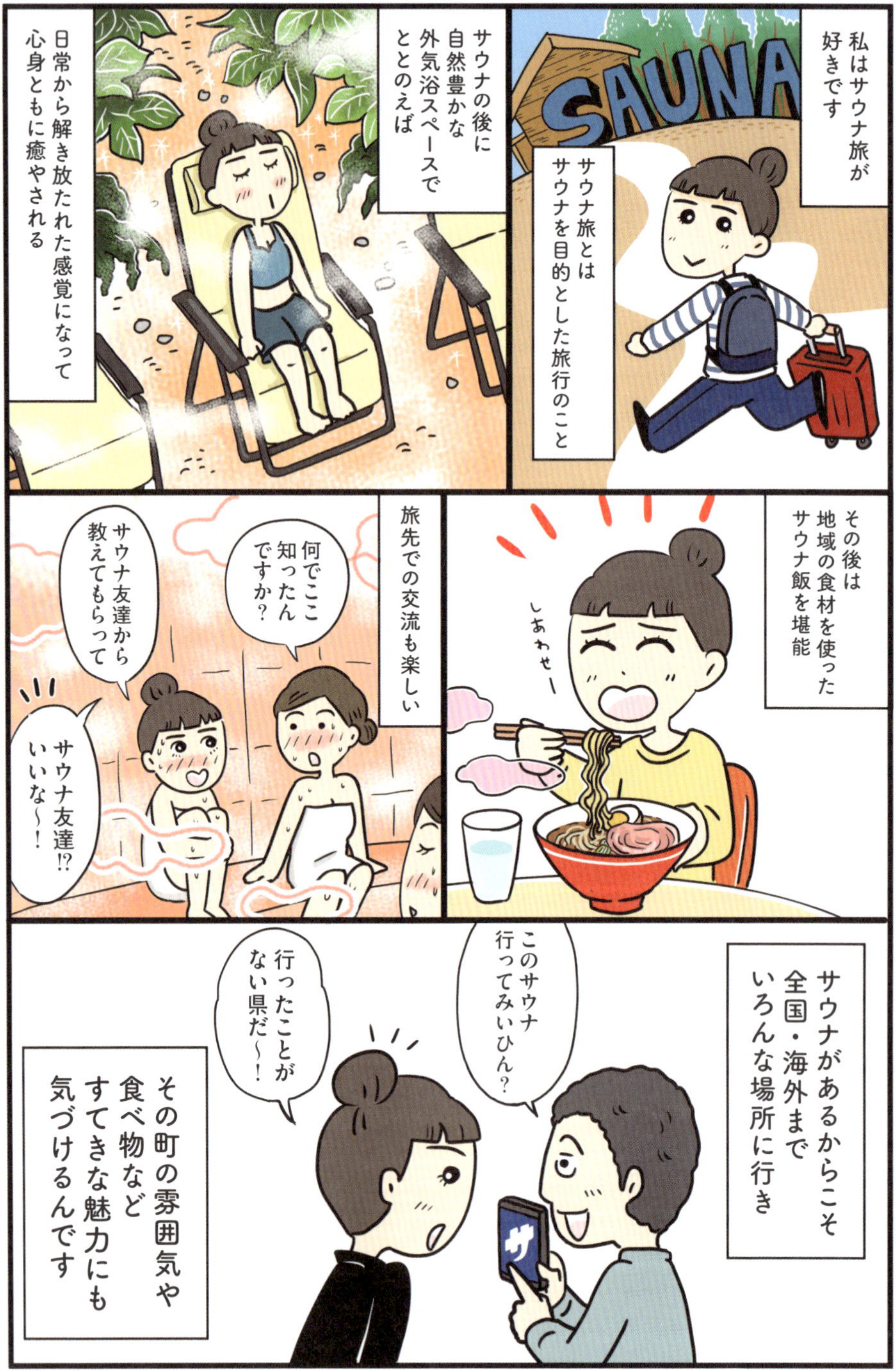
私はサウナ旅が好きです
SAUNA
サウナ旅とはサウナを目的とした旅行のこと
サウナの後に自然豊かな外気浴スペースでととのえば
日常から解き放たれた感覚になって心身ともに癒やされる
その後は地域の食材を使ったサウナ飯を堪能
しあわせ〜
旅先での交流も楽しい
何でここ知ったんですか?
サウナ友達から教えてもらって
サウナ友達!? いいな〜!
サウナがあるからこそ全国・海外までいろんな場所に行き
このサウナ行ってみいひん?
行ったことがない県だ〜!
サ
その町の雰囲気や食べ物などすてきな魅力にも気づけるんです

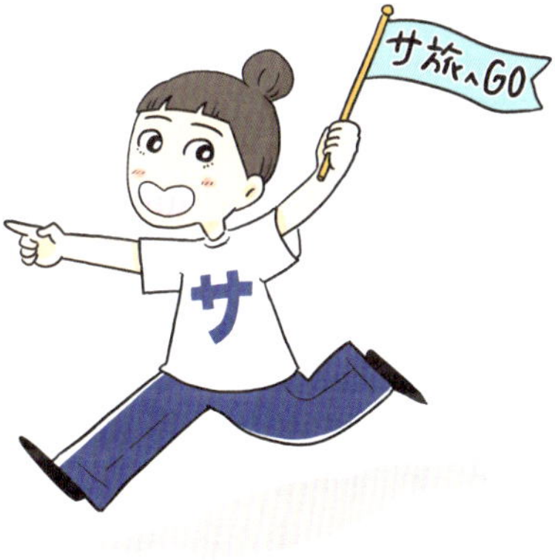
サ旅へGO
サ

The Sauna（長野県）

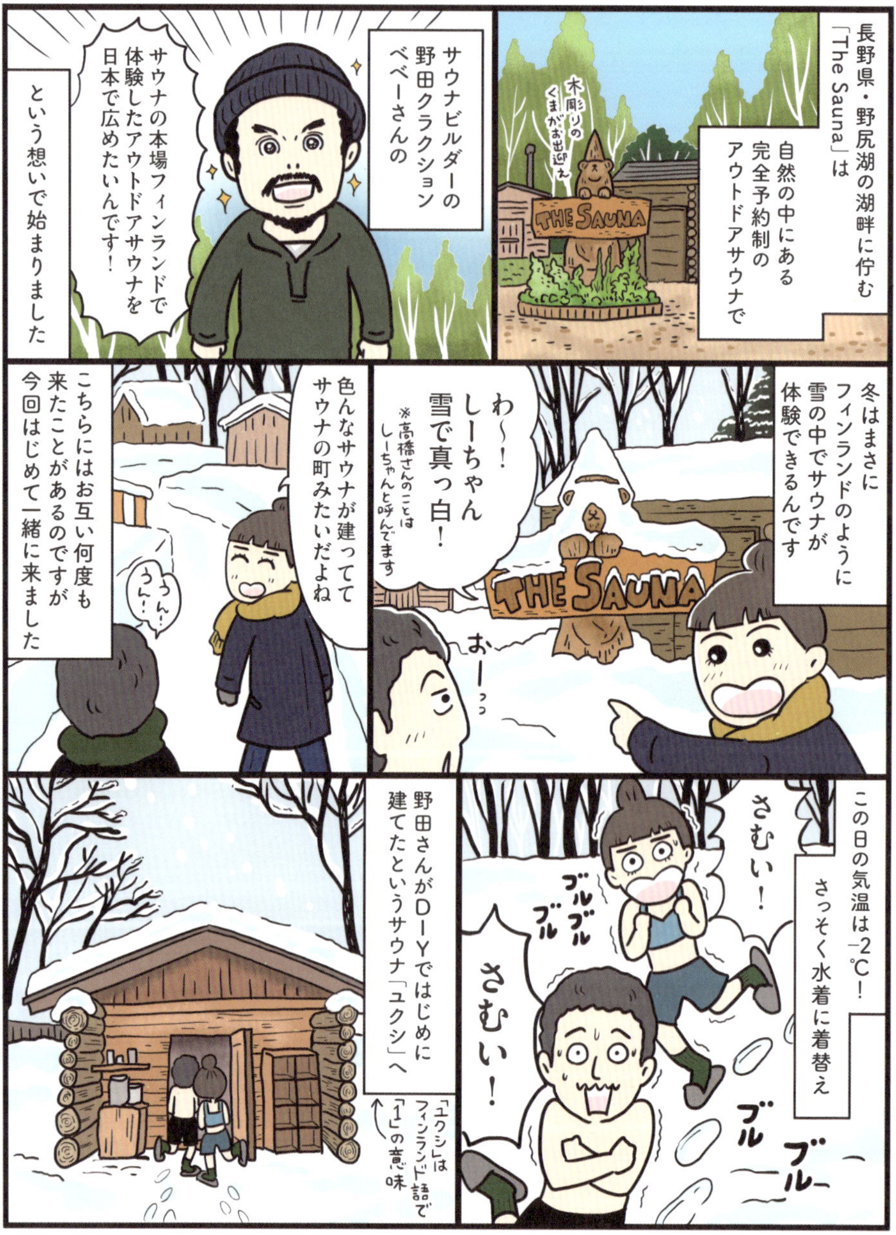

長野県・野尻湖の湖畔に佇む「The Sauna」は
自然の中にある完全予約制のアウトドアサウナで
木彫りのくまがお出迎え
THE SAUNA
サウナビルダーの野田クラクションベベーさんの
サウナの本場フィンランドで体験したアウトドアサウナを日本で広めたいんです！
という想いで始まりました
冬はまさにフィンランドのように雪の中でサウナが体験できるんです
わ〜！しーちゃん雪で真っ白！
※高橋さんのことはしーちゃんと呼んでます
THE SAUNA
おーっ
色んなサウナが建っててサウナの町みたいだよね
うん！うん！
こちらにはお互い何度も来たことがあるのですが今回はじめて一緒に来ました
この日の気温は−2℃！さっそく水着に着替え
さむい！
ブルブル
ブル
さむい！
ブル
ブルー
野田さんがDIYではじめに建てたというサウナ「ユクシ」へ
「ユクシ」はフィンランド語で「1」の意味

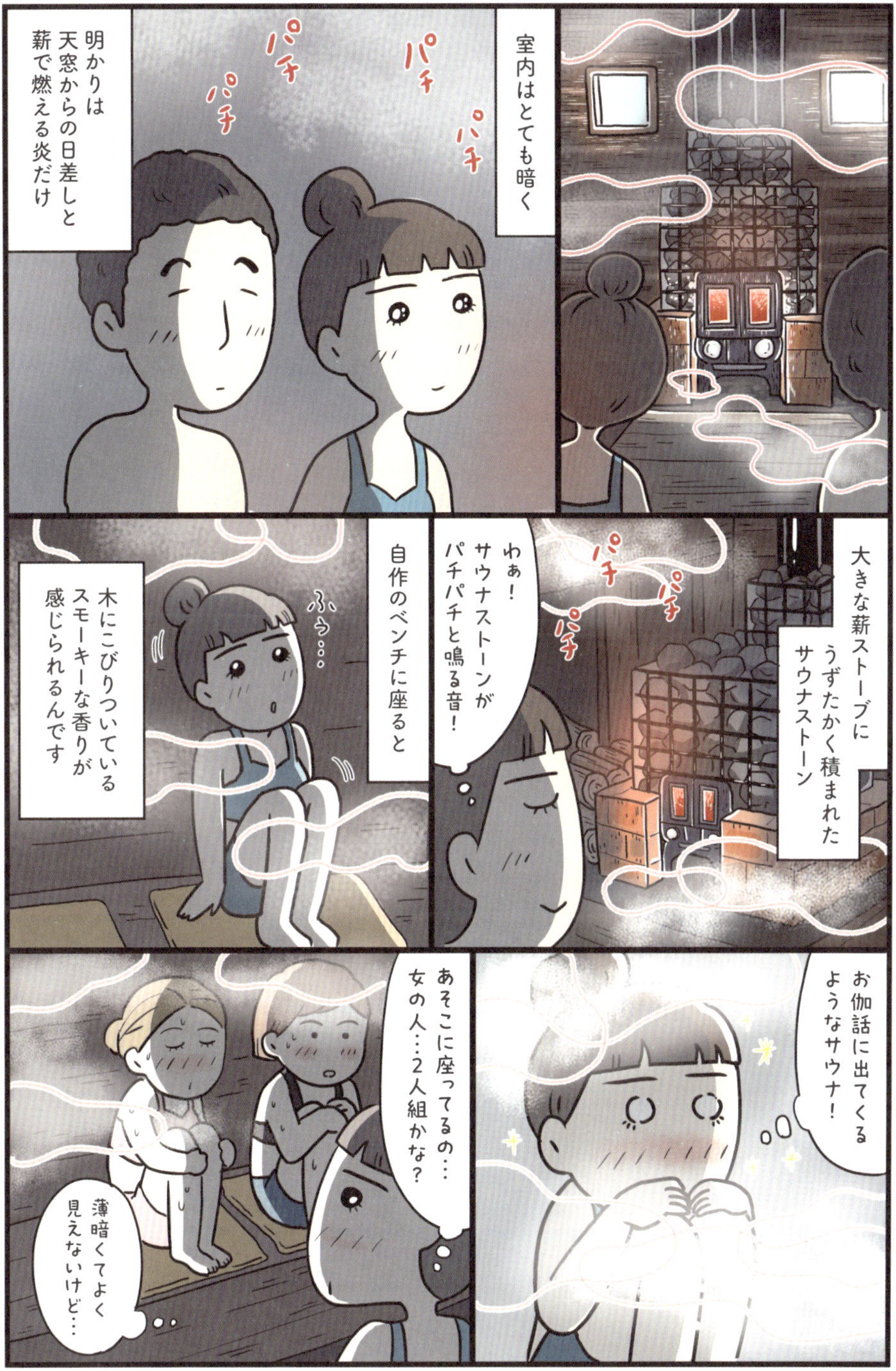
室内はとても暗く
パチ
パチ
パチ
パチ
明かりは天窓からの日差しと薪で燃える炎だけ
大きな薪ストーブにうずたかく積まれたサウナストーン
パチ
パチ
パチ
わぁ！サウナストーンがパチパチと鳴る音！
自作のベンチに座ると
ふぅ…
木にこびりついているスモーキーな香りが感じられるんです
お伽話に出てくるようなサウナ！
あそこに座ってるの…女の人…2人組かな？
薄暗くてよく見えないけど…

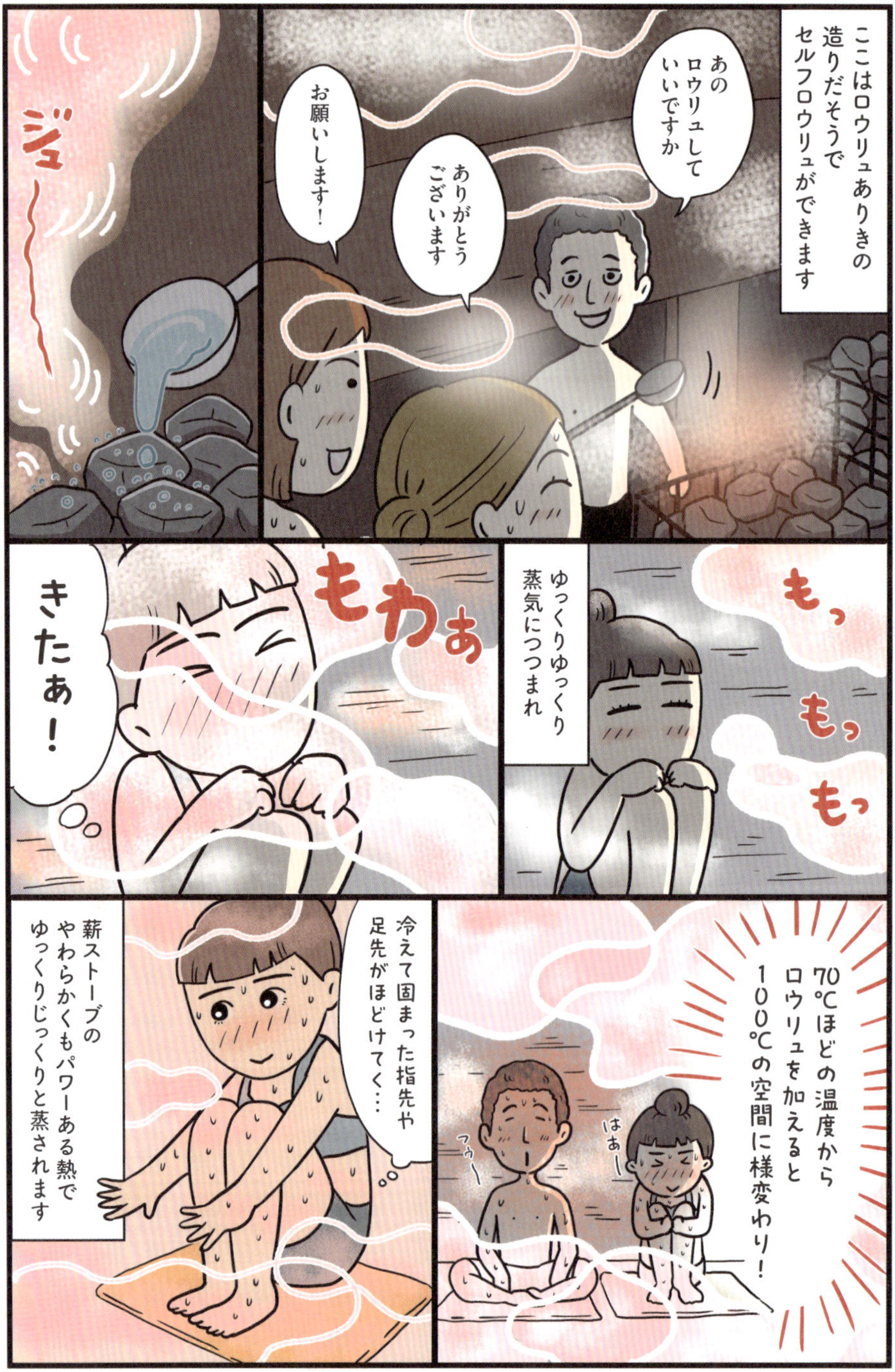
ここはロウリュありきの造りだそうでセルフロウリュができます
あのロウリュしていいですか
ありがとうございます
お願いします！
ジュ〜
ゆっくりゆっくり蒸気につつまれ
もっ
もっ
もっ
もわぁ
きたぁ！
70℃ほどの温度からロウリュを加えると100℃の空間に様変わり！
はぁー
フゥ〜
冷えて固まった指先や足先がほどけてく…
薪ストーブのやわらかくもパワーある熱でゆっくりじっくりと蒸されます

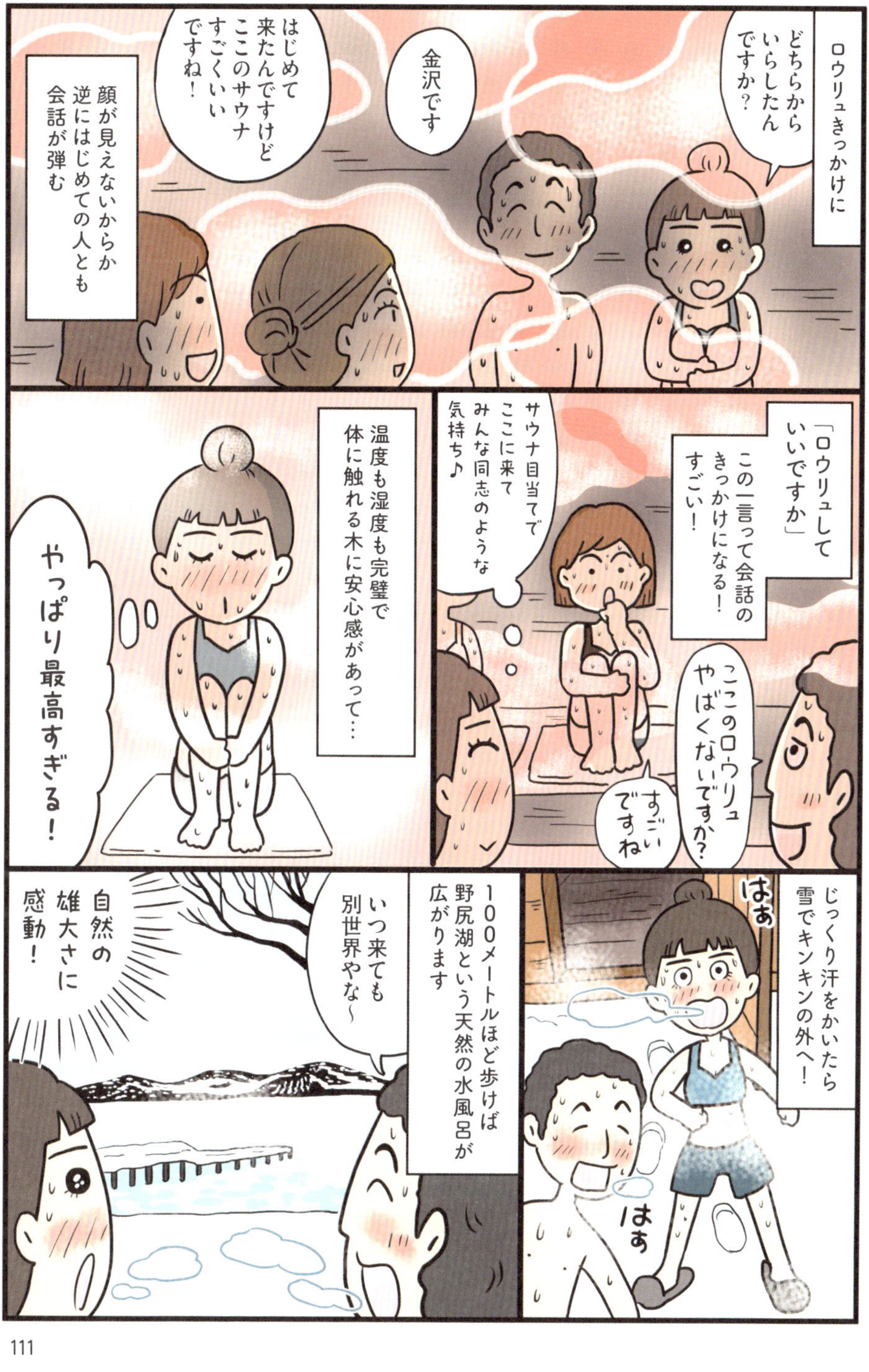
ロウリュきっかけに
どちらからいらしたんですか?
金沢です
はじめて来たんですけどここのサウナすごくいいですね!
顔が見えないからか逆にはじめての人とも会話が弾む
「ロウリュしていいですか」
この一言って会話のきっかけになる!すごい!
サウナ目当てでここに来てみんな同志のような気持ち♪
ここのロウリュやばくないですか?
すごいですね
温度も湿度も完璧で体に触れる木に安心感があって…
やっぱり最高すぎる!
じっくり汗をかいたら雪でキンキンの外へ!
はぁ
はぁ
100メートルほど歩けば野尻湖という天然の水風呂が広がります
いつ来ても別世界やな〜
自然の雄大さに感動!

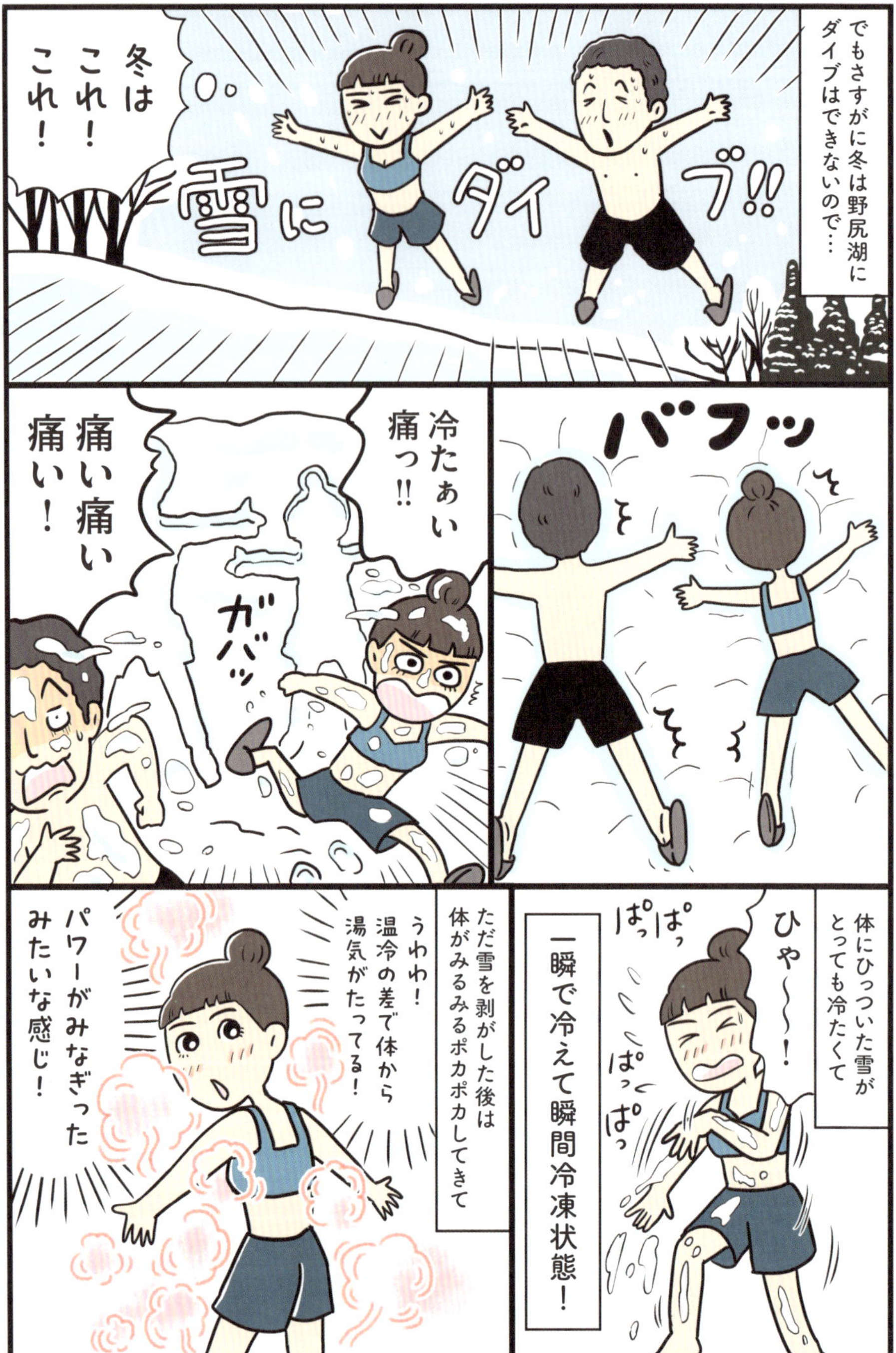
でもさすがに冬は野尻湖にダイブはできないので…
冬はこれ！これ！
雪にダイブ!!
バフッ
冷たぁい痛っ!!
痛い痛い痛い！
ガバッ
体にひっついた雪がとっても冷たくて
ひゃ〜〜！
ぱっぱっ
ぱっぱっ
一瞬で冷えて瞬間冷凍状態！
ただ雪を剥がした後は体がみるみるポカポカしてきて
うわわ！温冷の差で体から湯気がたってる！
パワーがみなぎったみたいな感じ！

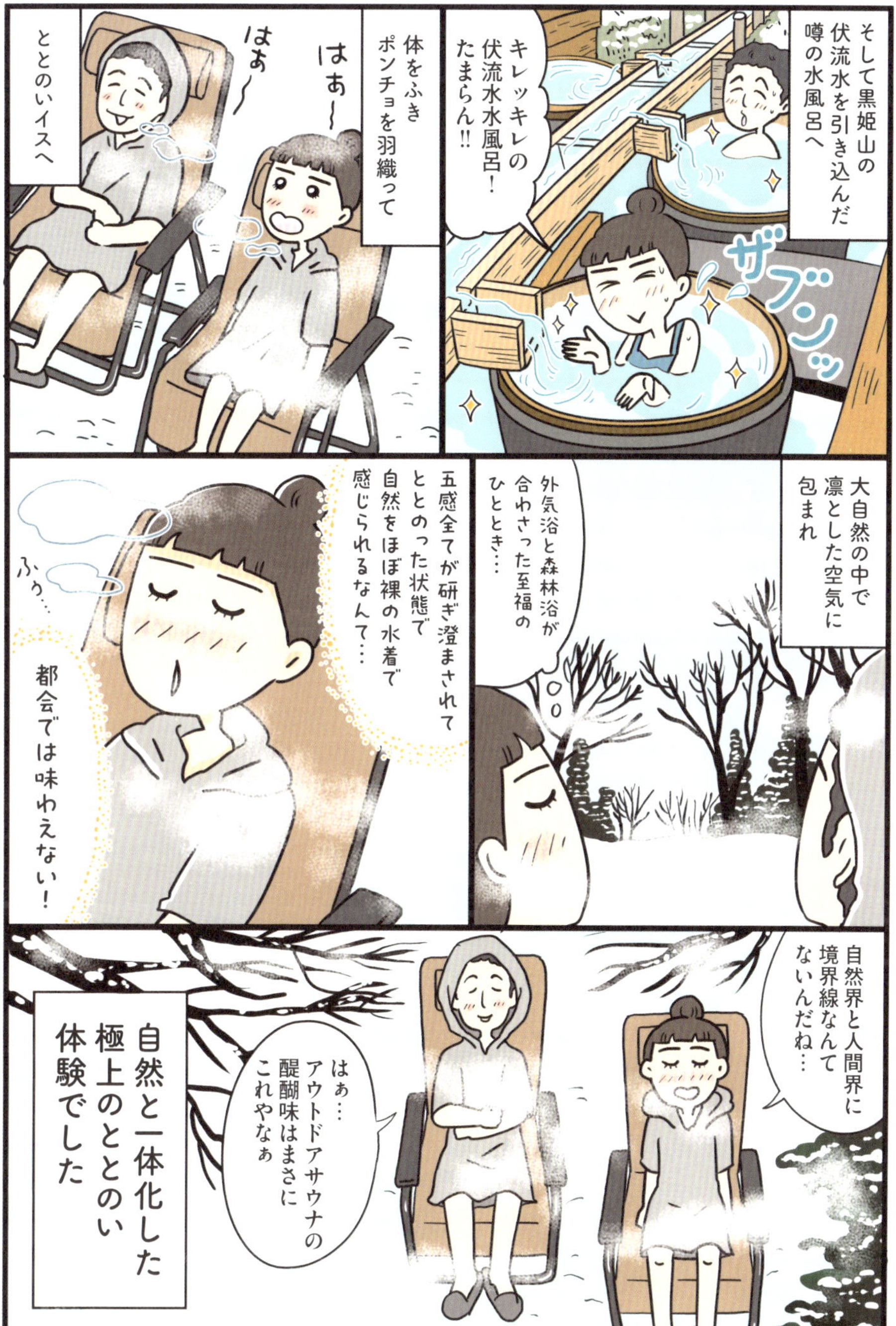

そして黒姫山の伏流水を引き込んだ噂の水風呂へ
キレッキレの伏流水水風呂！たまらん!!
ザブンッ
体をふきポンチョを羽織って
はぁ～
はぁ～
ととのいイスへ
大自然の中で凛とした空気に包まれ
外気浴と森林浴が合わさった至福のひととき…
五感全てが研ぎ澄まされてととのった状態で自然をほぼ裸の水着で感じられるなんて…
ふぅ…
都会では味わえない！
自然界と人間界に境界線なんてないんだね…
はぁ…アウトドアサウナの醍醐味はまさにこれやなぁ
自然と一体化した極上のととのい体験でした

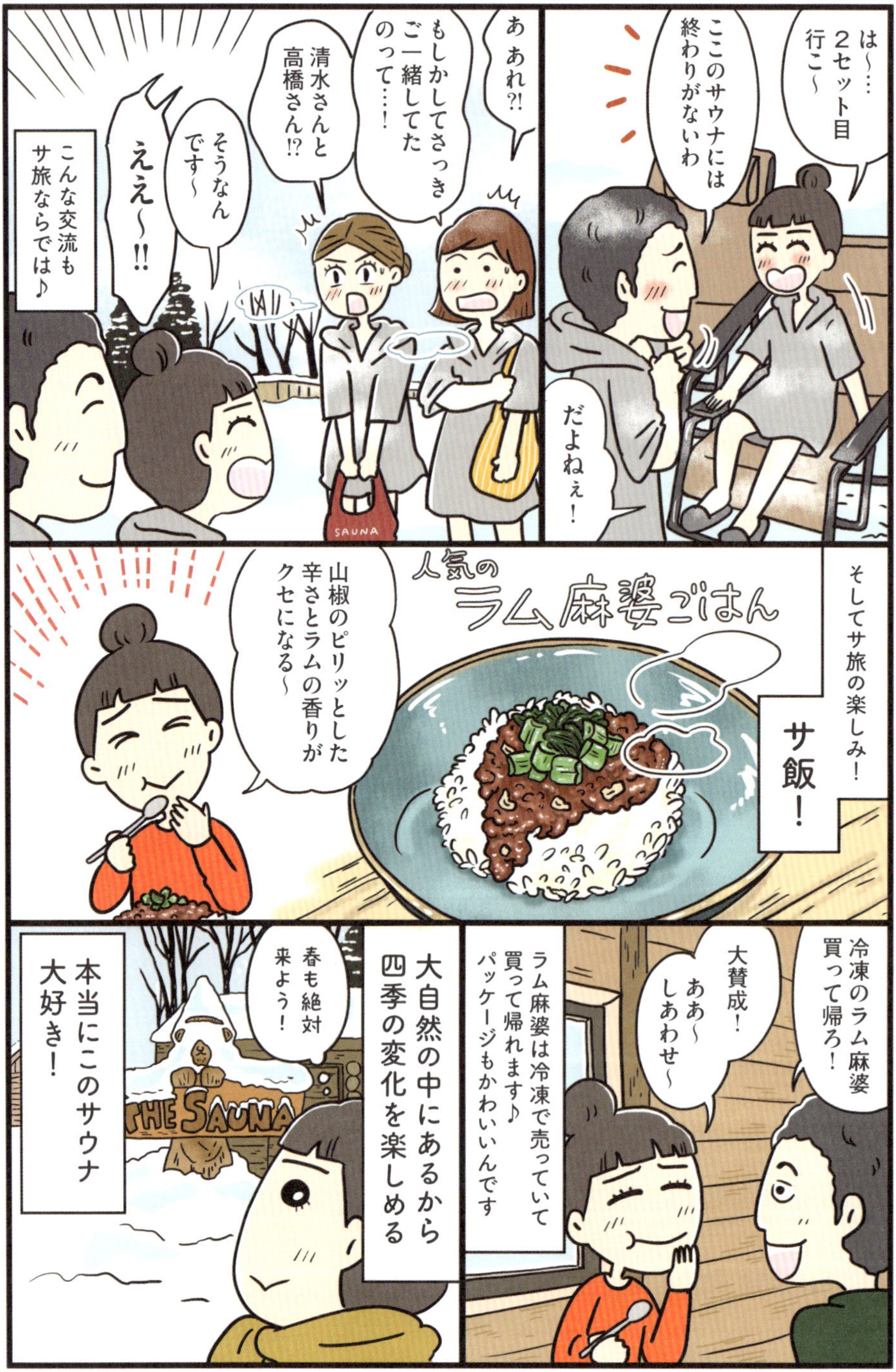

は〜…2セット目行こ〜
ここのサウナには終わりがないわ
だよねぇ！
ああれ?!
もしかしてさっきご一緒してたのって…！
清水さんと高橋さん!?
そうなんです〜
ええ〜!!
こんな交流もサ旅ならでは♪
そしてサ旅の楽しみ！
サ飯！
人気のラム麻婆ごはん
山椒のピリッとした辛さとラムの香りがクセになる〜
冷凍のラム麻婆買って帰ろ！
大賛成！
ああ〜しあわせ〜
ラム麻婆は冷凍で売っていて買って帰れます♪パッケージもかわいいんです
大自然の中にあるから四季の変化を楽しめる
春も絶対来よう！
本当にこのサウナ大好き！
SAUNA
THE SAUNA

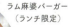

The Sauna

長野県上水内郡信濃町野尻379-2

しなの鉄道「黒姫駅」から車で約10分

https://lampinc.co.jp/nojiriko/sauna/

キンキンに冷えて気持ちいい〜

黒姫山の
伏流水を引き込んだ水風呂
肌にすいつく〜

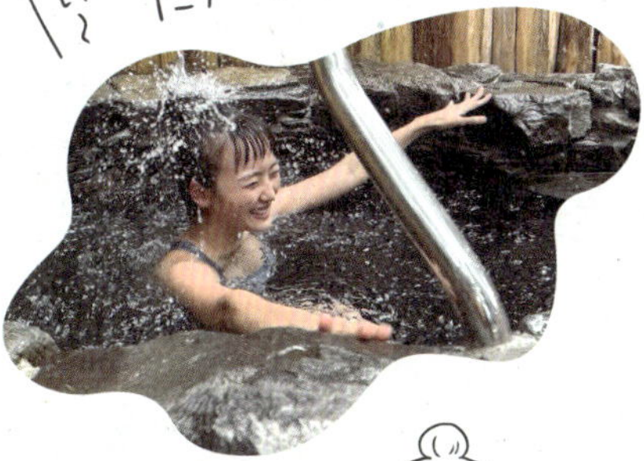

大きなクマさんがお出迎え♪

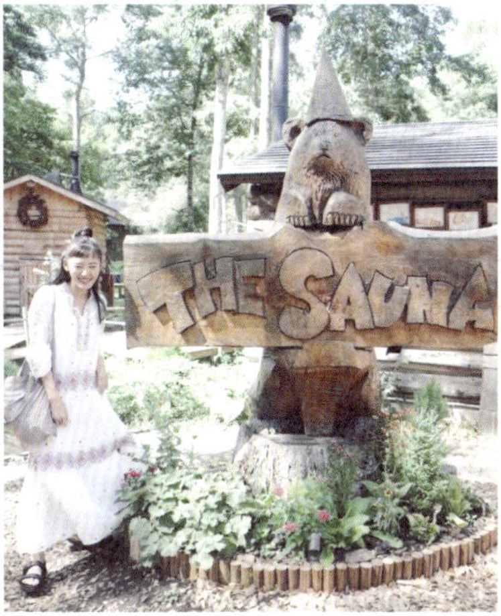
THE SAUNA

フィンランドの森の中に迷い込んだみたい
極上の森林浴が待ち受けてる

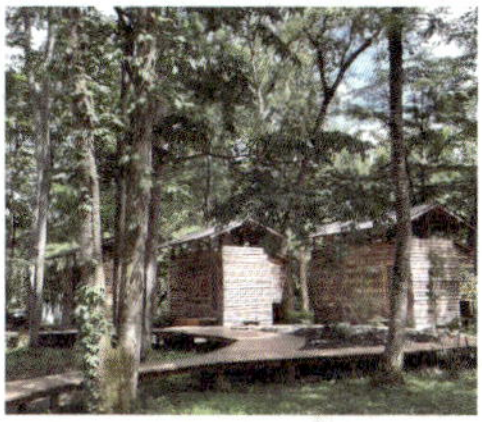

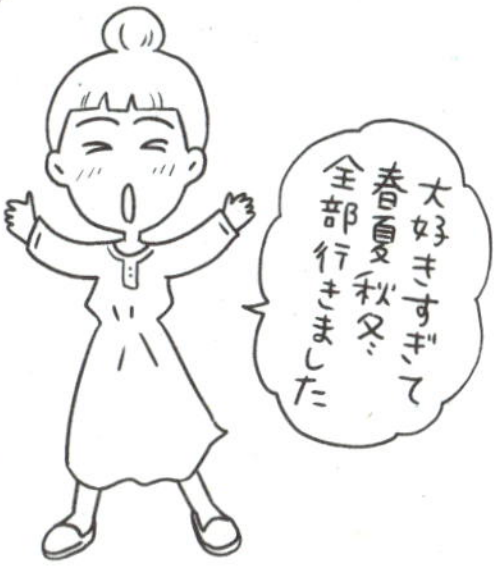
大好きすぎて
春夏秋冬、
全部行きました

初代
1号棟ユクシ

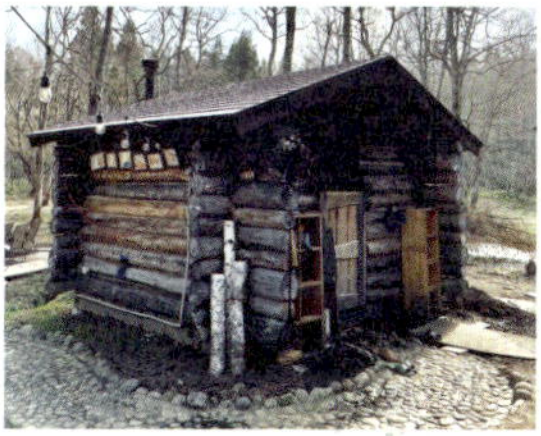

2号棟カクシ

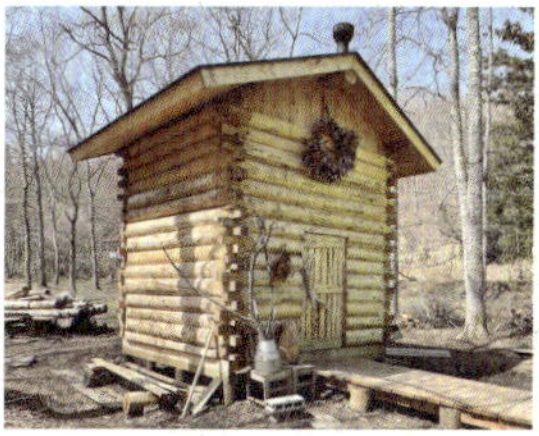

サウナ小屋それぞれについてる名前はフィンランド語で
1（ユクシ）2（カクシ）3（コルメ）4（ネリャ）

はぁ〜
空気もおいしい

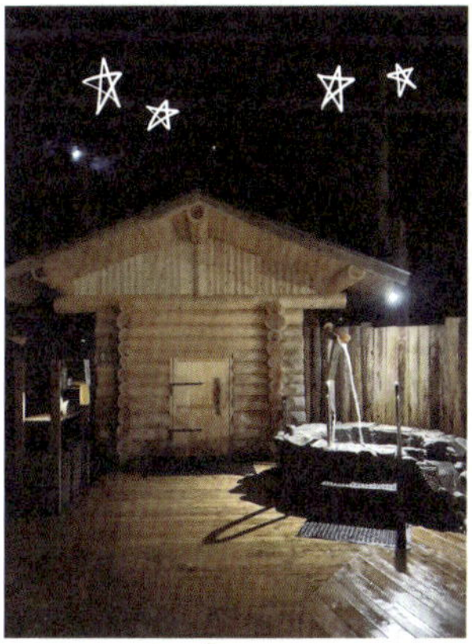

満天の星を見ながら外気浴

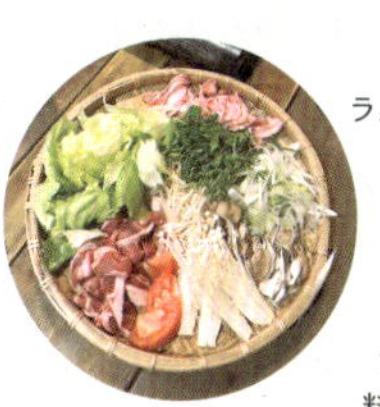

ラム火鍋

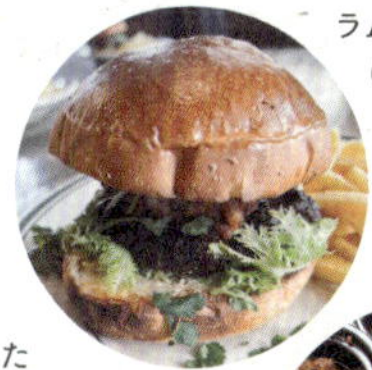

ラム麻婆バーガー
（ランチ限定）

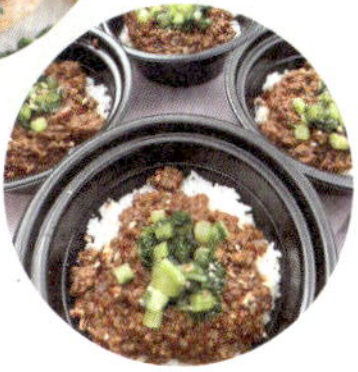

ラム麻婆

ラムを中心とした
料理はどれも絶品！
サウナでととのって、味覚も研ぎ澄まされた
私はラム肉の旨みにイチコロ

ume, sauna（奈良県）

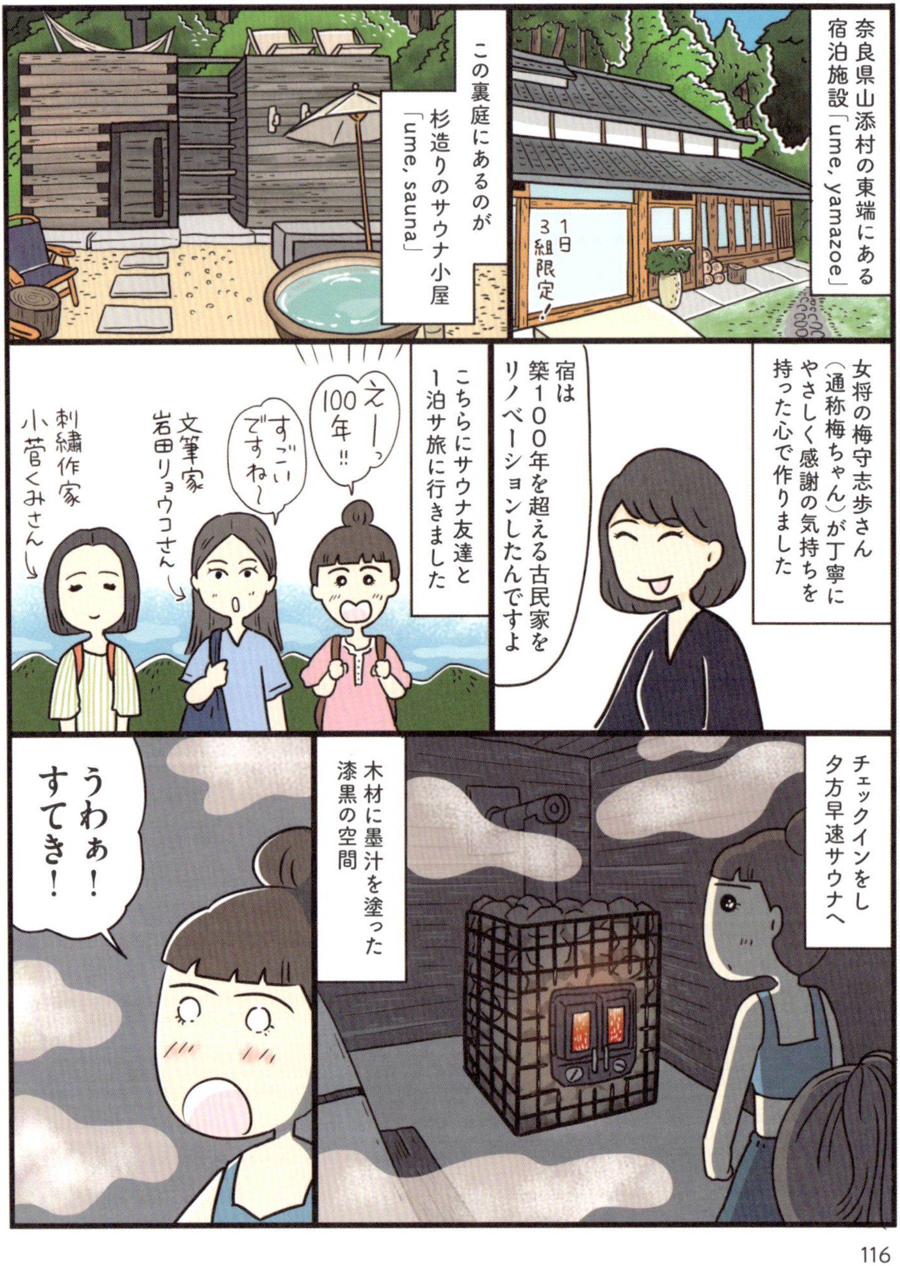
奈良県山添村の東端にある宿泊施設「ume, yamazoe」
1日3組限定!
この裏庭にあるのが杉造りのサウナ小屋「ume, sauna」
女将の梅守志歩さん（通称梅ちゃん）が丁寧にやさしく感謝の気持ちを持った心で作りました
宿は築100年を超える古民家をリノベーションしたんですよ
こちらにサウナ友達と1泊サ旅に行きました
えーっ100年!!
すごいですね〜
文筆家 岩田リョウコさん
刺繍作家 小菅くみさん
チェックインをし夕方早速サウナへ
木材に墨汁を塗った漆黒の空間
うわぁ!すてき!

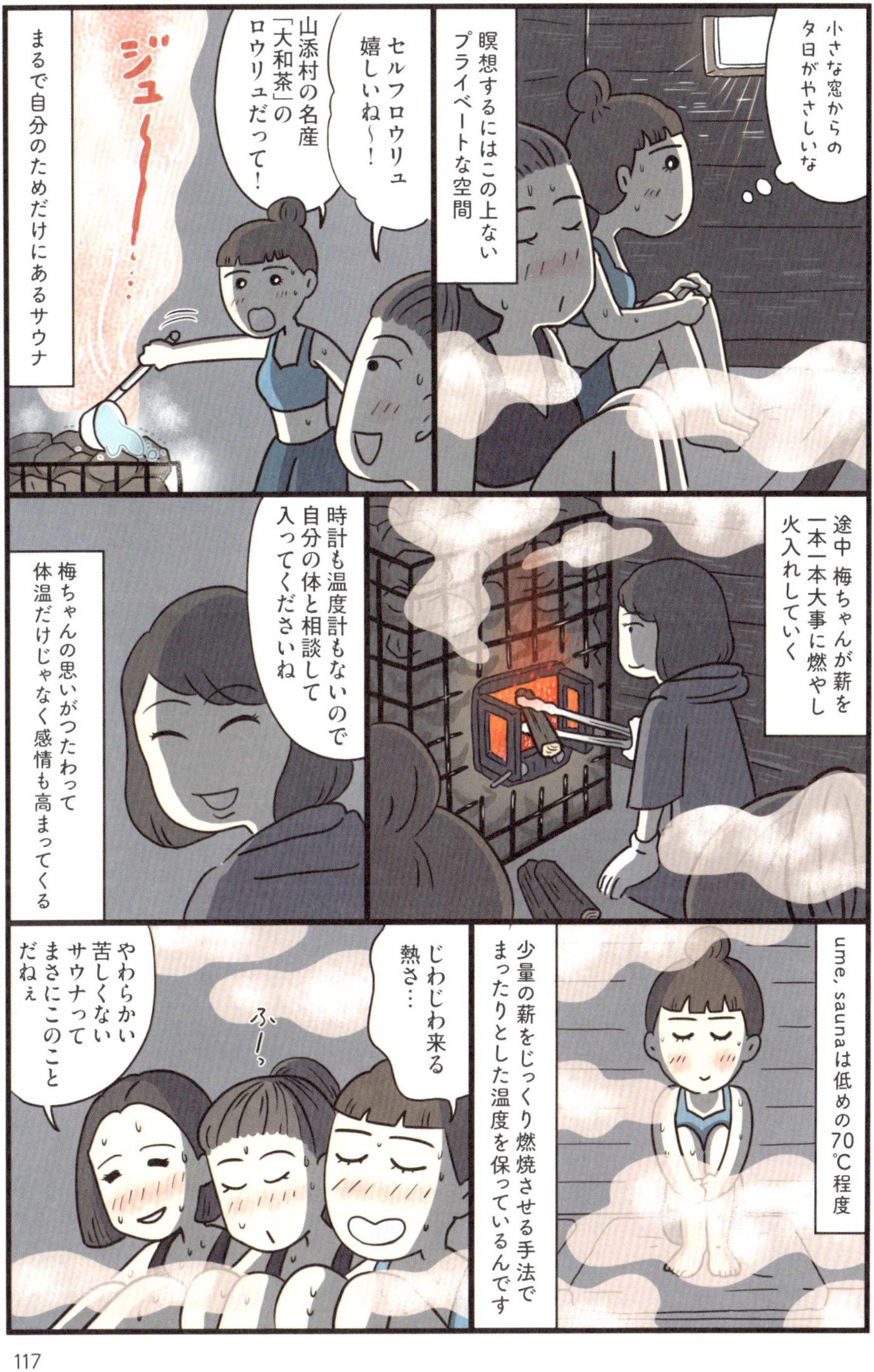
小さな窓からの夕日がやさしいな
瞑想するにはこの上ないプライベートな空間
セルフロウリュ嬉しいね〜!
山添村の名産「大和茶」のロウリュだって!
ジュ〜〜〜…
まるで自分のためだけにあるサウナ
途中 梅ちゃんが薪を一本一本大事に燃やし火入れしていく
時計も温度計もないので自分の体と相談して入ってくださいね
梅ちゃんの思いがつたわって体温だけじゃなく感情も高まってくる
ume, saunaは低めの70℃程度
少量の薪をじっくり燃焼させる手法でまったりとした温度を保っているんです
じわじわ来る熱さ…
ふ〜!
やわらかい苦しくないサウナってまさにこのことだねぇ

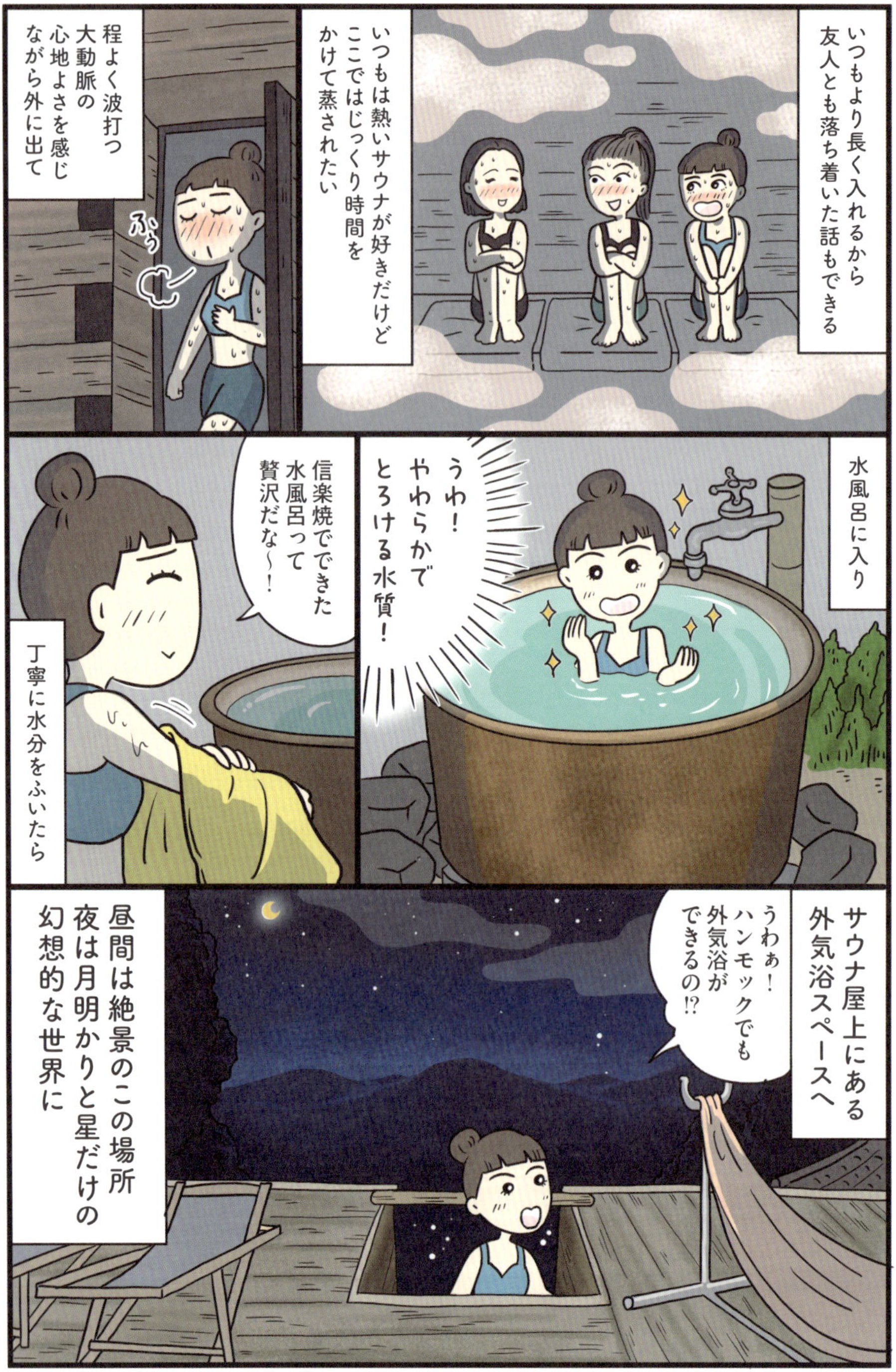

いつもより長く入れるから友人とも落ち着いた話もできる
いつもは熱いサウナが好きだけどここではじっくり時間をかけて蒸されたい
程よく波打つ大動脈の心地よさを感じながら外に出て
ふぅ
水風呂に入り
うわ！やわらかでとろける水質！
信楽焼でできた水風呂って贅沢だな～！
丁寧に水分をふいたら
サウナ屋上にある外気浴スペースへ
うわぁ！ハンモックでも外気浴ができるの!?
昼間は絶景のこの場所夜は月明かりと星だけの幻想的な世界に

あ！流れ星！
日常の喧騒から解放され
こんな素敵なロケーションで外気浴ができるなんて
この後は地元の食材を使った夕飯をいただき
おいしい!!
料理から土地の空気を感じる〜！
なんてしあわせなんだ…
最高の気分で就寝
翌日は目覚ましをかけず朝日の光で起きました
自然に起きられるなんて
オレンジの大きな太陽！
そしてサウナへ行く至福の朝

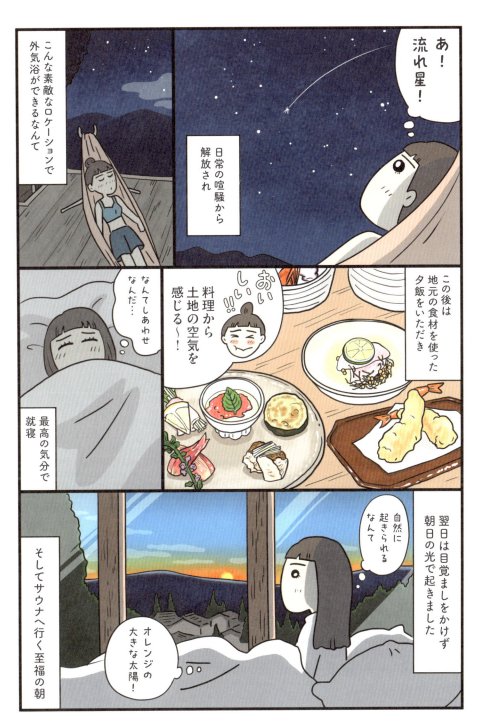

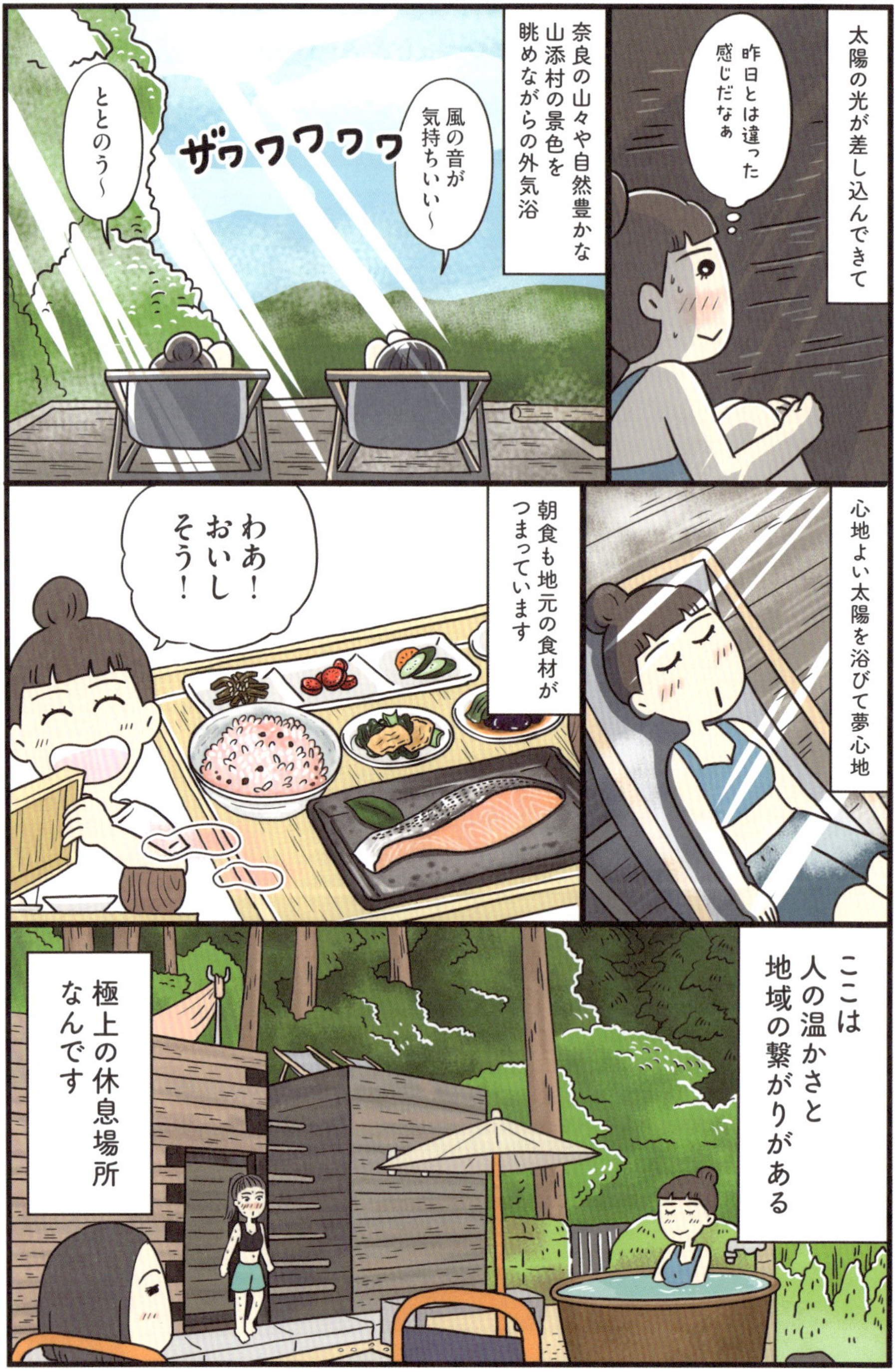
太陽の光が差し込んできて
昨日とは違った感じだなぁ
奈良の山々や自然豊かな山添村の景色を眺めながらの外気浴
風の音が気持ちいい〜
ザワワワワワ
ととのう〜
心地よい太陽を浴びて夢心地
朝食も地元の食材がつまっています
わあ！おいしそう！
ここは人の温かさと地域の繋がりがある
極上の休息場所なんです

ume,sauna

奈良県山辺郡山添村片平452

近畿日本鉄道「名張駅」から車で約17分

（東京方面からは名古屋経由が便利です）

https://www.ume-yamazoe.com/sauna

宿泊は1日3組限定。

完全予約制で日帰りもあります（サウナ＋BBQ）

築100年を超える古民家をリノベーション！

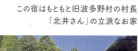

山添村で一番高い場所に位置する
この宿はもともと旧波多野村の村長
「北井さん」の立派なお家

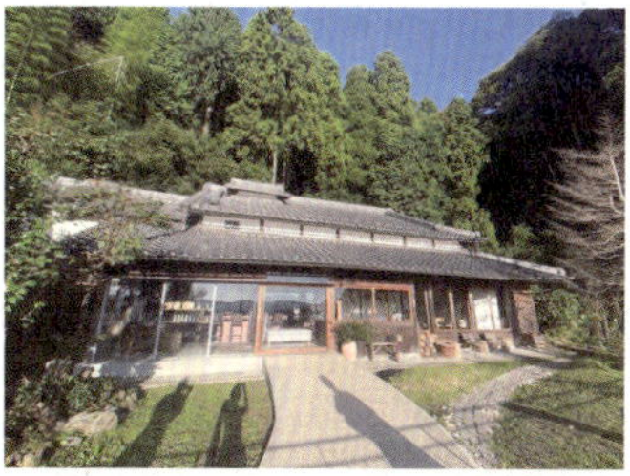

ハンモックに揺られるひとときは永遠

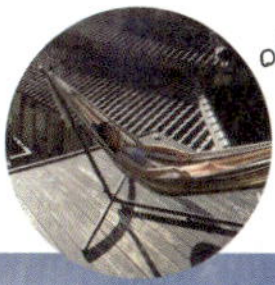

サウナ小屋の上に
よじ登って外気浴

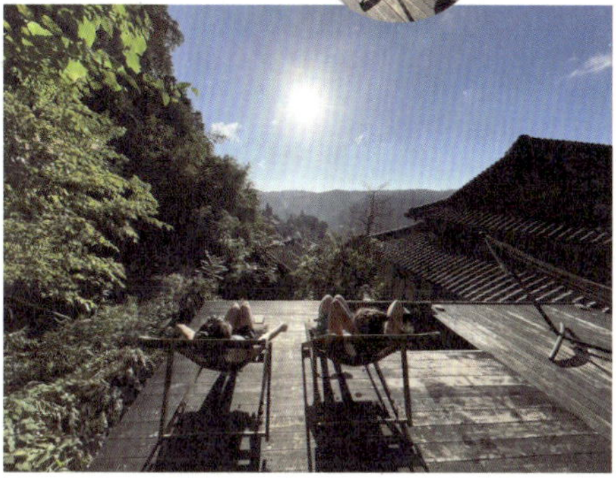

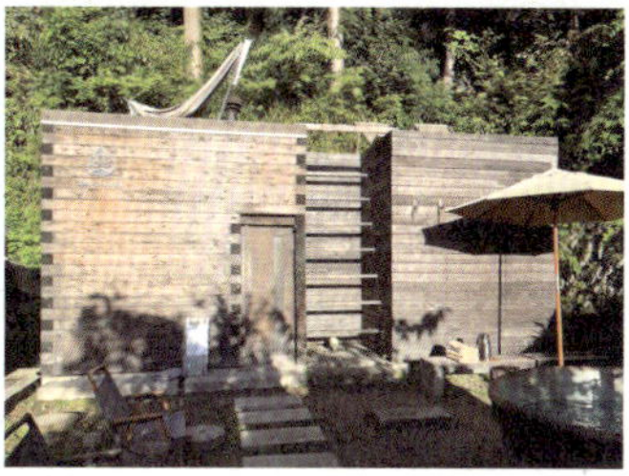

屋外に建てられた杉造りのサウナ小屋は
木材に墨汁を塗った漆黒の空間

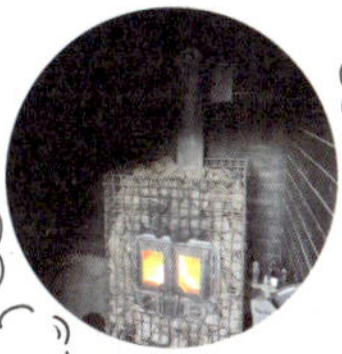

夏は20℃前後
冬は10℃以下

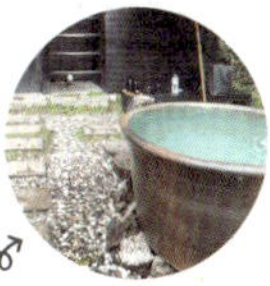

水風呂の水温は
自然のまま

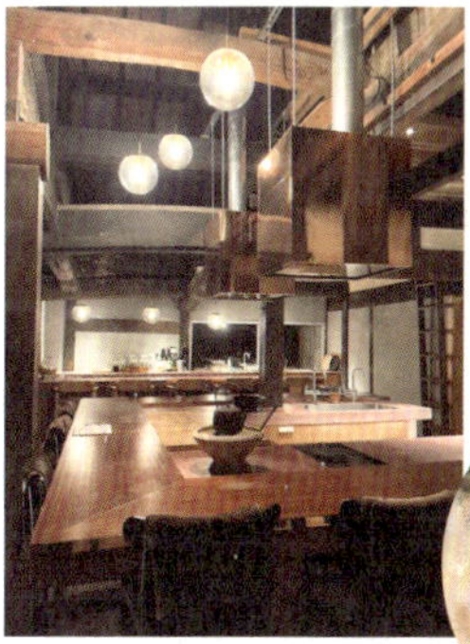

食卓を
みんなで囲める
「コの字型」
のカウンター

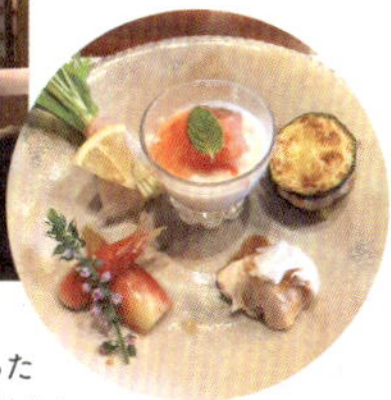

地元でとれた食材を使った
愛情めし。おいしいが止まらない

太陽の光で起きる朝

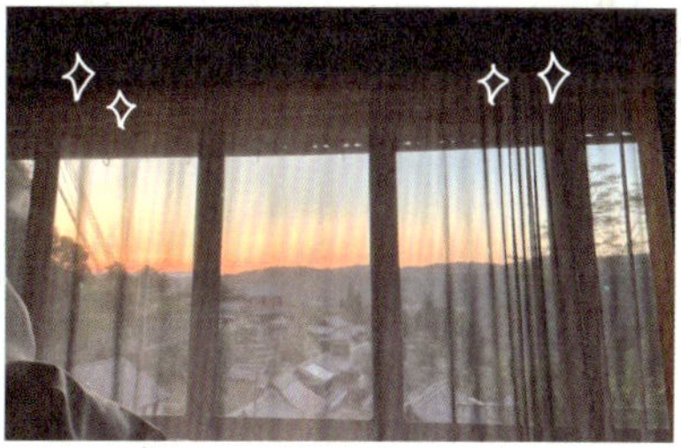

朝食

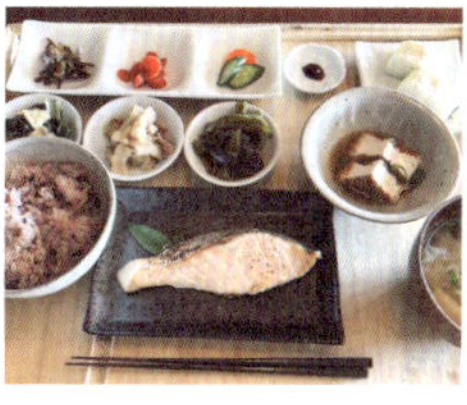

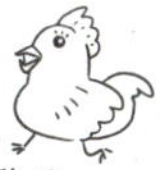

「白い卵焼き」は
お米を食べて育った鶏が
産んだ卵で作ったもの

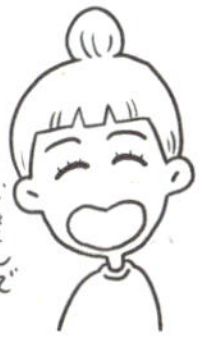

決して便利な場所ではないけど「ないものがある」優しい場所
都会のリズムを手放して解放！

恵みの湯(岐阜県)

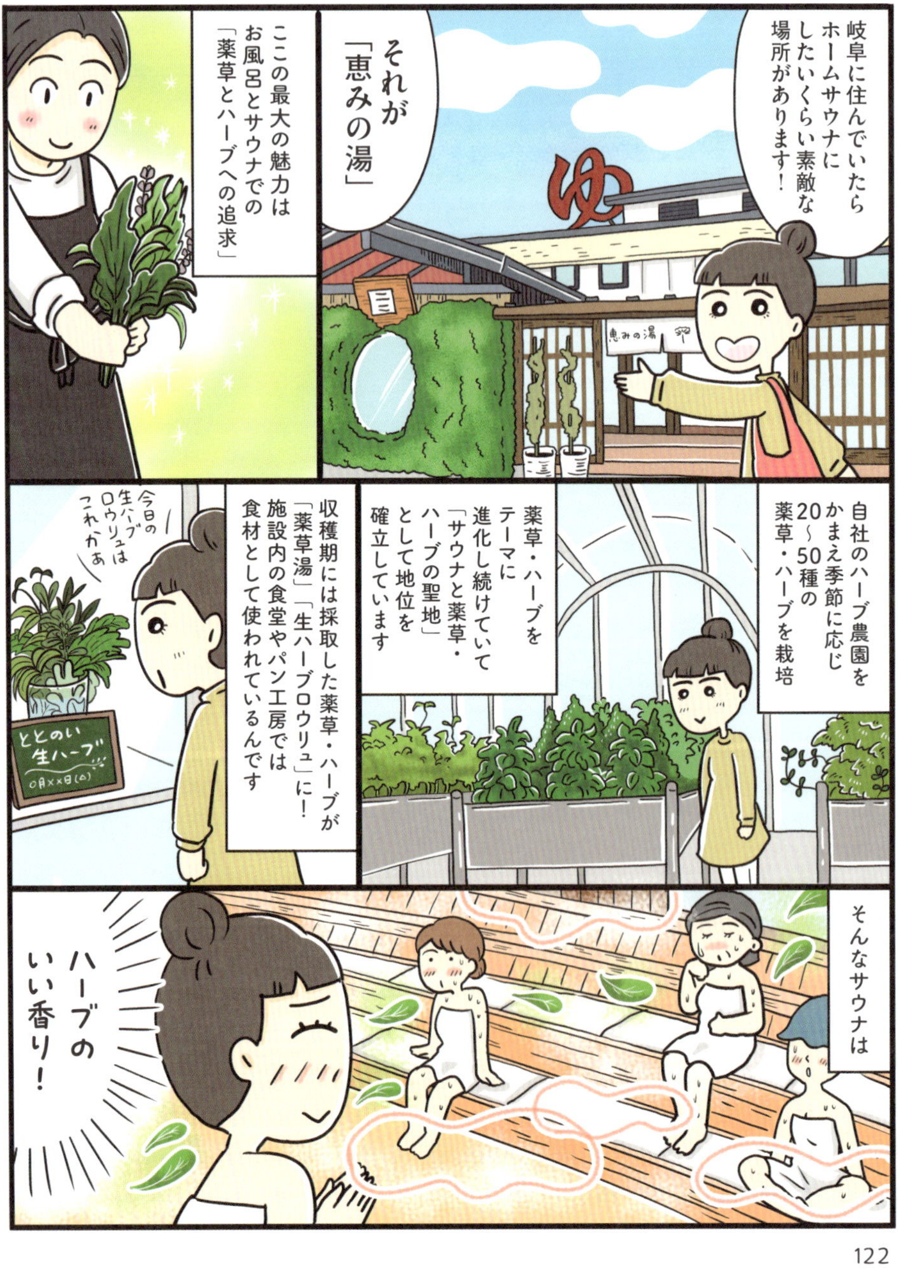
岐阜に住んでいたらホームサウナにしたいくらい素敵な場所があります！
恵みの湯
それが「恵みの湯」
ここの最大の魅力はお風呂とサウナでの「薬草とハーブへの追求」
自社のハーブ農園をかまえ季節に応じ20～50種の薬草・ハーブを栽培
薬草・ハーブをテーマに進化し続けていて「サウナと薬草・ハーブの聖地」として地位を確立しています
収穫期には採取した薬草・ハーブが「薬草湯」「生ハーブロウリュ」に！施設内の食堂やパン工房では食材として使われているんです
今日の生ハーブロウリュはこれかぁ
ととのい生ハーブ
0月××日(△)
そんなサウナは
ハーブのいい香り！

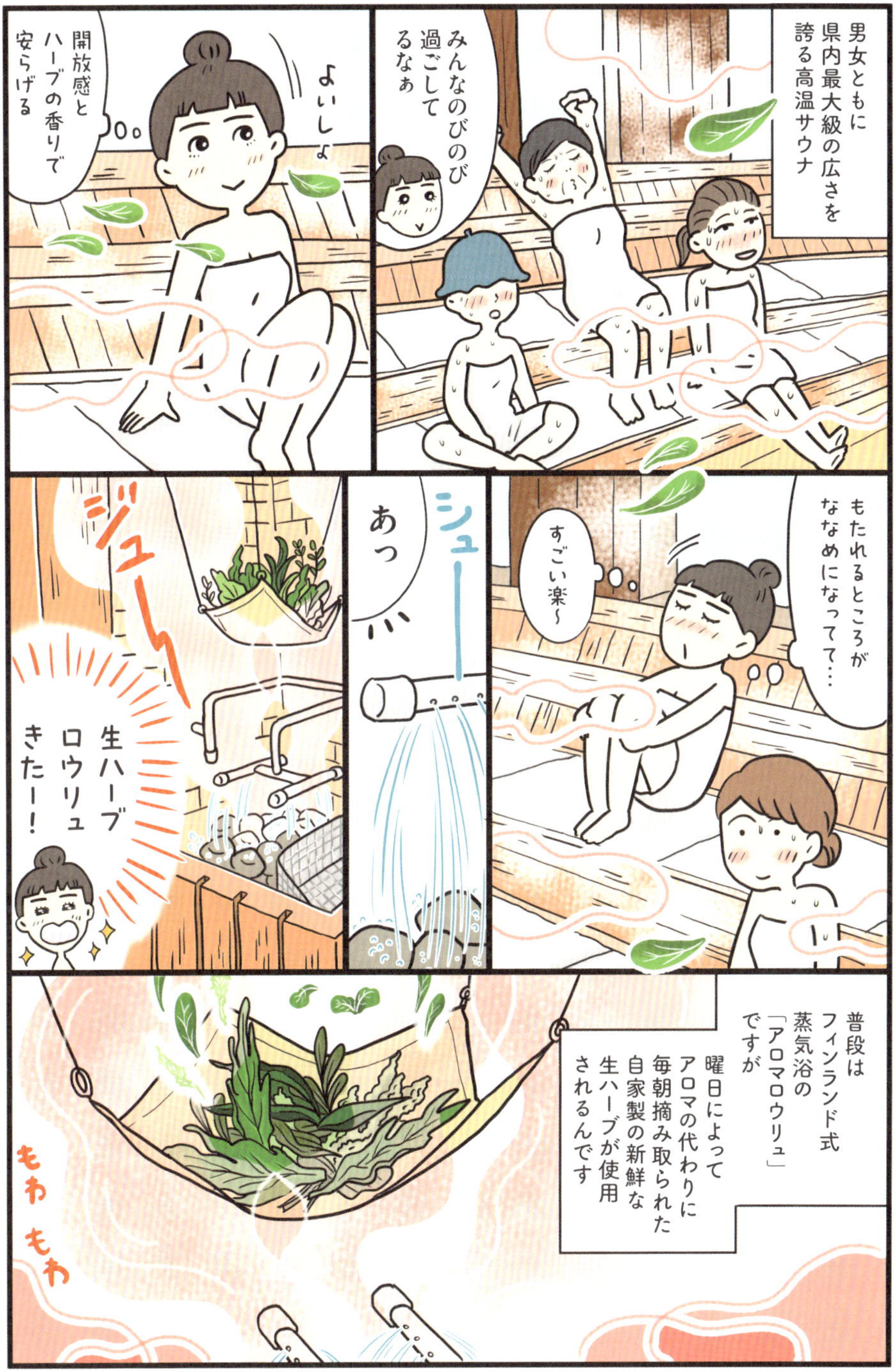
男女ともに県内最大級の広さを誇る高温サウナ
みんなのびのび過ごしてるなぁ
よいしょ
開放感とハーブの香りで安らげる
もたれるところがななめになってて…
すごい楽～
シュー
あっ
ジュ～
生ハーブロウリュきたー!
普段はフィンランド式蒸気浴の「アロマロウリュ」ですが
曜日によってアロマの代わりに毎朝摘み取られた自家製の新鮮な生ハーブが使用されるんです
もわ もわ

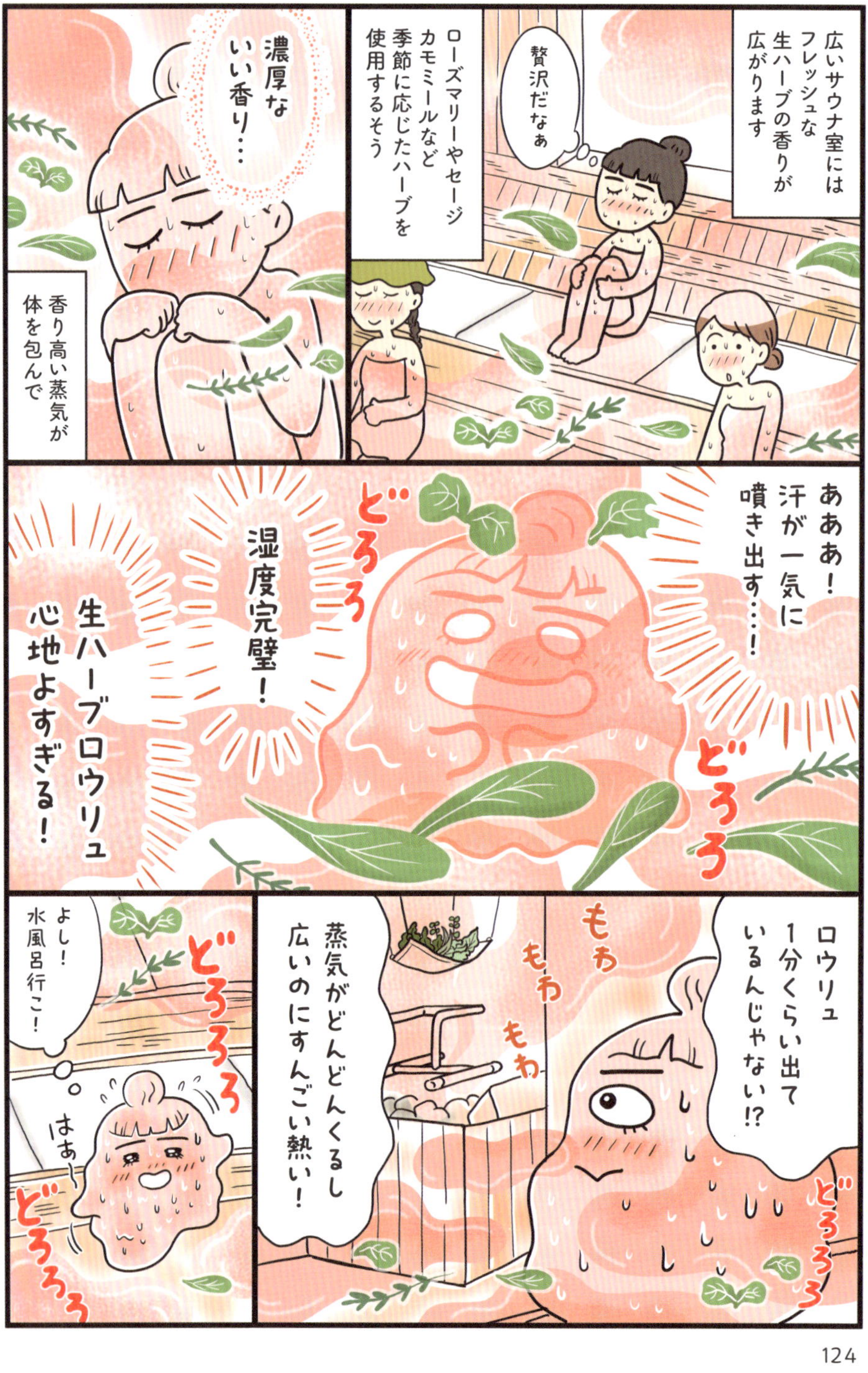
広いサウナ室には
フレッシュな
生ハーブの香りが
広がります
贅沢だなぁ
ローズマリーやセージ
カモミールなど
季節に応じたハーブを
使用するそう
濃厚な
いい香り…
香り高い蒸気が
体を包んで
あぁあ！
汗が一気に
噴き出す…！
どろろ
湿度完璧！
生ハーブロウリュ
心地よすぎる！
どろろ
ロウリュ
1分くらい出て
いるんじゃない!?
もわ
もわ
もわ
蒸気がどんどんくるし
広いのにすんごい熱い！
どろろろ
よし！
水風呂行こ！
どろろろ
はぁ〜
どろろろ

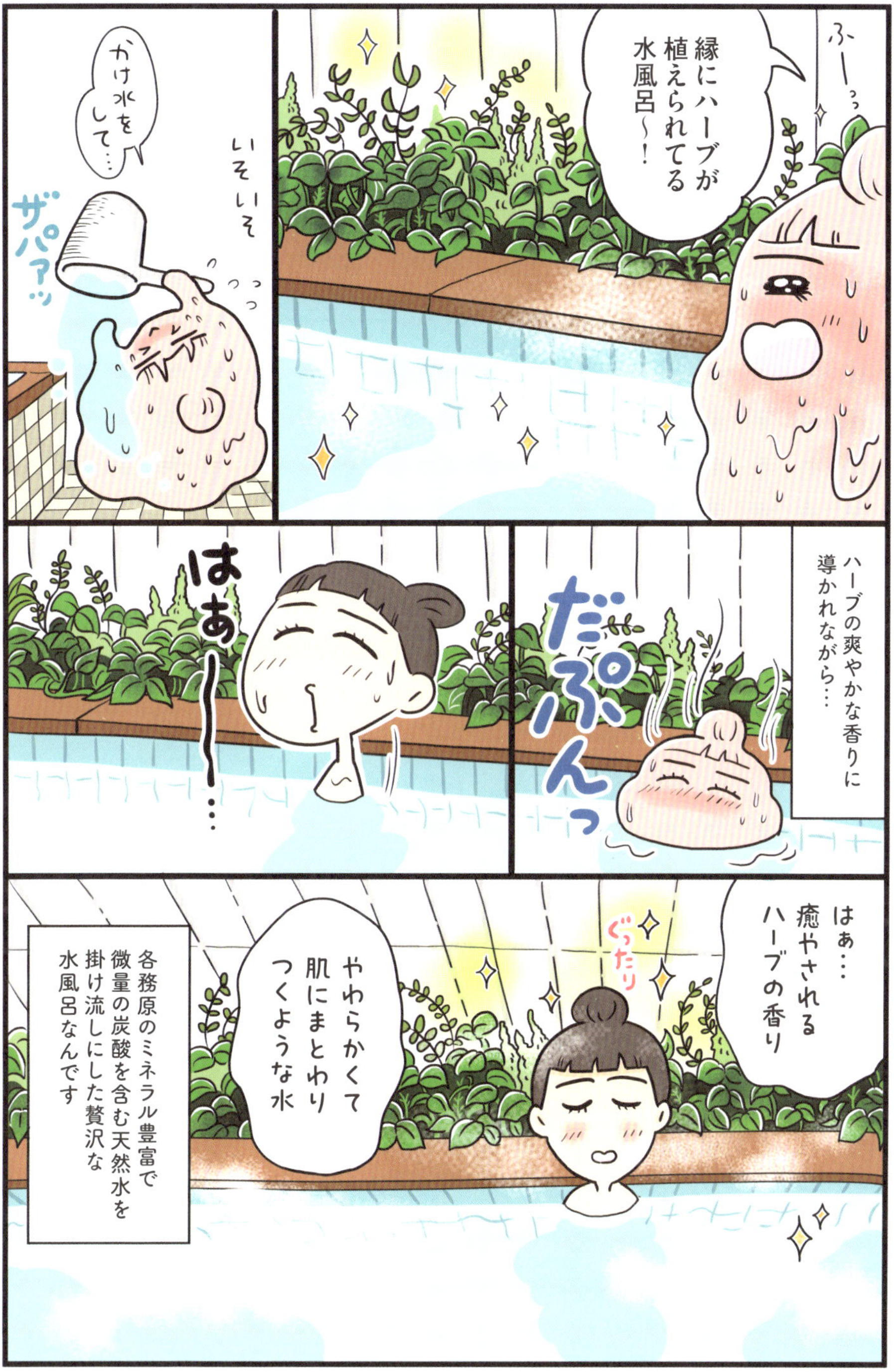
ふーっっ
縁にハーブが植えられてる水風呂〜〜!
かけ水をして…
いそいそ
ザパアッッ
ハーブの爽やかな香りに導かれながら…
だぷんっ
はあ〜〜…
はぁ…癒やされるハーブの香り
ぐったり
やわらかくて肌にまとわりつくような水
各務原のミネラル豊富で微量の炭酸を含む天然水を掛け流しにした贅沢な水風呂なんです

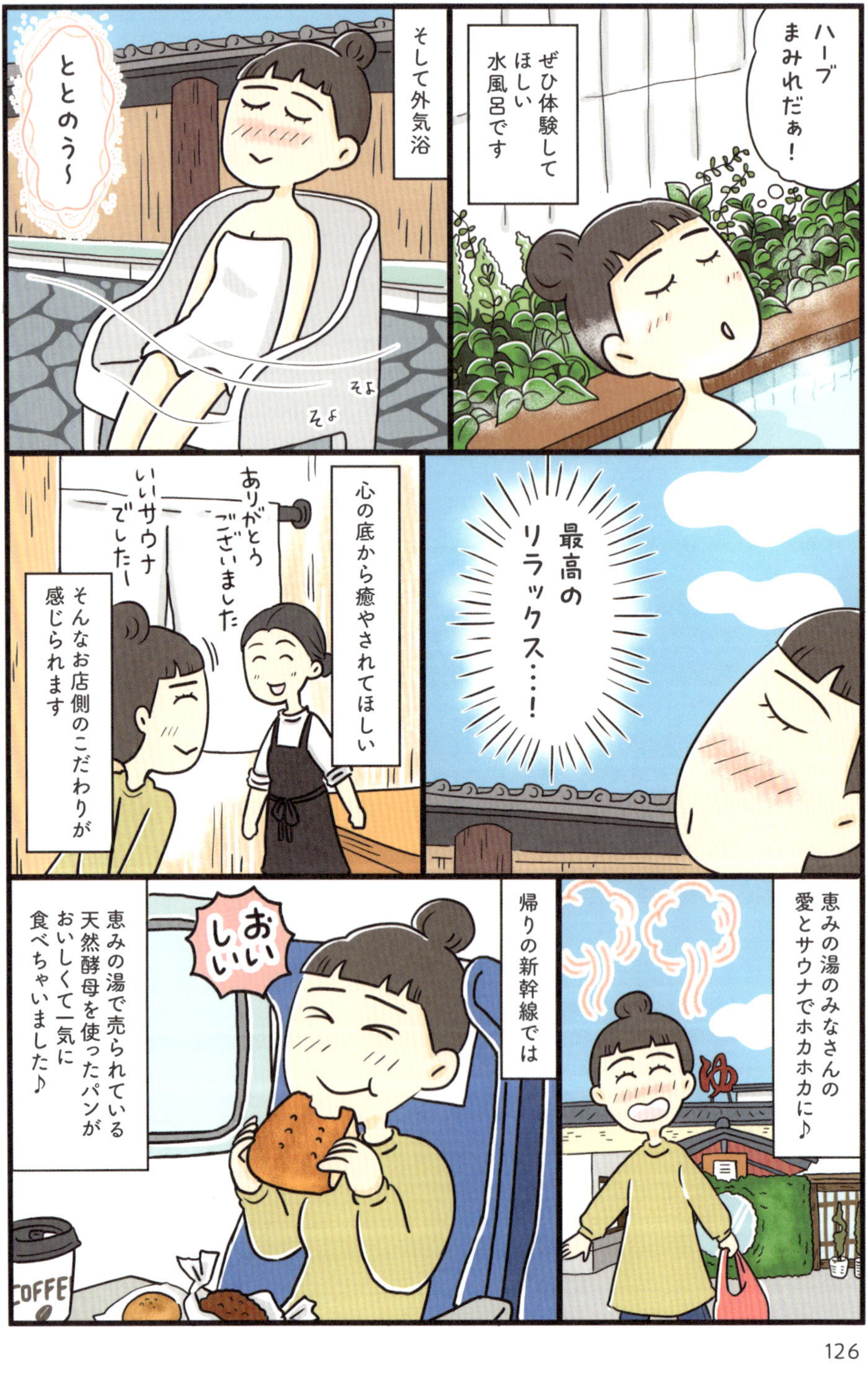

ハーブ
まみれだぁ！
ぜひ体験して
ほしい
水風呂です
そして外気浴
ととのう～
そよ
そよ
最高の
リラックス・・・！
心の底から癒やされてほしい
ありがとう
ございました
いいサウナ
でした～
そんなお店側のこだわりが
感じられます
恵みの湯のみなさんの
愛とサウナでホカホカに♪
ゆ
帰りの新幹線では
おいしい
恵みの湯で売られている
天然酵母を使ったパンが
おいしくて一気に
食べちゃいました♪
COFFE

恵みの湯

岐阜県各務原市鵜沼各務原町2-68

名古屋鉄道「名電各務原駅」から徒歩約7分

https://www.meguminoyu.jp/

生ハーブ大好き

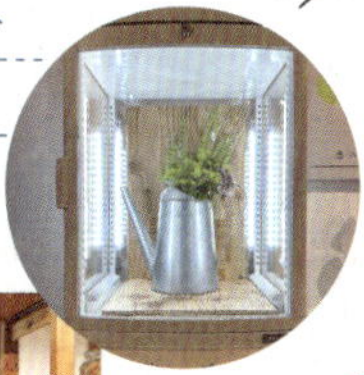

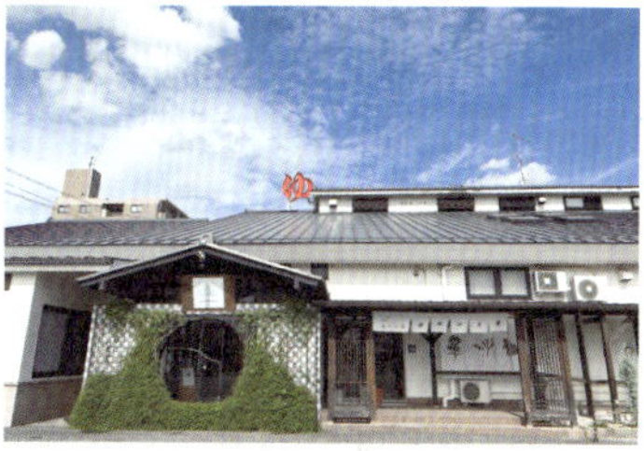

敷地内にハーブ農園を作り採取したハーブで「薬草湯」としてサウナでは「生ハーブロウリュ」として使っています!

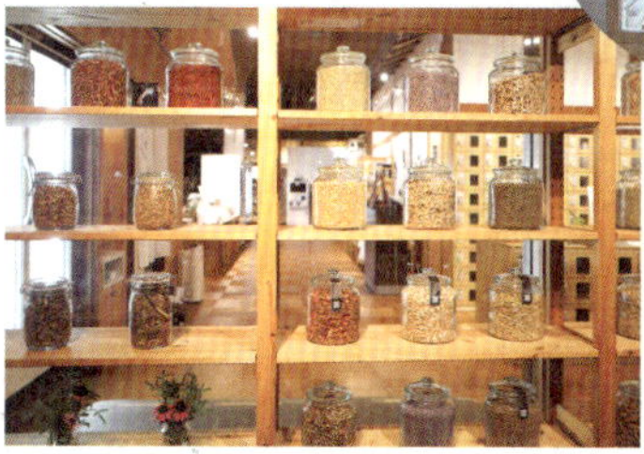

エントランスにハーブがずらり

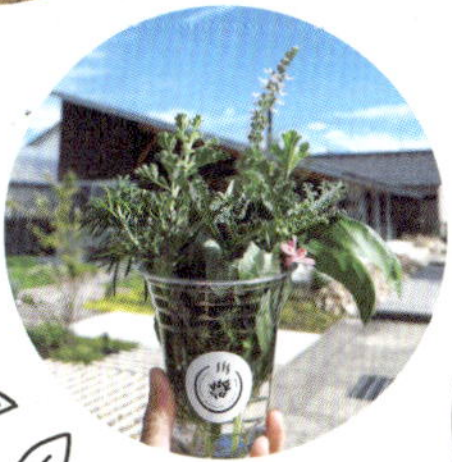

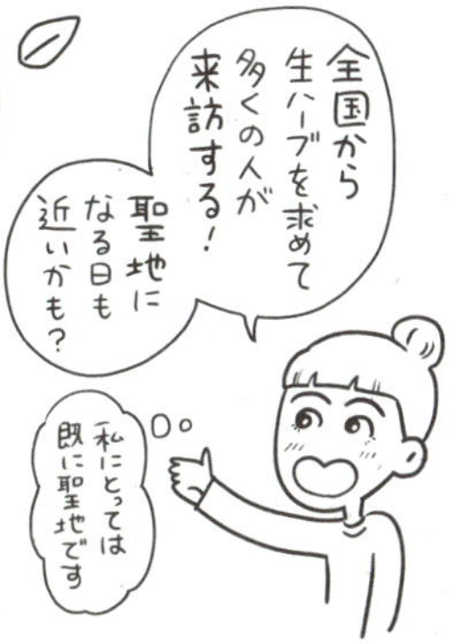
全国から生ハーブを求めて多くの人が来訪する!
聖地になる日も近いかも?
私にとっては既に聖地です

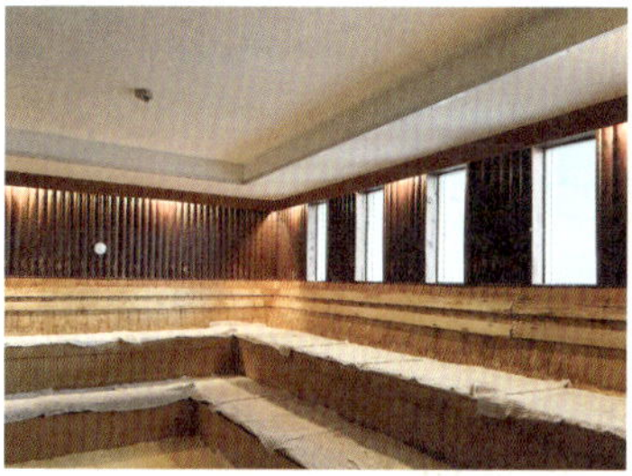

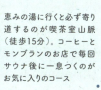

30人以上を収容できるサウナ

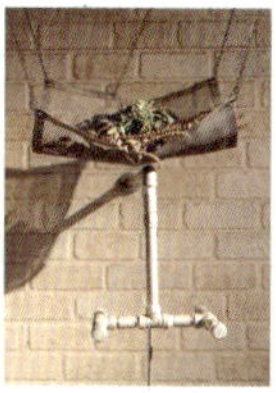

生ハーブの香りを良い状態で届けるためにDIYで作ったストーブ上の金網にハーブがのっています

体がとろけてしまうほど気持ちいい〜

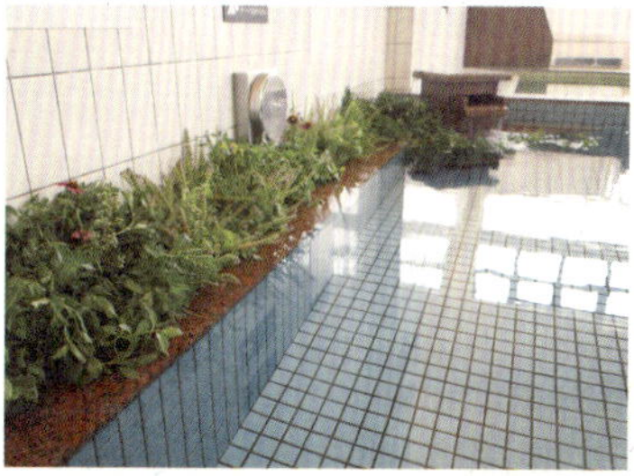

天然掛け流し水風呂

から揚げ定食はカリカリでジューシー

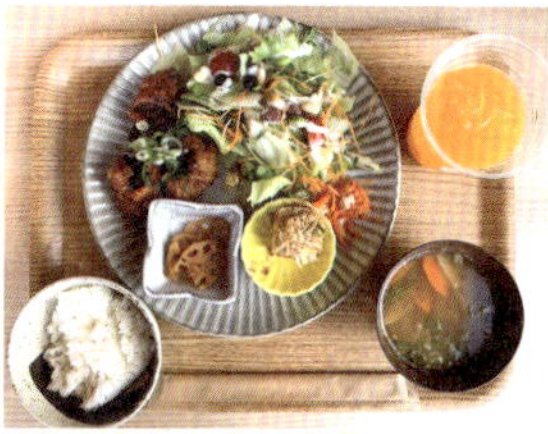

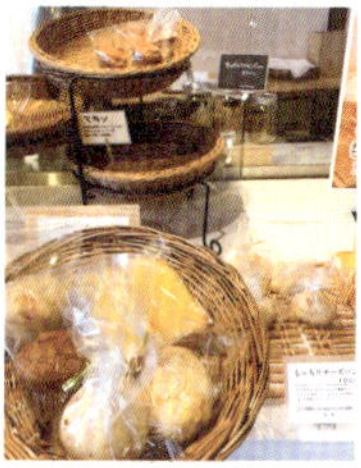

施設内で作っているパン
シンプルでおいしくて
毎回写真撮る前に食べ終わってる

とってもおいしい〜!

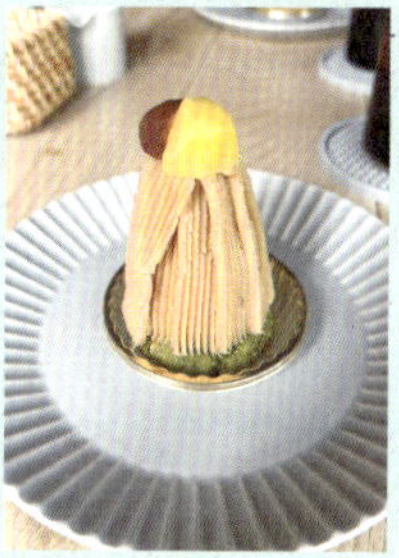

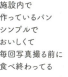

YORIMICHI

より道

「喫茶室 山脈」

恵みの湯に行くと必ず寄り道するのが喫茶室山脈(徒歩15分)。コーヒーとモンブランのお店で毎回サウナ後に一息つくのがお気に入りのコース

＊薬草・ハーブのサービスやパンの販売は、季節・時間によって変わりますので詳しくはHPをご確認ください

column

銭湯とスタンプラリー

銭湯が好き。

行きつけの銭湯で、常連のおばちゃんたちと放課後の女子高生のようにおしゃべりするのが好き。

平均年齢60歳。最近観た映画が120分あってしんどかったとか、行きつけのお蕎麦屋さんの定休日が増えたとか、時々ゴシップなんかも挟みながら、小気味よいトークで笑い合う。

銭湯の浴室に響く音が好き。

勢いがいいシャワー音、誰かが桶を落とす音、反響して何を言ってるか一切聞き取れない男性側から聞こえるおしゃべり。これらの全ては、小鳥のさえずりと等価な環境音だと思っている。誰かアルバムにしてくれないかな。

街中で、銭湯のランドリーから漂ってくる柔軟剤の香りが好き。

お気に入りは、表参道の清水湯のランドリー。（使ってる柔軟剤知りたい）もしも銭湯ランドリーの香水が売られたら、香水デビューしようと思う。

番台にいる無愛想なおじちゃんが、通い続けたらニコッと不器用に笑ってくれた時。高校受験の合格発表よりも嬉しくて、こっそりガッツポーズした。（それほど笑わない）

イギリスで引ったくりにあった時、iPhoneが盗まれたことよりも、東京銭湯のアプリのスタンプラリーが消滅したことのほうが悲しかった。

休みの日は銭湯を拠点に知らない街へ遊びにいく。

Googleマップにメモしている銭湯リスト（サウナあり）の中から、今日は右上に人差し指1本分離れてるところに行ってみようとか、読み方のわからない駅に行ってみようというように、あらゆる方法で雑に決めるようにしている。時間もたっぷりあるし、雑なほうが予定調和にならなくておもしろい。

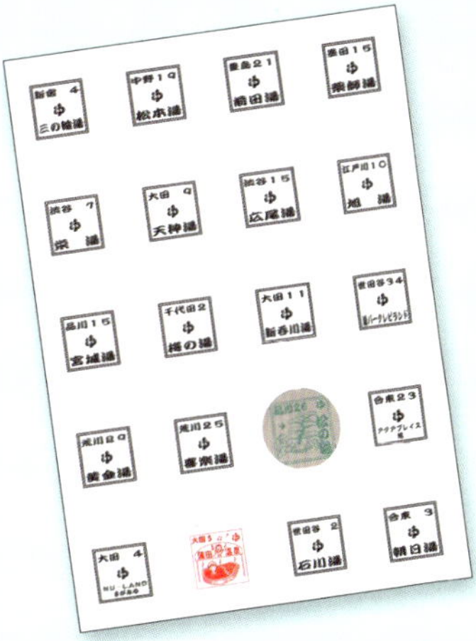

銭湯はたいてい駅から少し離れた場所にあるから、住んでいないと歩くことのない住宅街や、突然田んぼが出現する道、道路にはみ出た八百屋さんなんかにでくわして、街の本当を知れた気がしてワクワクする。

なるべくGoogleマップはひた隠し、地元民のふりをしながら慣れた足取りで銭湯まで歩きたい。観光客ヅラするのは、駅の飲食エリアまでと決めているのだ。

知らない街の銭湯で日常会話に溶け込むのもたのしい。

ちなみに、銭湯のサウナでおしゃべりに交ざりたいときの私の流儀はこうだ。みんなの会話に相槌を打ち、みんなが笑ったら笑ってみる。無理に交ざるような強引なことは絶対せず、あくまで溶け込むことを意識するのだ。

銭湯という小さな社交場は、ご近所同士でタッパーに残り物を入れておすそ分けするような近さと、実は名前も知らなかったりする遠さが共存する「繋がり」がある。そんなことって一般的には相容れない。変わり続ける世の中で、時を刻んでも変わらないこの確かな繋がりを私は愛おしく思う。

銭湯のサウナに入りたくて来ていたはずが、銭湯で出会う常連さんに会いたくて来るようになる目的の意味変容。

一朝一夕じゃなし得ない、人と人が積み重ねた記憶と愛情が銭湯にはあって、そこにしかない物語が確かに息づいているから私はいつも感動する。いくらお金をかけたって、空飛ぶ未来が来たとしても同じものは作れない。

善し悪しという基準では測れない情緒が詰まった銭湯で、サウナのセッティングがいいとか、水風呂が冷たいとか、動線がいいとか、能書きばかり垂れてごめんなさい。

体はホカホカ、心はホクホク。

銭湯は私に素直さを呼び戻してくれるのだ。

ところで、イギリスの泥棒さん、東京銭湯のスタンプラリーのデータだけ、まじで返してください、プリーズ。

フィンランド＆エストニア

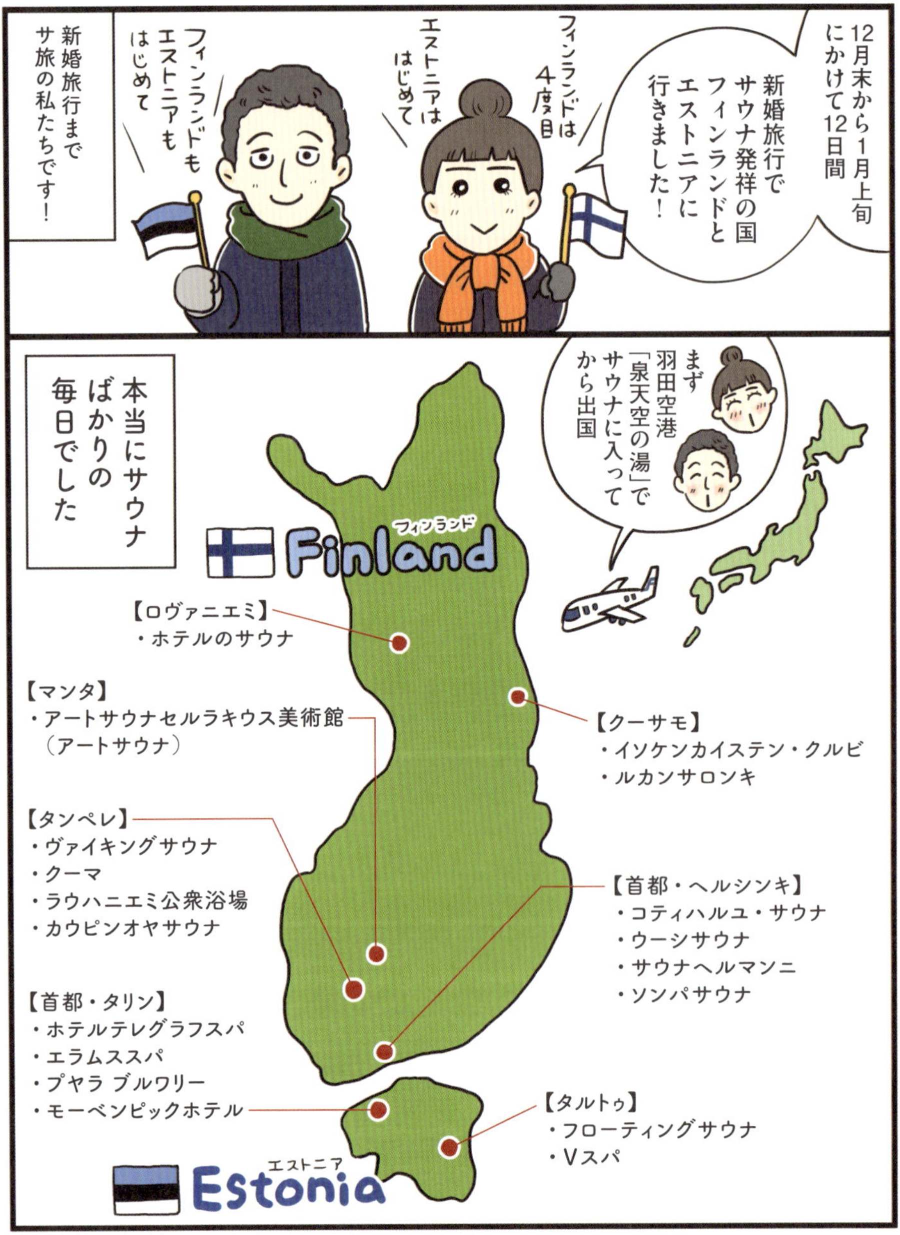

12月末から1月上旬にかけて12日間
新婚旅行でサウナ発祥の国フィンランドとエストニアに行きました！
フィンランドは4度目
エストニアははじめて
フィンランドもエストニアもはじめて
新婚旅行までサ旅の私たちです！
まず羽田空港「泉天空の湯」でサウナに入ってから出国
本当にサウナばかりの毎日でした
Finland《フィンランド》
【ロヴァニエミ】
・ホテルのサウナ
【マンタ】
・アートサウナセルラキウス美術館（アートサウナ）
【タンペレ】
・ヴァイキングサウナ
・クーマ
・ラウハニエミ公衆浴場
・カウピンオヤサウナ
【首都・タリン】
・ホテルテレグラフスパ
・エラムススパ
・プヤラ ブルワリー
・モーベンピックホテル
【クーサモ】
・イソケンカイステン・クルピ
・ルカンサロンキ
【首都・ヘルシンキ】
・コティハルユ・サウナ
・ウーシサウナ
・サウナヘルマンニ
・ソンパサウナ
【タルトゥ】
・フローティングサウナ
・Vスパ
Estonia《エストニア》

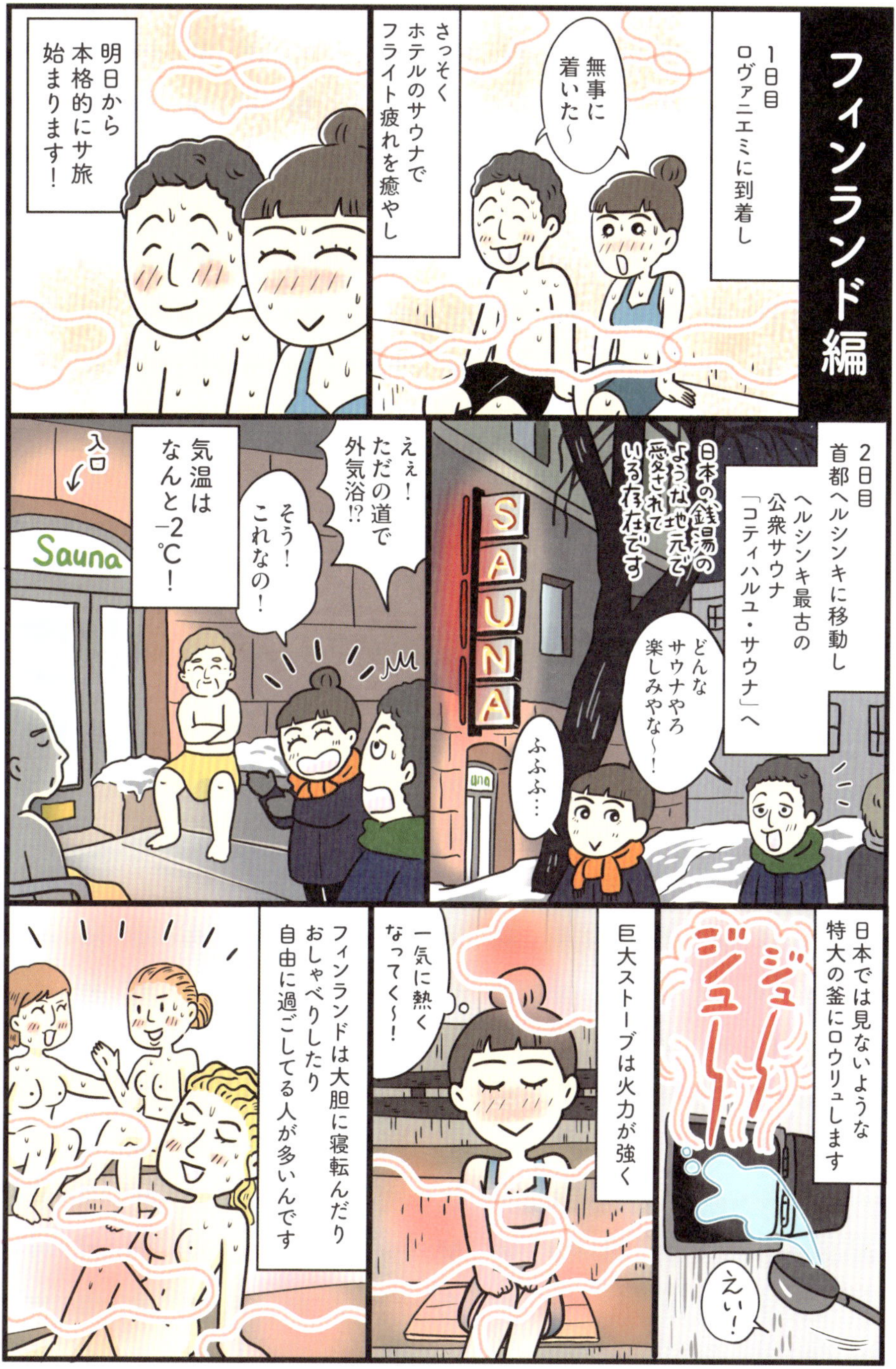

フィンランド編
1日目
ロヴァニエミに到着し
無事に着いた〜
さっそく
ホテルのサウナで
フライト疲れを癒やし
明日から
本格的にサ旅
始まります!
2日目
首都ヘルシンキに移動し
ヘルシンキ最古の
公衆サウナ
「コティハルユ・サウナ」へ
日本の銭湯のような地元で愛されている存在です
SAUNA
どんな
サウナやろ
楽しみやな〜!
ふふふ…
入口
Sauna
気温は
なんと
−2℃!
えぇ!
ただの道で
外気浴!?
そう!
これなの!
日本では見ないような
特大の釜にロウリュします
ジュ〜
ジュ〜
えい!
巨大ストーブは火力が強く
一気に熱く
なってく〜!
フィンランドは大胆に寝転んだり
おしゃべりしたり
自由に過ごしてる人が多いんです

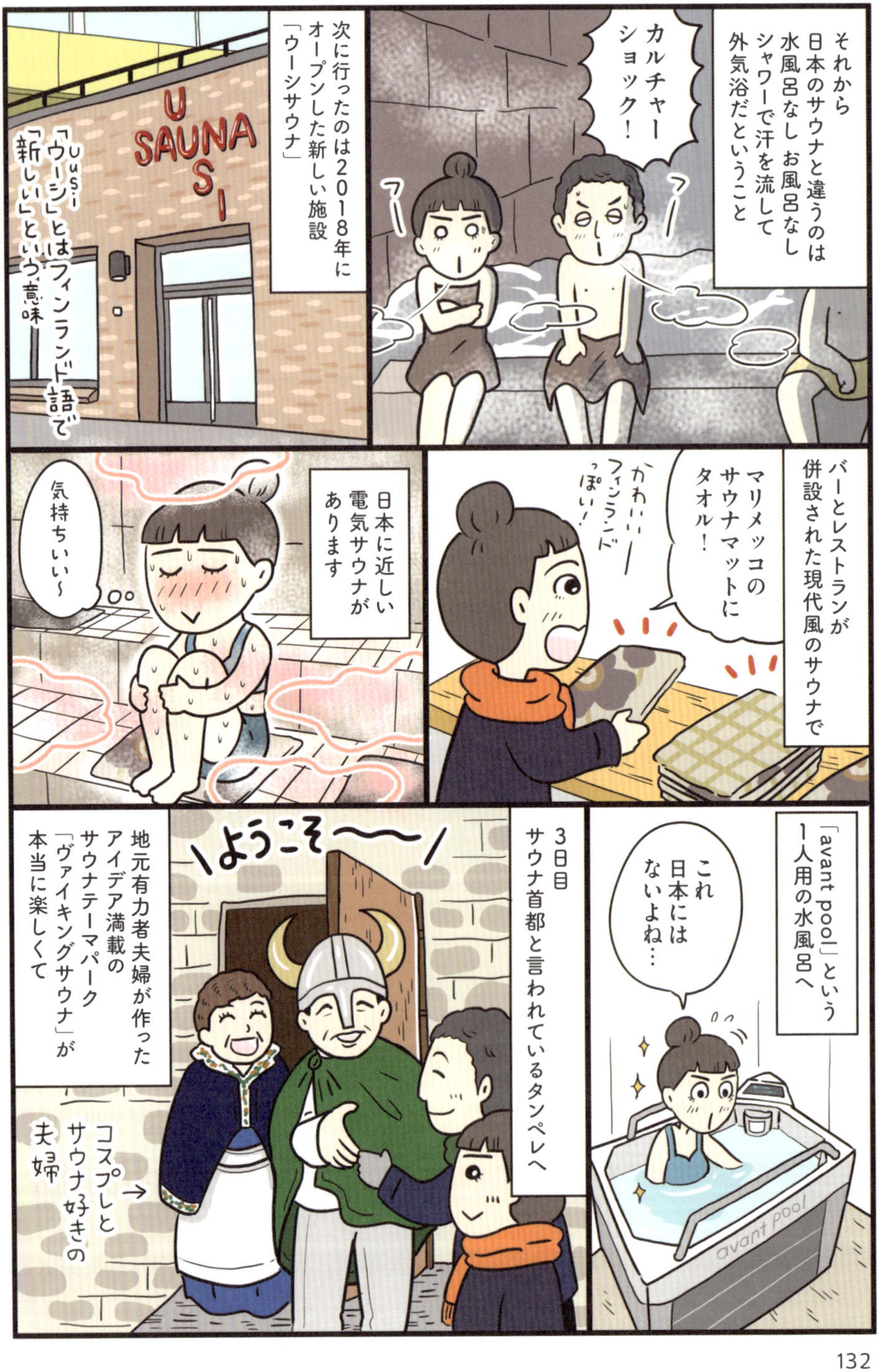

それから
日本のサウナと違うのは
水風呂なし お風呂なし
シャワーで汗を流して
外気浴だということ
カルチャーショック！
フー
フー
次に行ったのは2018年に
オープンした新しい施設
「ウーシサウナ」
U SAUNA S I
「ウーシ《usi》」とはフィンランド語で
「新しい」という意味
バーとレストランが
併設された現代風のサウナで
マリメッコのサウナマットにタオル！
かわいい フィンランドっぽい！
日本に近しい
電気サウナが
あります
気持ちいい〜
「avant pool」という
1人用の水風呂へ
これ日本にはないよね…
avant pool
3日目
サウナ首都と言われているタンペレへ
ようこそ〜〜
地元有力者夫婦が作った
アイデア満載の
サウナテーマパーク
「ヴァイキングサウナ」が
本当に楽しくて
コスプレとサウナ好きの夫婦→

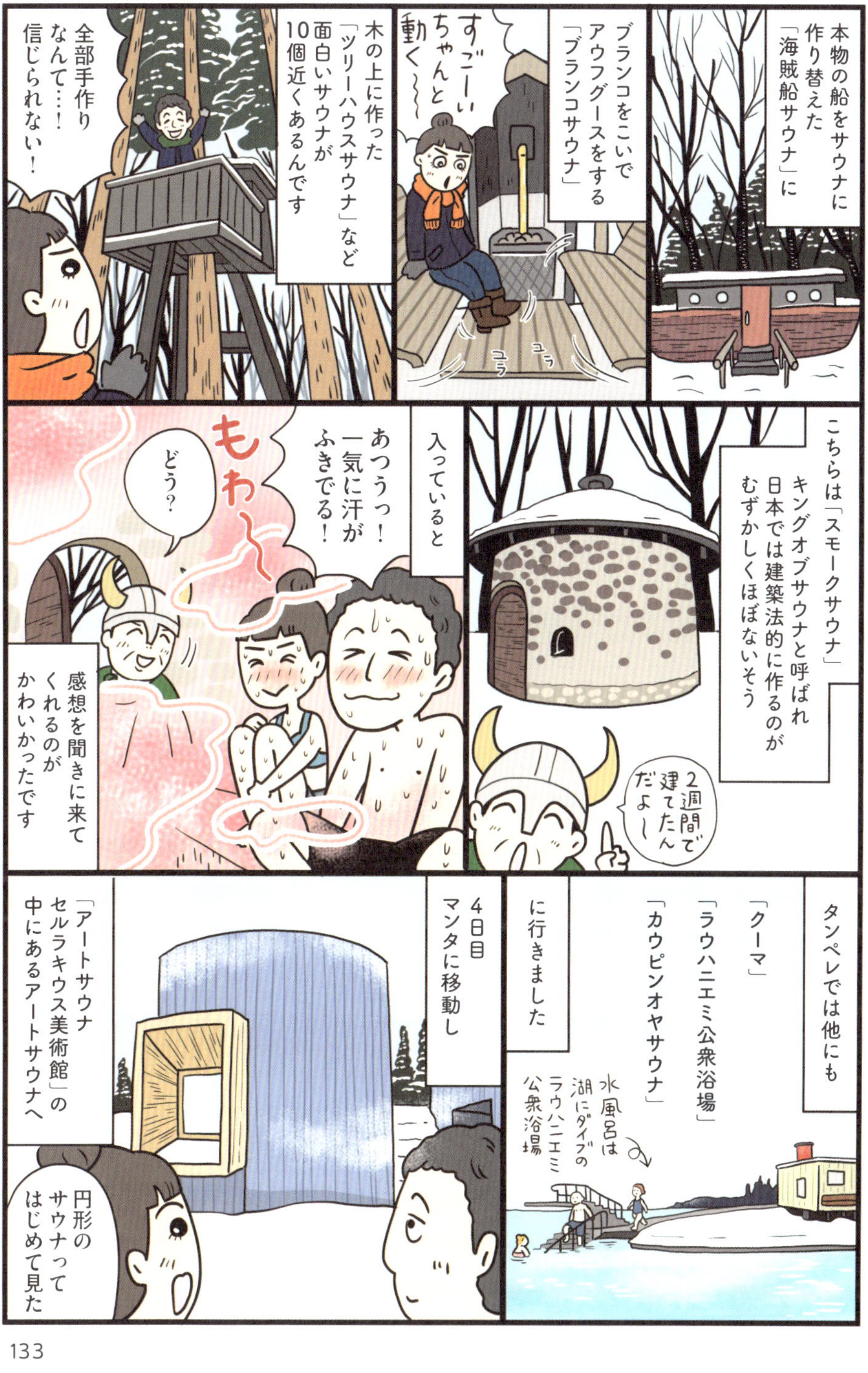
本物の船をサウナに作り替えた「海賊船サウナ」に
ブランコをこいでアウフグースをする「ブランコサウナ」
すごーいちゃんと動く〜〜
ユラユラ
木の上に作った「ツリーハウスサウナ」など面白いサウナが10個近くあるんです
全部手作りなんて…！信じられない！
こちらは「スモークサウナ」
キングオブサウナと呼ばれ日本では建築法的に作るのがむずかしくほぼないそう
2週間で建てたんだよ〜
入っていると
もわ〜
あつうっ！一気に汗がふきでる！
どう？
感想を聞きに来てくれるのがかわいかったです
タンペレでは他にも
「クーマ」
「ラウハニエミ公衆浴場」
「カウピンオヤサウナ」
に行きました
水風呂は湖にダイブのラウハニエミ公衆浴場
4日目マンタに移動し
「アートサウナ セルラキウス美術館」の中にあるアートサウナへ
円形のサウナってはじめて見た

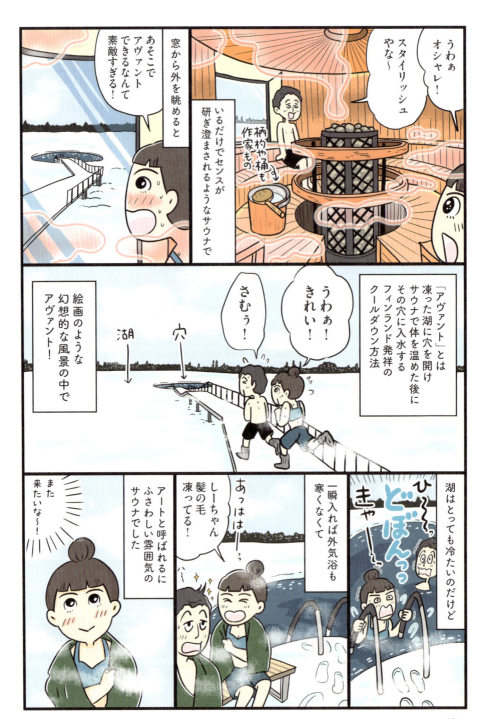

うわぁ
オシャレ!
スタイリッシュ
やな〜
いるだけでセンスが
研ぎ澄まされるようなサウナで
柄杓や桶も
作家もの
窓から外を眺めると
あそこで
アヴァント
できるなんて
素敵すぎる!
「アヴァント」とは
凍った湖に穴を開け
サウナで体を温めた後に
その穴に入水する
フィンランド発祥の
クールダウン方法
うわぁ!
きれい!
さむぅ!
穴
湖
絵画のような
幻想的な風景の中で
アヴァント!
湖はとっても冷たいのだけど
ひ〜〜っ
どぼんっっ
きゃー!!〜〜
一瞬入れば外気浴も
寒くなくて
あっはは!
しーちゃん
髪の毛
凍ってる!
アートと呼ばれるに
ふさわしい雰囲気の
サウナでした
また
来たいな〜!

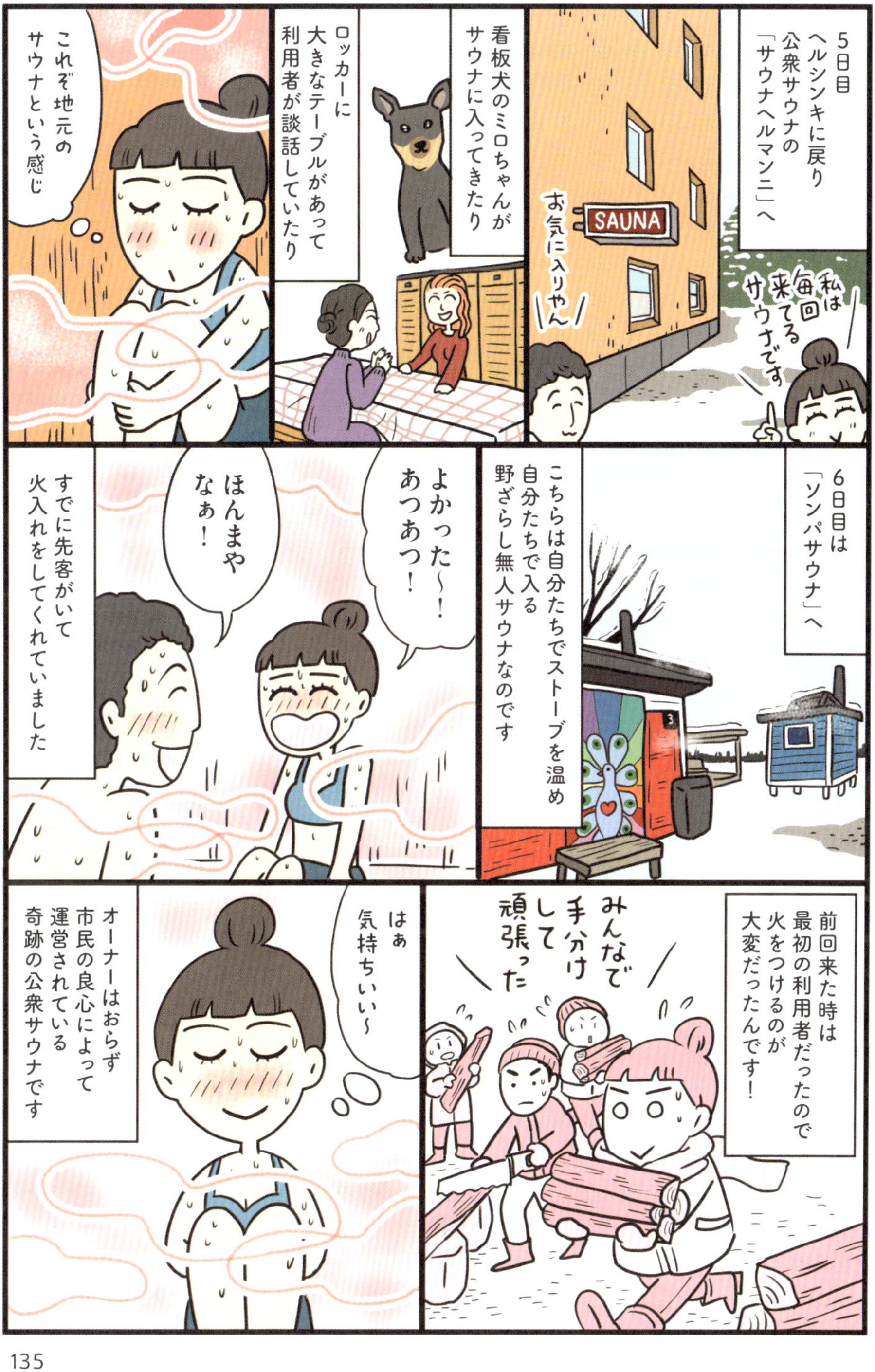

5日目
ヘルシンキに戻り
公衆サウナの
「サウナヘルマンニ」へ
私は毎回来てるサウナです
お気に入りやん
SAUNA
看板犬のミロちゃんが
サウナに入ってきたり
ロッカーに
大きなテーブルがあって
利用者が談話していたり
これぞ地元の
サウナという感じ
6日目は
「ソンパサウナ」へ
こちらは自分たちでストーブを温め
自分たちで入る
野ざらし無人サウナなのです
よかった〜！
あつあつ！
ほんまや
なぁ！
すでに先客がいて
火入れをしてくれていました
前回来た時は
最初の利用者だったので
火をつけるのが
大変だったんです！
みんなで
手分けして
頑張った
はぁ
気持ちいい〜
オーナーはおらず
市民の良心によって
運営されている
奇跡の公衆サウナです

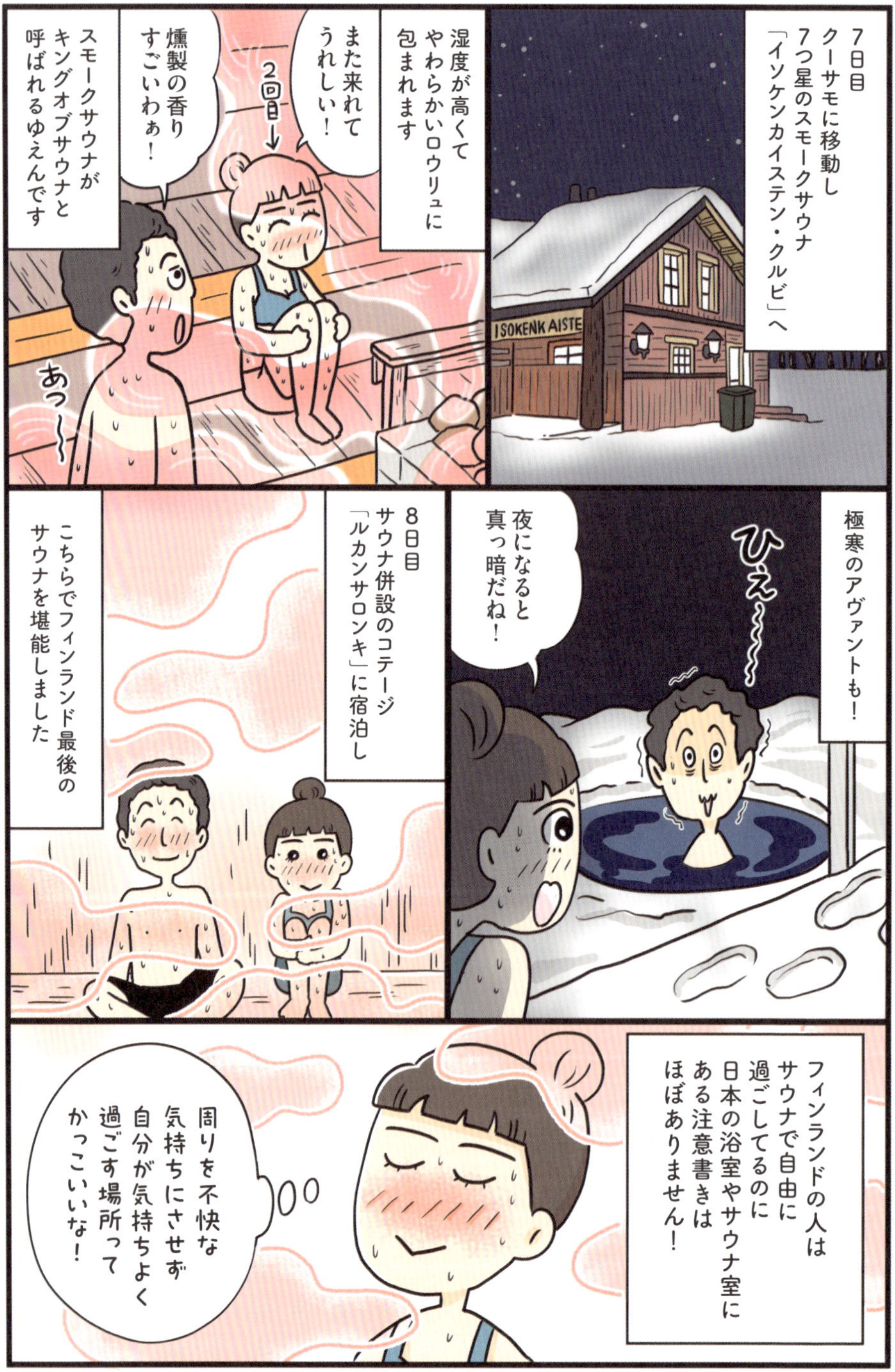
7日目
クーサモに移動し
7つ星のスモークサウナ
「イソケンカイステン・クルビ」へ
ISOKENK AISTE
湿度が高くてやわらかいロウリュに包まれます
また来れてうれしい!
2回目↓
燻製の香りすごいわぁ!
あっ~~
スモークサウナがキングオブサウナと呼ばれるゆえんです
極寒のアヴァントも!
ひえ~~~
夜になると真っ暗だね!
8日目
サウナ併設のコテージ
「ルカンサロンキ」に宿泊し
こちらでフィンランド最後のサウナを堪能しました
フィンランドの人はサウナで自由に過ごしてるのに日本の浴室やサウナ室にある注意書きはほぼありません!
周りを不快な気持ちにさせず自分が気持ちよく過ごす場所ってかっこいいな!

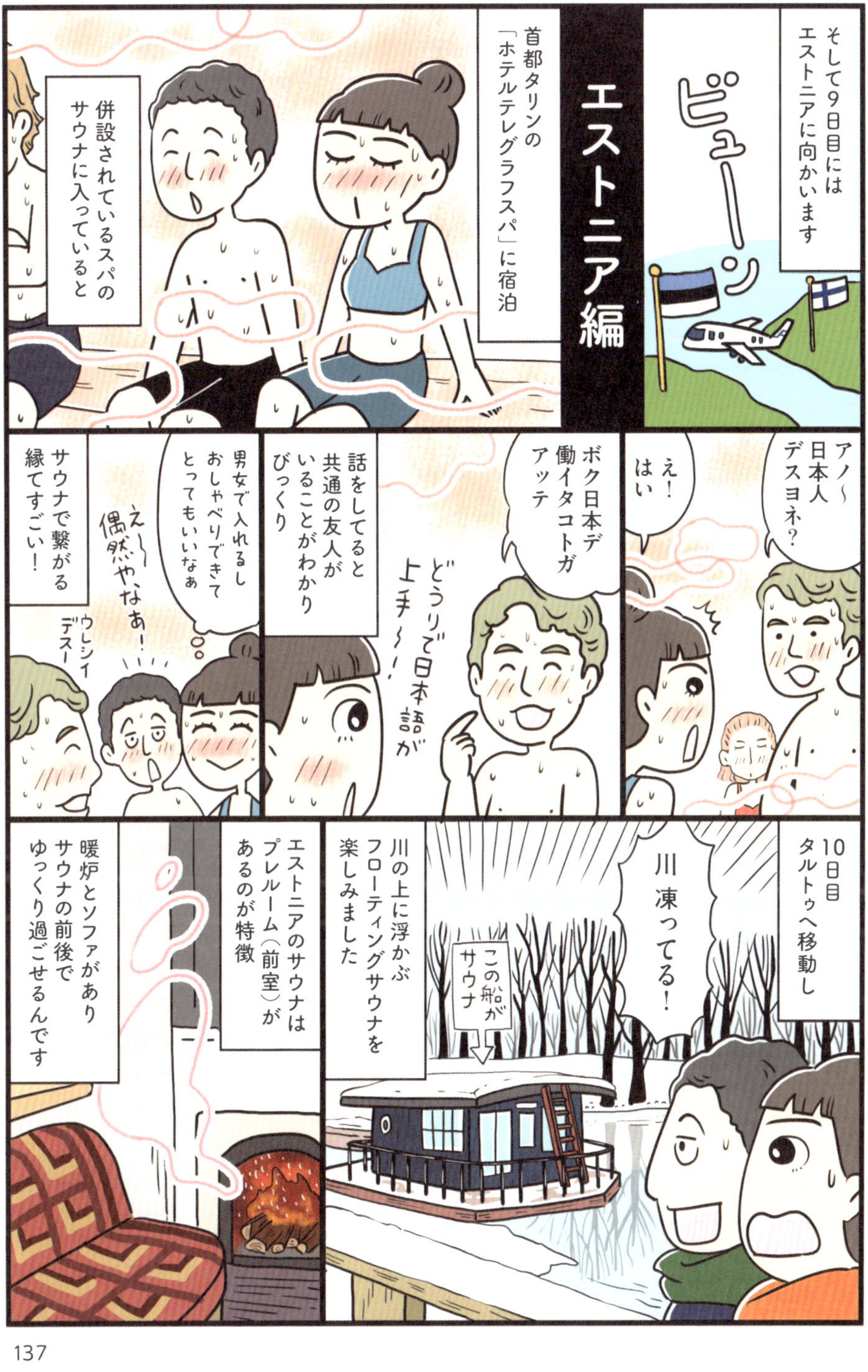
そして9日目には
エストニアに向かいます
ビューーン
エストニア編
首都タリンの「ホテルテレグラフスパ」に宿泊
併設されているスパのサウナに入っていると
アノ〜 日本人デスヨネ？
え！ はい
ボク日本デ働イタコトガアッテ
どうりで日本語が上手〜！
話をしてると共通の友人がいることがわかりびっくり
男女で入れるしおしゃべりできてとってもいいなぁ
え〜 偶然やなあ！
ウレシイデスー
サウナで繋がる縁てすごい！
10日目 タルトゥへ移動し
川凍ってる！
この船がサウナ
川の上に浮かぶフローティングサウナを楽しみました
エストニアのサウナはプレルーム（前室）があるのが特徴
暖炉とソファがありサウナの前後でゆっくり過ごせるんです

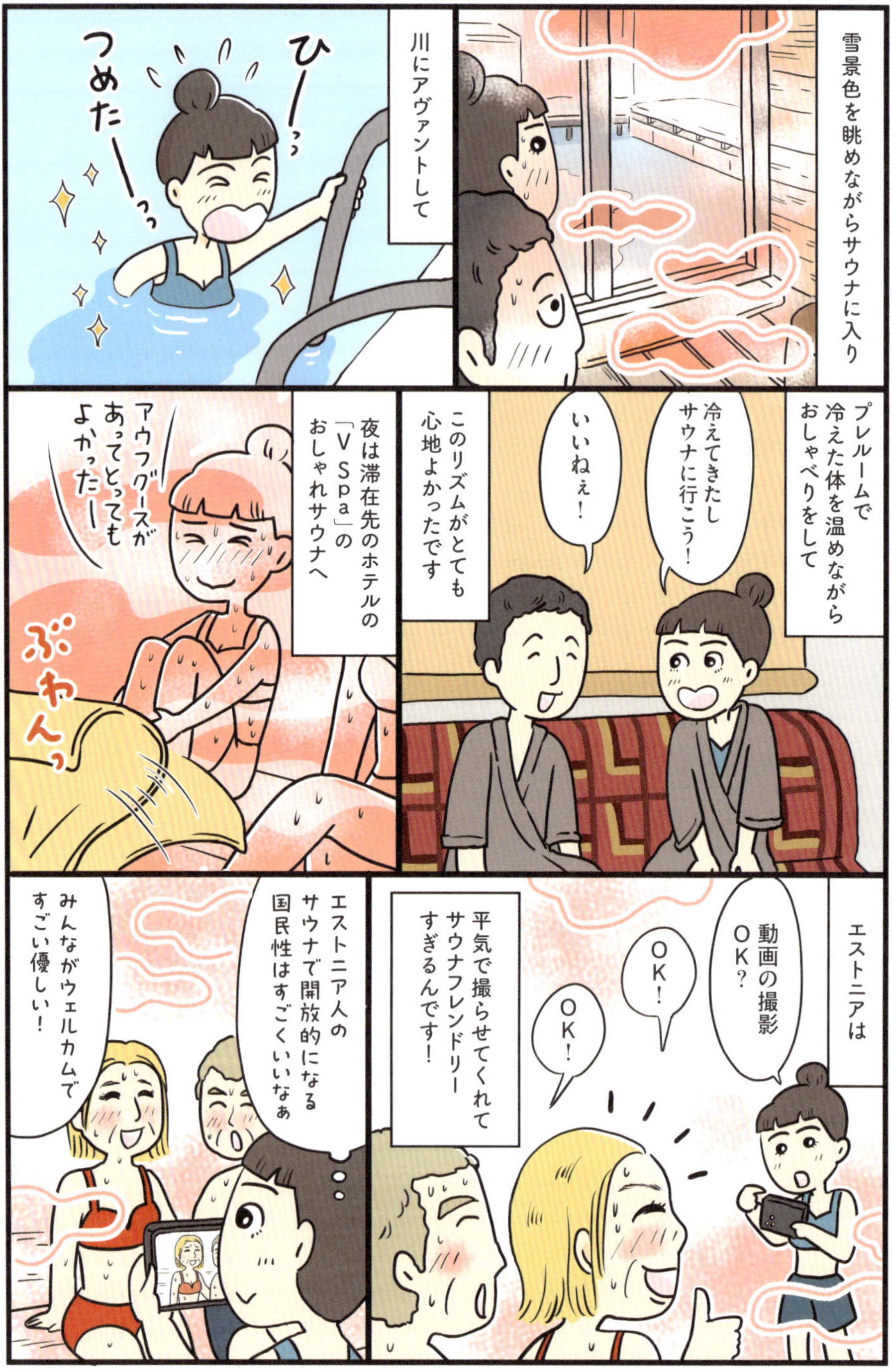
雪景色を眺めながらサウナに入り
川にアヴァントして
ひーーっっ
つめたーーっっ
プレルームで冷えた体を温めながらおしゃべりをして
冷えてきたしサウナに行こう!
いいねぇ!
このリズムがとても心地よかったです
夜は滞在先のホテルの「VSpa」のおしゃれサウナへ
アウフグースがあってとってもよかったー
ぶわんっ
エストニアは
動画の撮影OK?
OK!
OK!
平気で撮らせてくれてサウナフレンドリーすぎるんです!
エストニア人のサウナで開放的になる国民性はすごくいいなぁ
みんながウェルカムですごい優しい!

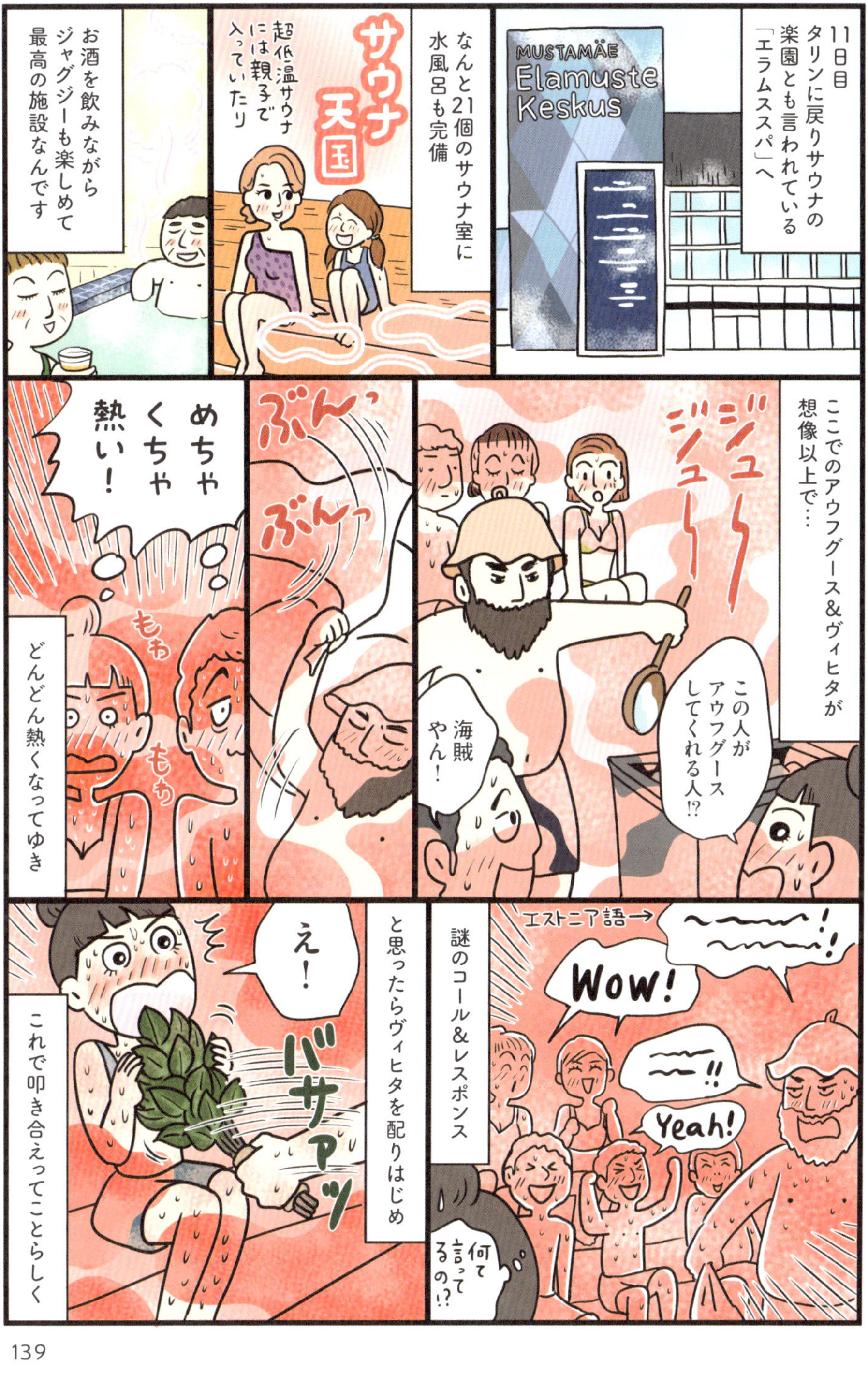
11日目
タリンに戻りサウナの楽園とも言われている「エラムススパ」へ
MUSTAMÄE
Elamuste Keskus
なんと21個のサウナ室に水風呂も完備
サウナ天国
超低温サウナには親子で入っていたり
お酒を飲みながらジャグジーも楽しめて最高の施設なんです
ここでのアウフグース&ヴィヒタが想像以上で…
ジュ～ジュ～
この人がアウフグースしてくれる人!?
海賊やん!
ぶんっ
ぶんっ
めちゃくちゃ熱い!
もわ
もわ
どんどん熱くなってゆき
謎のコール&レスポンス
エストニア語→
〜〜〜!
〜〜〜!
Wow!
〜〜!!
Yeah!
何て言ってるの!?
と思ったらヴィヒタを配りはじめ
え!
バサアッ
これで叩き合えってことらしく

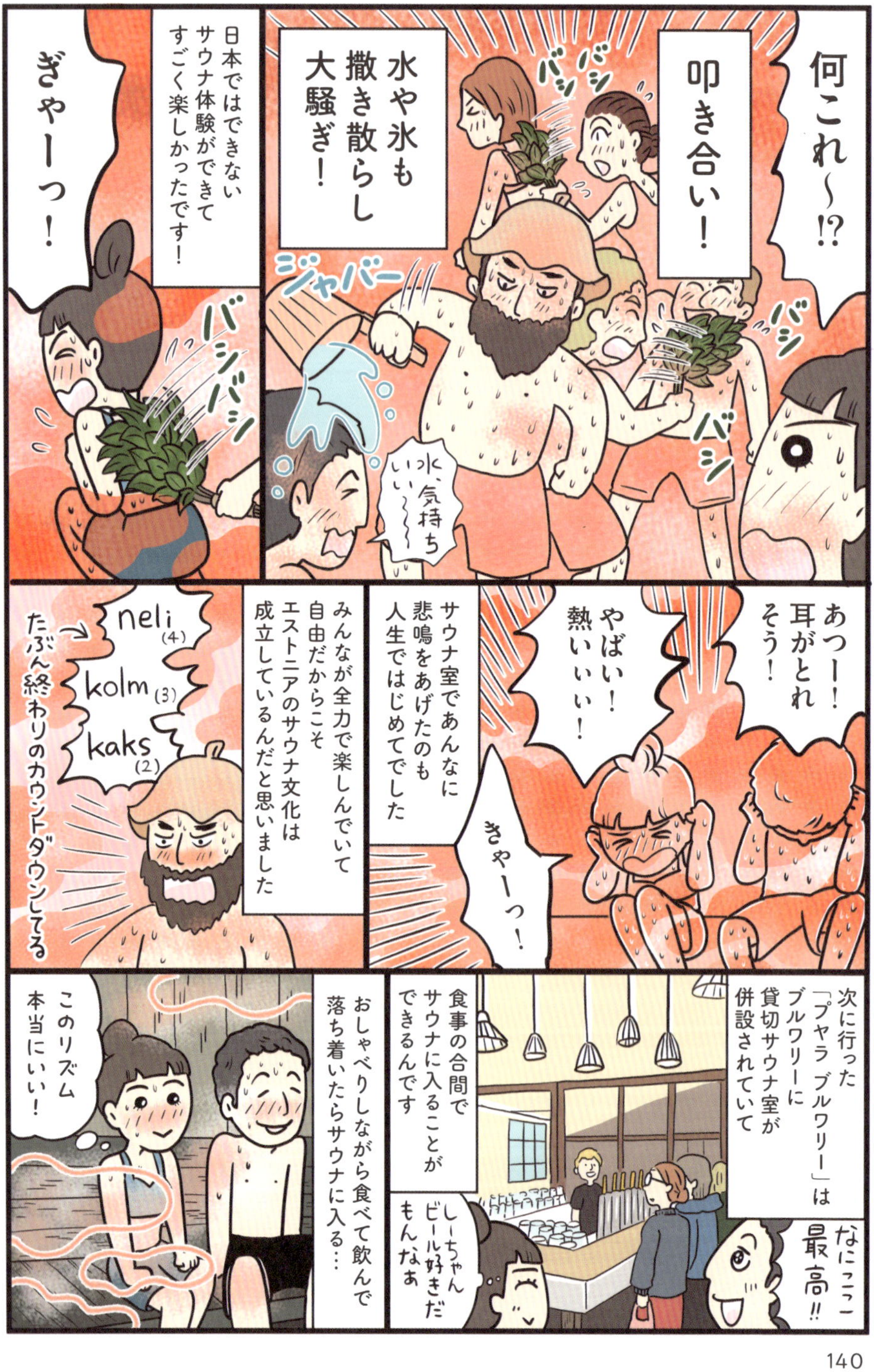
何これ〜!?
叩き合い!
バシバシ
水や氷も撒き散らし大騒ぎ!
ジャバー
水、気持ちいい〜〜
バシ
バシ
日本ではできないサウナ体験ができてすごく楽しかったです!
ぎゃーっ!
バシバシバシ
あつー! 耳がとれそう!
やばい! 熱いいいい!
きゃーっ!
サウナ室であんなに悲鳴をあげたのも人生ではじめてでした
みんなが全力で楽しんでいて自由だからこそエストニアのサウナ文化は成立しているんだと思いました
neli (4)
kolm (3)
kaks (2)
たぶん終わりのカウントダウンしてる
次に行った「プヤラ ブルワリー」は貸切サウナ室が併設されていて
食事の合間でサウナに入ることができるんです
なにーっ 最高!!
しーちゃんビール好きだもんなぁ
おしゃべりしながら食べて飲んで落ち着いたらサウナに入る…
このリズム本当にいい!

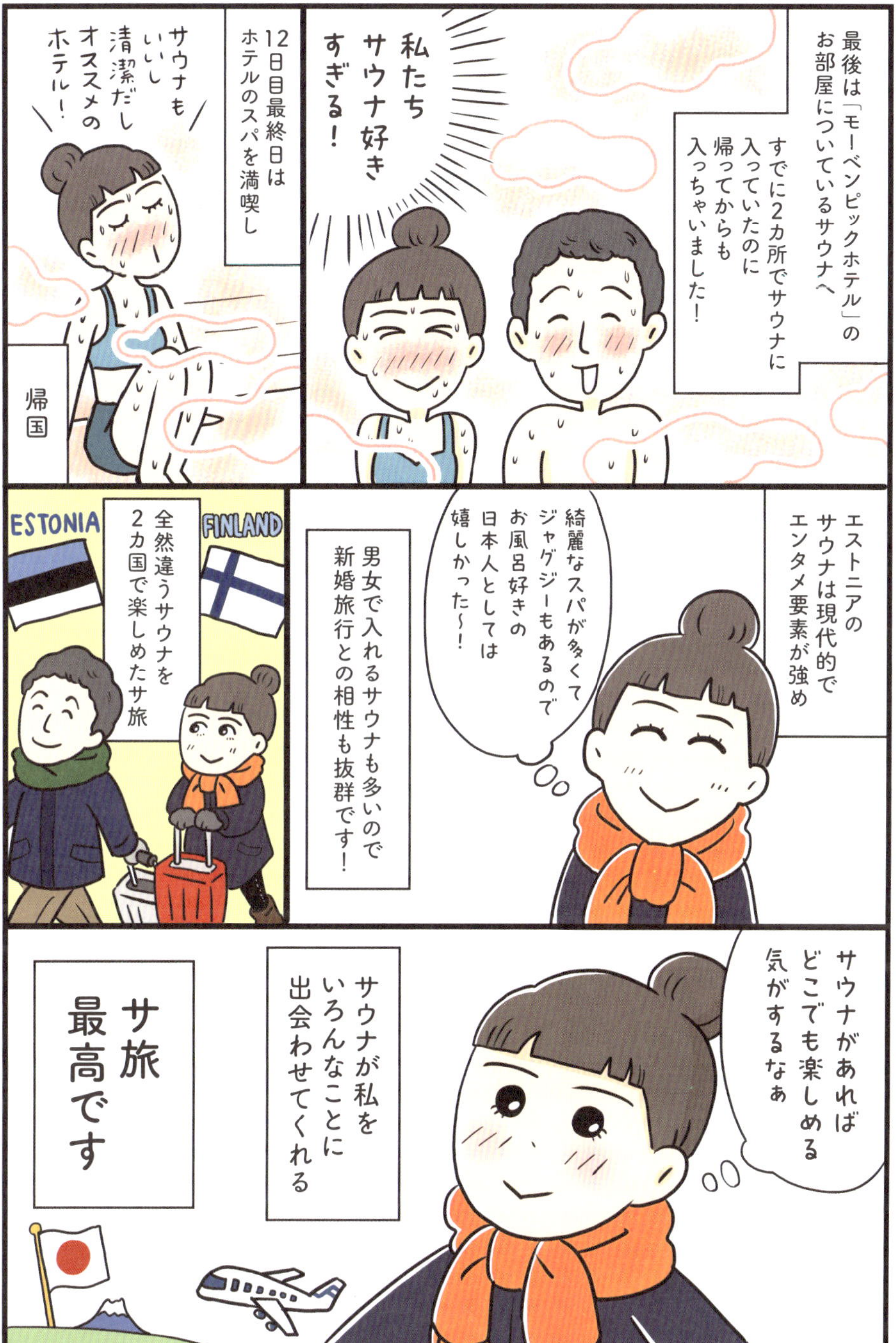

最後は「モーベンピックホテル」のお部屋についているサウナへ
すでに2カ所でサウナに入っていたのに帰ってからも入っちゃいました!
私たちサウナ好きすぎる!
12日目最終日はホテルのスパを満喫し
サウナもいいし清潔だしオススメのホテル!
帰国
エストニアのサウナは現代的でエンタメ要素が強め
綺麗なスパが多くてジャグジーもあるのでお風呂好きの日本人としては嬉しかった〜!
男女で入れるサウナも多いので新婚旅行との相性も抜群です!
全然違うサウナを2カ国で楽しめたサ旅
ESTONIA
FINLAND
サウナがあればどこでも楽しめる気がするなぁ
サウナが私をいろんなことに出会わせてくれる
サ旅最高です

Honeymoon to Finland & Estonia

フィンランド&エストニア 新婚旅行

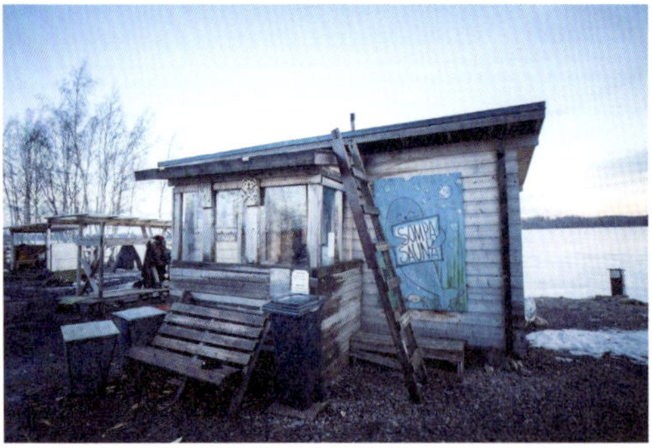
SOMPA SAUNA

誰でも無料で自由に使える「ソンパサウナ」。昼夜に盛り上がるので、朝イチは火入れがされてない率高め！（冬はサウナが温まってなく極寒なのと、タクシーもほぼ走っていない場所なので要注意）

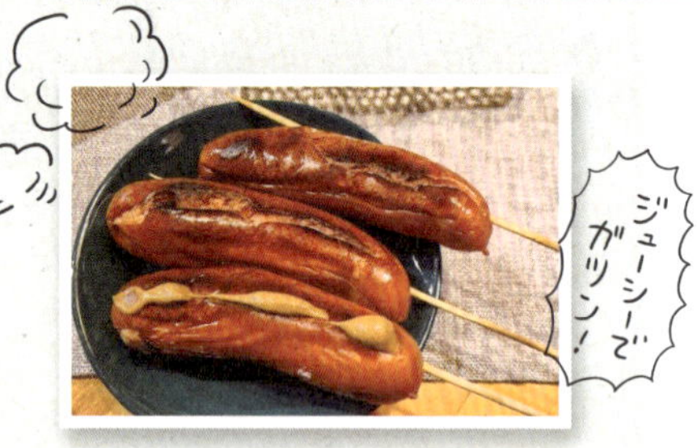
ジューシーでガツン!

フィンランドのサウナ飯といえば「マッカラ」。サウナに入る直前に火に入れてサウナを出るとちょうどできあがり！

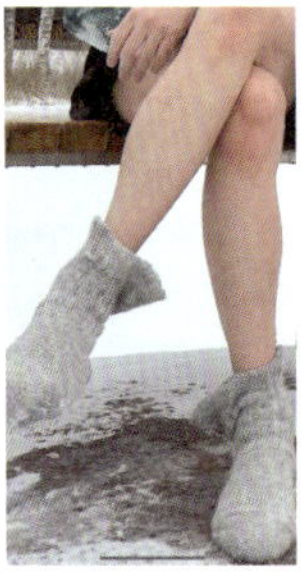

靴下を履くことも！

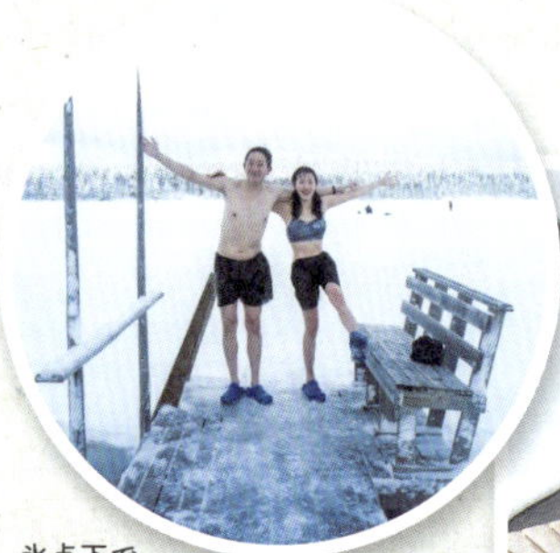

氷点下で
水着になる人生なんて
想像してなかった！最高！

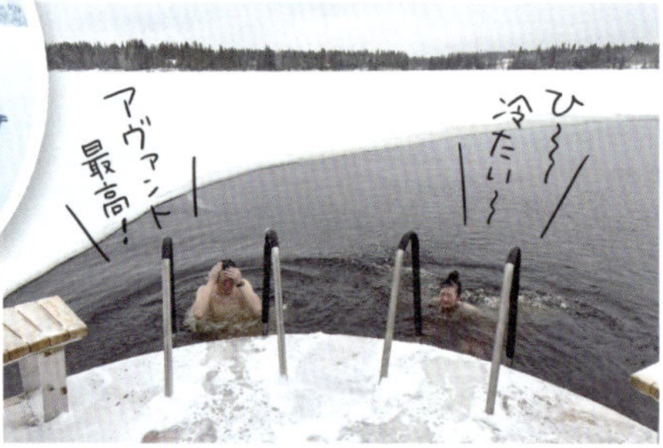
アヴァント最高!
ひ~冷たい~

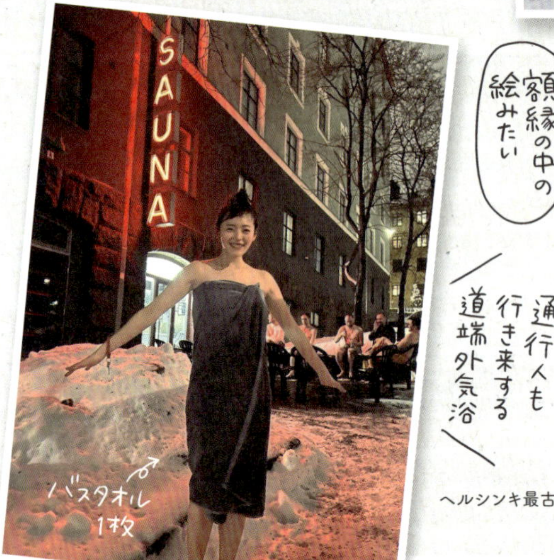
SAUNA
バスタオル1枚
通行人も行き来する道端外気浴

ヘルシンキ最古の公衆サウナ「コティハルユ サウナ」

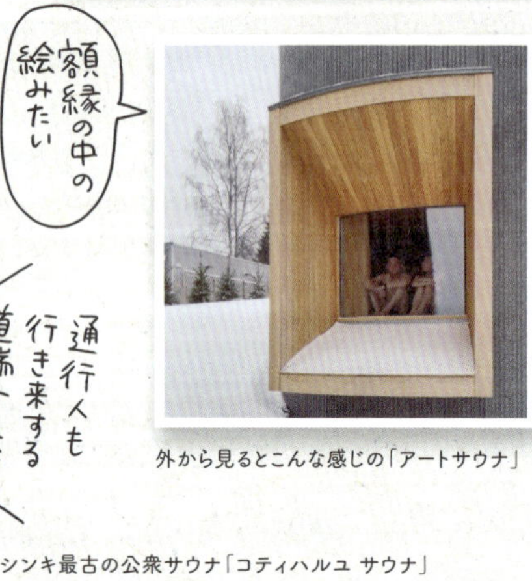
額縁の中の絵みたい

外から見るとこんな感じの「アートサウナ」

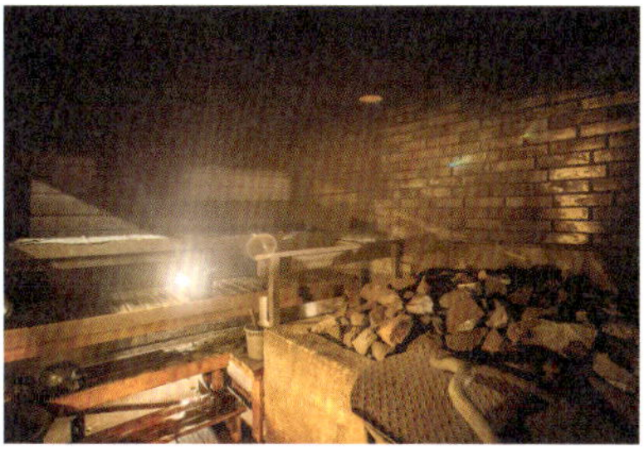

スモークサウナは温まるまでに6時間。手間暇かかったスモークサウナは、一歩足を踏み入れるだけで「温めてくれてありがとう」と感謝が溢れて、目頭じわっ

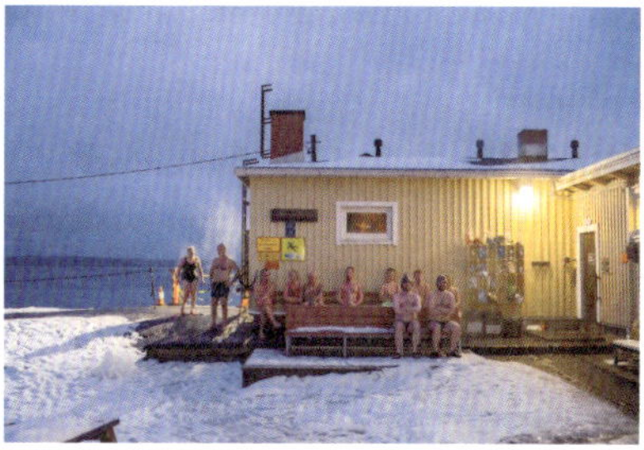

外気浴しながらお酒を飲んだりする人も多め

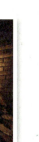

本物の海賊船サウナ

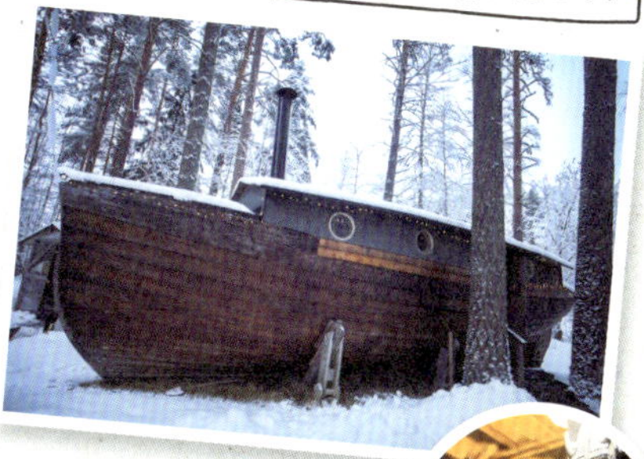

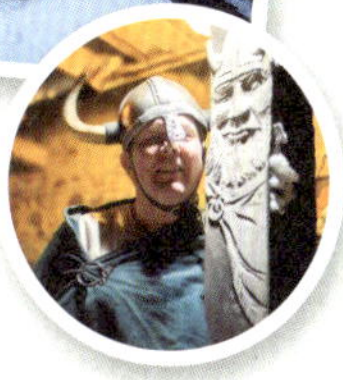

50年以上前の海賊船を
海から引き上げてサウナに改造

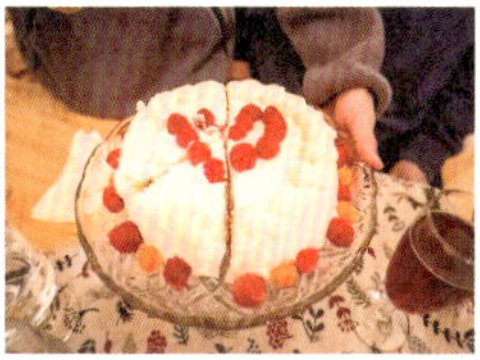

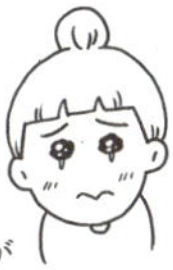

妖精2人が
クルクル回りながら
運んできてくれた
結婚お祝いのケーキ

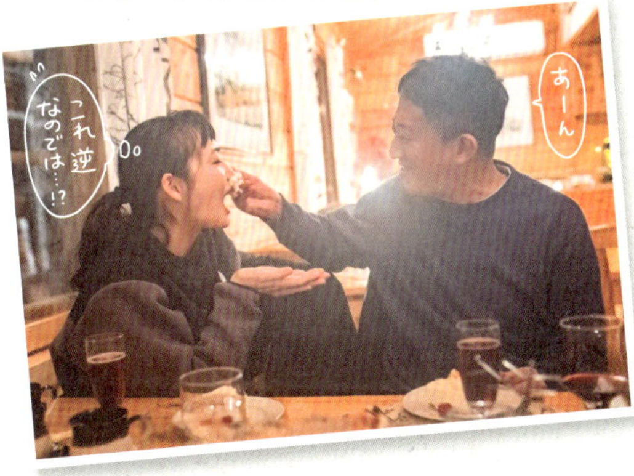

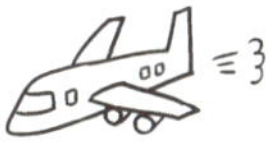

飛行機の中から
見えたオーロラ

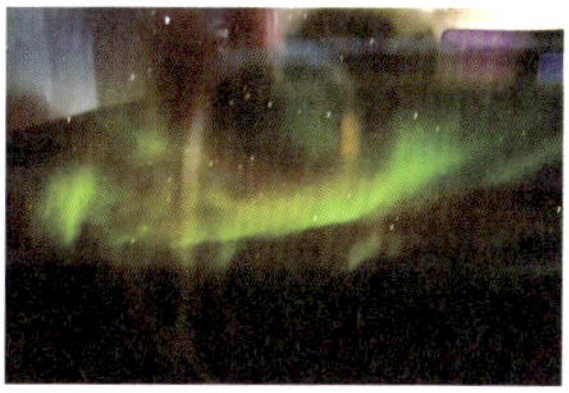

フィンランド行くたびに見れてる私は
ラッキーガール

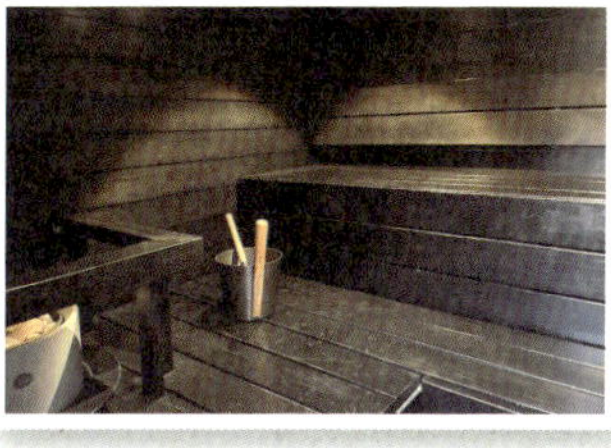

帰りは、ヘルシンキ空港のラウンジでサウナ!
全ての空港にサウナができますように(願)

オーロラの下で外気浴ができることも…!

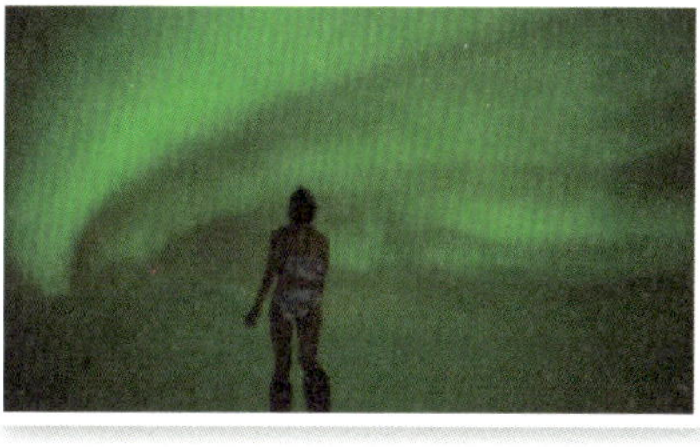

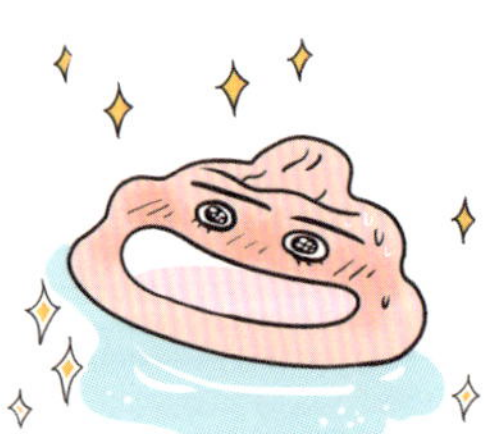

7

サウナで出会った愉快な人たち

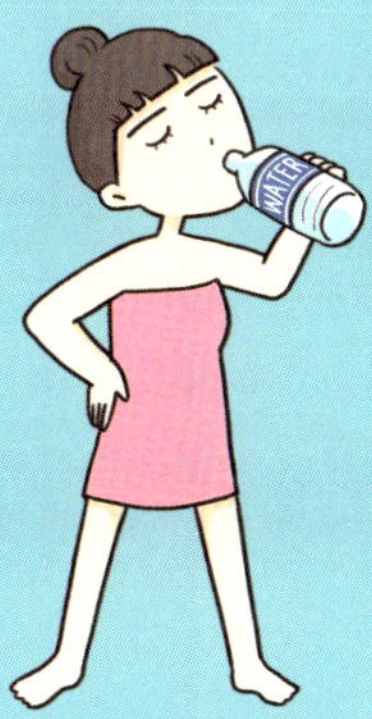

愉快なおばちゃん①

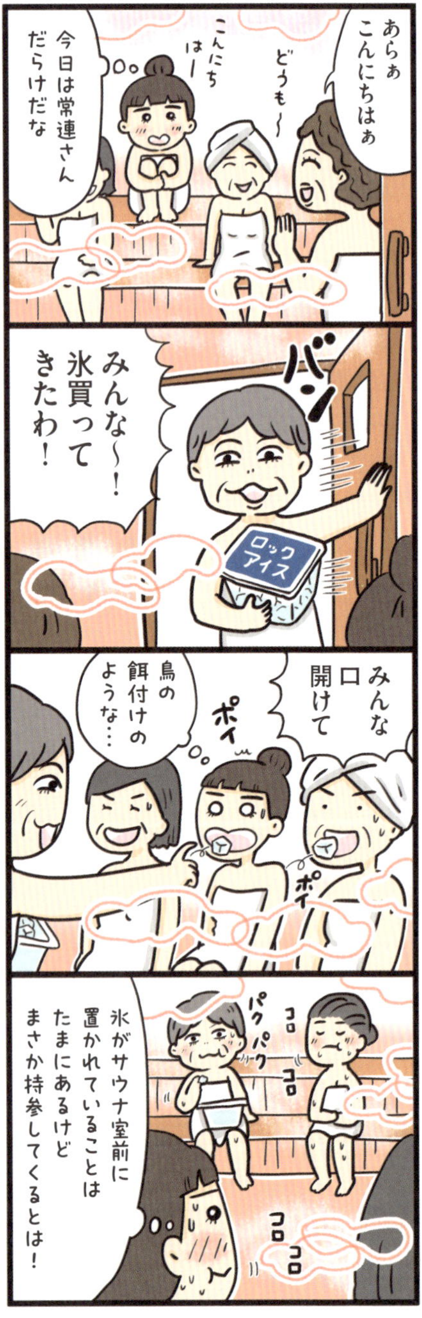
あらぁ こんにちはぁ
どうも〜
こんにちはー
今日は常連さんだらけだな
バン
みんな〜！氷買ってきたわ！
ロックアイス
みんな口開けて
ポイ
鳥の餌付けのような…
ポイ
パクパク
コロ コロ
氷がサウナ室前に置かれていることはたまにあるけどまさか持参してくるとは！
コロ コロ

愉快なおばちゃん②

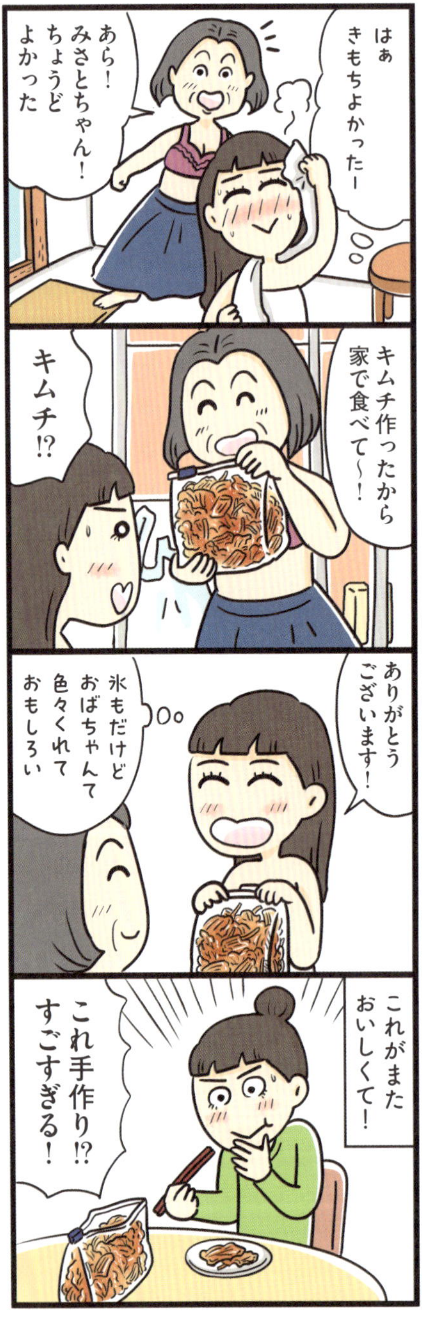
はぁ きもちよかったー
あら！みさとちゃん！ちょうどよかった
キムチ作ったから家で食べて〜！
キムチ!?
ありがとうございます！
氷もだけどおばちゃんて色々くれておもしろい
これがまたおいしくて！
これ手作り!?すごすぎる！

仲良しなおばちゃん

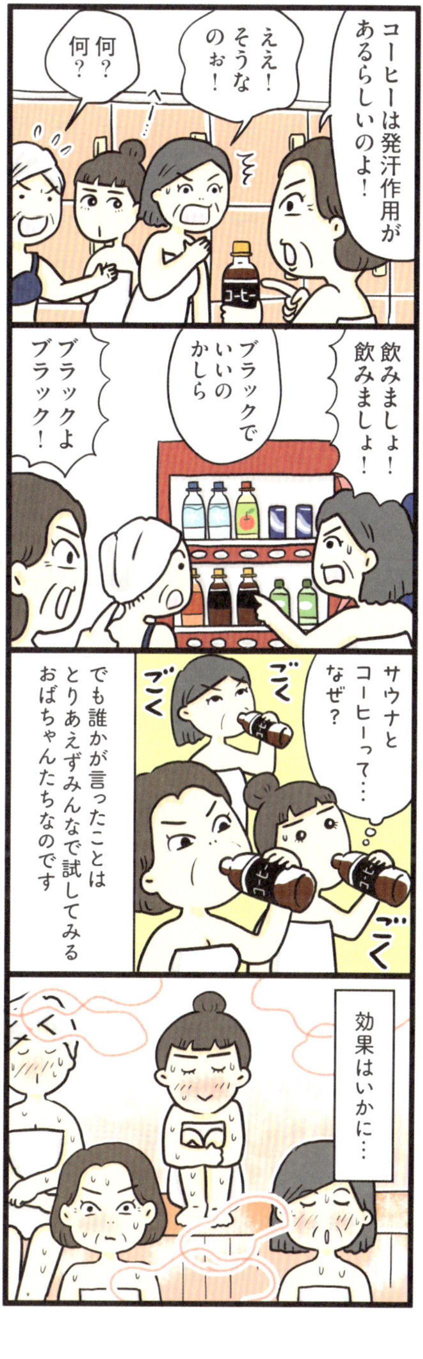
コーヒーは発汗作用があるらしいのよ！
ええ！そうなのぉ！
何？何？
コーヒー
飲みましょ！飲みましょ！
ブラックでいいのかしら
ブラックよブラック！
サウナとコーヒーって…なぜ？
ごく
ごく
ごく
でも誰かが言ったことはとりあえずみんなで試してみるおばちゃんたちなのです
効果はいかに…

おばちゃん先生

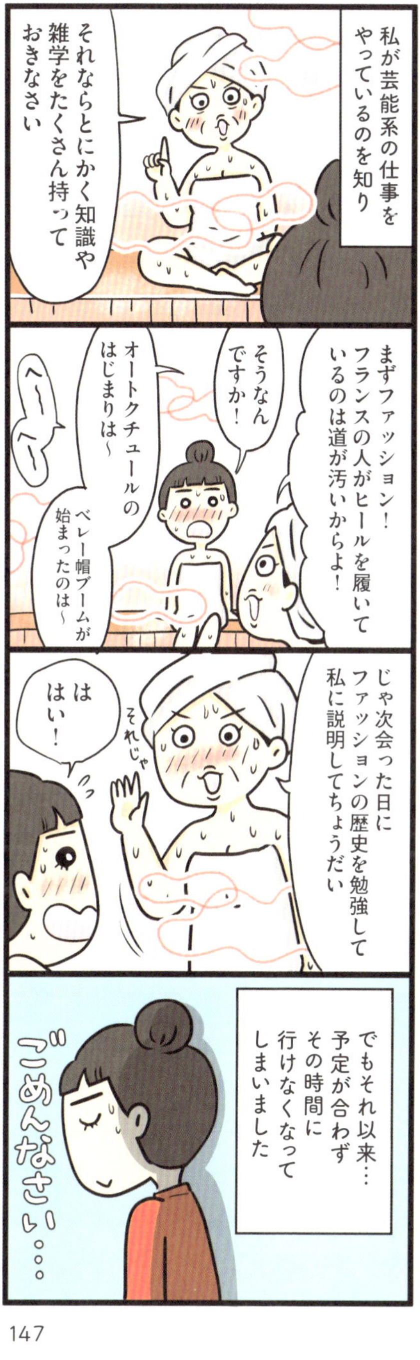
私が芸能系の仕事をやっているのを知り
それならとにかく知識や雑学をたくさん持っておきなさい
まずファッション！フランスの人がヒールを履いているのは道が汚いからよ！
そうなんですか！
オートクチュールのはじまりは～
ベレー帽ブームが始まったのは～
へ～
へ～
じゃ次会った日にファッションの歴史を勉強して私に説明してちょうだい
それじゃ
は はい！
でもそれ以来…予定が合わずその時間に行けなくなってしまいました
ごめんなさい…

ありがとうおばちゃん

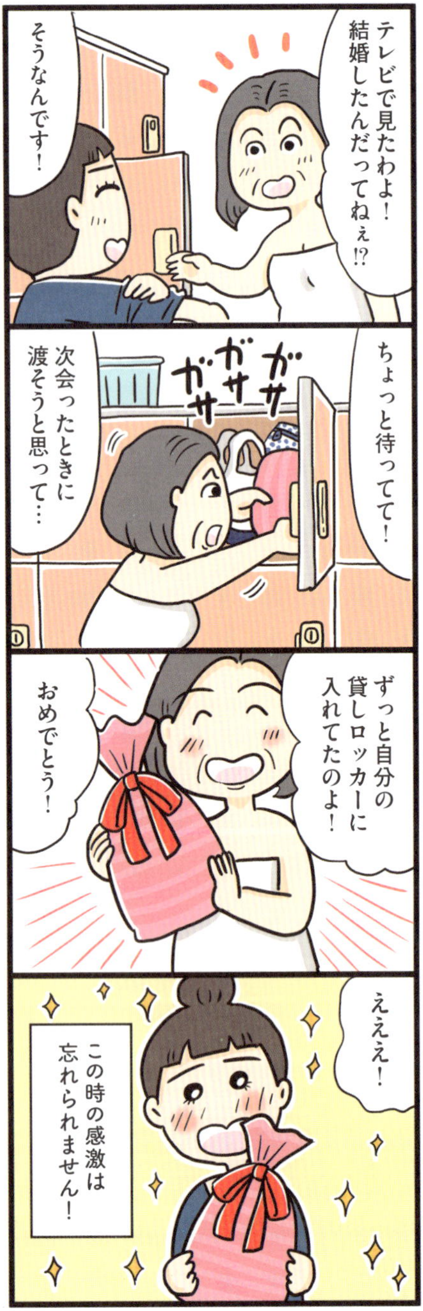

サウナで共有

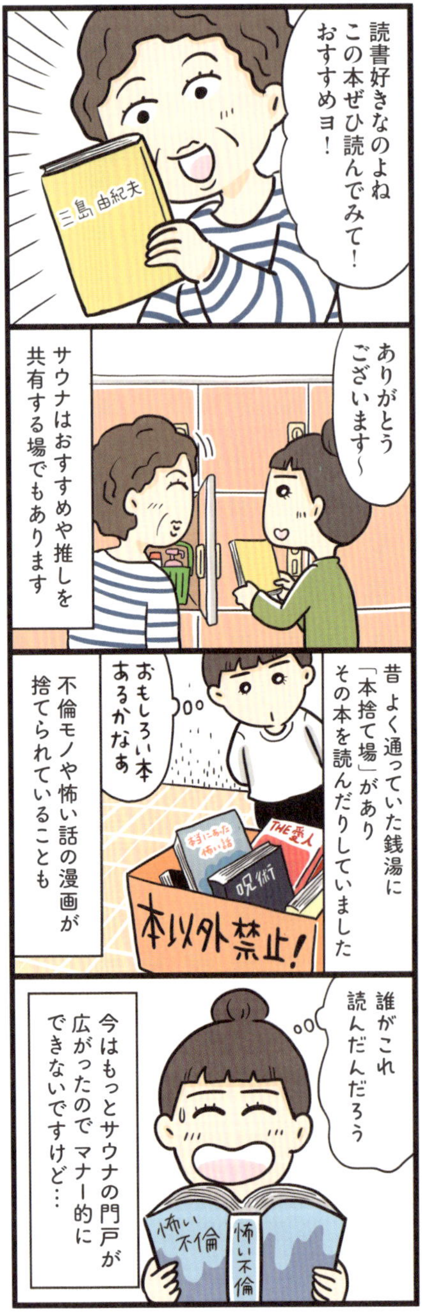

読書好きなのよね この本ぜひ読んでみて！おすすめヨ！
三島由紀夫
ありがとうございます～
サウナはおすすめや推しを共有する場でもあります
昔よく通っていた銭湯に「本捨て場」がありその本を読んだりしていました
おもしろい本あるかなぁ
本当にあった怖い話
THE愛人
呪術
本以外禁止！
不倫モノや怖い話の漫画が捨てられていることも
誰がこれ読んだんだろう
怖い不倫
怖い不倫
今はもっとサウナの門戸が広がったのでマナー的にできないですけど…

サウナの魅力

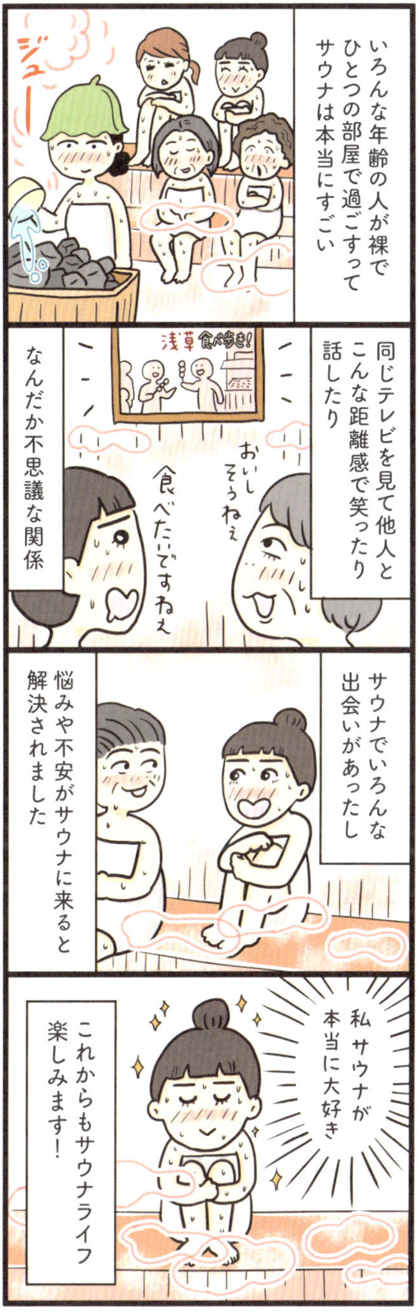
いろんな年齢の人が裸で
ひとつの部屋で過ごすって
サウナは本当にすごい
ジュー
同じテレビを見て他人と
こんな距離感で笑ったり
話したり
浅草食べ歩き!
おいしそうねぇ
食べたいですねぇ
なんだか不思議な関係
サウナでいろんな
出会いがあったし
悩みや不安がサウナに来ると
解決されました
私サウナが
本当に大好き
これからもサウナライフ
楽しみます!

サウナマダム

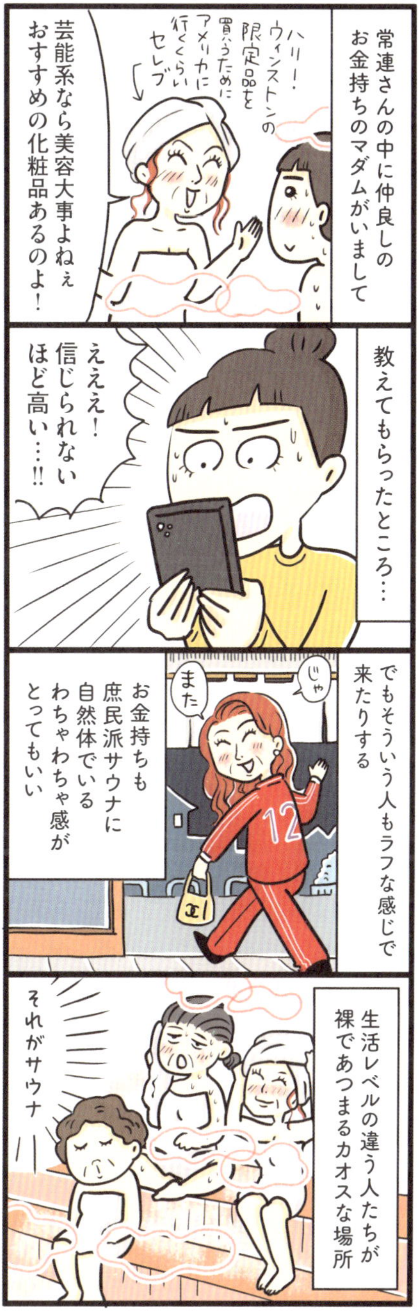
常連さんの中に仲良しの
お金持ちのマダムがいまして
ハリー・ウィンストンの
限定品を
買うために
アメリカに
行くくらい
セレブ
芸能系なら美容大事よねぇ
おすすめの化粧品あるのよ!
教えてもらったところ…
えええ!
信じられない
ほど高い…!!
でもそういう人もラフな感じで
来たりする
じゃ
また
お金持ちも
庶民派サウナに
自然体でいる
わちゃわちゃ感が
とってもいい
生活レベルの違う人たちが
裸であつまるカオスな場所
それがサウナ

おすすめのサウナ施設紹介

全国各地のおすすめサウナをご紹介します！
ページの都合でここに載せきれなかった良いサウナもまだたくさんあります。
これからもサウナ巡りは続けていきます！

＊こちらは女湯を利用した私のコメントです

北海道	吹上温泉保養センター 白銀荘 空知郡上富良野町吹上温泉	冬は圧巻の雪見外気浴。外気浴の新鮮な空気も、風呂上がりに食べるソフトクリームも、おいしくてたまらない。
北海道	十勝岳温泉 湯元 凌雲閣 空知郡上富良野町十勝岳温泉	白銀荘からさらに上へ。風呂場には巨岩。体が何も見えなくなる茶褐色の鉄泉。サウナは小さくも、スペシャルな体験。
北海道	tower eleven onsen & sauna 北広島市Fビレッジ1番地	日本初野球場の客席にサウナ。アドレナリンをお裾分けされながら入るサウナは汗も飛び散るよう。
北海道	登別グランドホテル 登別市登別温泉町154	熱々に振り切った潔い地獄サウナはしっかり地獄で、水風呂と外気浴で生き返る。
北海道	ログホテル メープルロッジ 岩見沢市毛陽町183-2	露天にある水風呂は、源泉をそのまま利用したもの。サウナはロウリュで温まる。日本とフィンランドのいいところがここに（神）。
青森	壽浴場 八戸市白銀町田端2-1	漁師の方々が利用するため朝5時オープン。八戸弁で盛り上がるサウナ室はほぼ異国。水風呂も飲める！テバッ！
青森	青森屋 by 星野リゾート 三沢市字古間木山56	青森ねぶた祭の祭囃子にあわせてオートロウリュされる斬新っぷりに、祭りの熱気と蒸気の熱気で熱の大渋滞。
岩手	SPA銭湯 ゆっこ盛岡 盛岡市上堂4-10-8	サウナ室に敷かれてるサウナマット数は世界一。広いのにどこに座っても良セッティング。
岩手	星降る山荘 七時雨山荘 八幡平市古屋敷96	ハイジになったと思いきや、空全てが星で埋め尽くされる圧倒的外気浴ここにあり。
宮城	MARUMORI-SAUNA 伊具郡丸森町不動64-1 不動尊公園キャンプ場内	川水風呂にインしたら、そのまま川に転がる巨大な石の上でアーシング外気浴。召される。
宮城	アクアイグニス仙台 藤塚の湯 仙台市若林区藤塚字松の西33-3	造りの全てがシンプルで、サウナも水風呂も外気浴も全部がいいっていう、かっこよさ。

宮城	愛子天空の湯 そよぎの杜 仙台市青葉区錦ケ丘1-2-88	開放感たっぷりの開いた露天の外気浴のがたまらない。天井のダクトから暴風が噴き出て激熱に。
山形	高源ゆ 上山市蔵王坊平国有林241林班	サウナ・水風呂・お風呂のシンプルな作りがセンス抜群で輝かしい。貸切薪サウナで雪見外気浴は喜び組。
	水沢温泉館 西村山郡西川町水沢2304	月山の雪解け超軟水水風呂は、キレ味の鋭さと柔らかさが同居するあり得なさ。
新潟	SHIIYA VILLAGE 柏崎市椎谷1839	全国の名店を呼び、究極の食×サウナをドッキングさせた異端児。サウナは全てDIYの愛の結晶。
	Snow Peak FIELD SUITE SPA HEADQUARTERS 三条市中野原456-1	シックなサウナ室は美しく、窓に映る木々に山々は絵画のよう。しっかり熱いのも嬉しい。
富山	スパ・アルプス 富山市山室292-1	アルプスの名水を惜しみなく水風呂にしてくれている、日本有数の良水サウナ施設。
	新五箇山温泉 南砺市平ふれあい温泉センター ゆ〜楽 南砺市大崩島96-2	目の前に広がる山々と湖。今どこにいるかわからなくなる美しさの中で時間も場所も溶ける外気浴を…
	天然温泉 風の森 小矢部市西中野1086-1	床から天井までガラス張りの特大窓がある広いサウナ室は、テレビも外。圧倒的開放感。
石川	北陸加賀 山代温泉 吉田屋山王閣 加賀市山代温泉13-1	サウナを愛する社長がサウナを大リニューアル。石川県でとれた蟹とあわせて、ご褒美サ旅にいかがですか?
	テルメ金沢 金沢市松島町17番地(金沢西インター中央口)	実寸大のシロクマがいたり、大量のマッサージ屋さん、ヘアサロンまであるテルメ金沢は、風呂の数も半端ない。
茨城	サウナ蓑蒸 笠間市市野谷688	元学校の先生が数年かけて全てDIYで作り上げた薪サウナ!アウトドアなのに足が汚れないのがミソ!
	SPA&ごはん ゆるうむ 水戸市小吹町2624-1	超巨大タワー型サウナは、座る派も寝る派もストレッチしたい派も、みんな許される器のでかい作り。
	大洗・日帰り天然温泉 太古の化石海水〈潮騒の湯〉 東茨城郡大洗町大貫町256-25	悩んだらここに来て!道子さんに会えば大開運間違いなし。潮風外気浴と新鮮な海の幸でチェックメイト。
群馬	サウナの森 水沼ヴィレッジ 桐生市黒保根町八木原579-1	銀だこがサウナを作る時代。山々に囲まれて、自然の中で過ごすコテージ付きの薪サウナは最高。
栃木	ザ・グランドスパ南大門 宇都宮市今泉3-2-18	サウナ室のしつらえが、ほぼエヴ●ンゲリオンのネルフの司令室。サ飯は、絶対焼肉。

東京	**黄金湯** 墨田区太平4-14-6	銭湯なのに泊まれて、カフェがあって、ビールが飲める。銭湯に大旋風を巻き起こした革命児。
	堤柳泉 台東区千束4-5-4	85℃のサウナ室でラジオを聴きながら入るサウナ。水風呂は柔らかく冷たすぎず、中でととのっちゃう。
	サウナラボ神田 千代田区神田錦町3-9	−25℃のアイスサウナは、ほぼラップランドの外気浴。セルフロウリュで温まる。サウナラボはフィンランドへのどこでもドア。
	東京ドーム天然温泉 スパ ラクーア 文京区春日1-1-1	初心者の方もスパ ラクーアに行けばサウナを好きになること間違いなし。サウナ2つ、外気浴あり。デートにもぴったり!
	女性専用サウナ ルビーパレス 新宿区大久保1-12-2	ルールがないのがルールです。隅々まで垢の全てをこそぎ落とされ、トゥルントゥルンに。
	テルマー湯 新宿店 新宿区歌舞伎町1-1-2	浴室もサウナも広く、土日祝日も行きやすい。新宿で外気浴ができる喜び。フィットネスエリアもある。
	渋谷SAUNAS 渋谷区桜丘町18-9	サウナ大使・タナカカツキさんが満を持してプロデュース。これぞ都会の大自然。ドーナツがおいしすぎる。
	改良湯 渋谷区東2-19-9	渋谷と恵比寿の真ん中に位置し、若い人たちが多く、銭湯の明るい未来がここにあり。キンキン水風呂がたまらない。
	駒の湯 世田谷区三軒茶屋2-17-13	演歌と歌謡曲を聴きながら入るサウナでノスタルジー。水風呂は16℃。コントラストが癖になる。
埼玉	**湯乃泉 草加健康センター** 草加市北谷2-23-23	元祖動線王。あまみがでなかった記憶がない元祖ぶっ飛び系。かわいいラッコちゃんに油断禁物!
	おふろcafé utatane さいたま市北区大成町4-179-3	本場フィンランドのテキスタイルブランドなどとコラボして、徹底したフィンランドを作る。漫画や雑誌の数は随一。
神奈川	**スカイスパYOKOHAMA** 横浜市西区高島2-19-12 スカイビル14F	昼間、サウナ室から見える会社のビル群に覚える罪悪感をスパイスにして、ととのう悪い子やります。
	箱根湯寮 足柄下郡箱根町塔之澤4	緑に囲まれた露天で、風呂とサウナと水風呂を一気に楽しめる。ちょっと遠出して、心を休ませるならここ。
	小松湯 川崎市川崎区大島5-8-7	120℃のサウナ、シングルの水風呂で、エクストリームできる個性みなぎる銭湯。
	平和湯 川崎市川崎区渡田新町2-5-5	ロウリュ可の高温多湿サウナと6℃のシングル水風呂で宇宙へ。安すぎて申し訳なくなる。

神奈川

宮前平源泉 湯けむりの庄
川崎市宮前区宮前平2-13-3

中央にセルフロウリュ可能な巨大ストーブ、奥に遠赤外線の巨大ストーブ。気合いが違う!
＊イベント内容によってセルフロウリュを実施しない月もあり

saunahouse
川崎市川崎区小川町5-1

サウナ5つ、水風呂4つ、男女全く同じ作りの平等サウナが川崎のど真ん中に完成、新時代。

山梨

より道の湯
都留市つる1-13-31

地下水と温泉がブレンドされた水風呂は最高。山々に囲まれた外気浴では空が広く空気もおいしく、ご飯もおいしい。

CYCL
南都留郡山中湖村平野479-107

スーパーオーバーフロー飲める富士山天然地下水水風呂に、頭のてっぺんまでドボン。体の全てでおいしいを感じる。

静岡

サウナしきじ
静岡市駿河区敷地2-25-1

元祖飲めるおいしい天然水風呂。薬草袋が吊るされた本格的な薬草サウナは3分が限界の蒸しっぷり。

木の花の湯
御殿場市深沢2839-1

富士山が真正面にそびえ立つ露天風呂で外気浴。葛飾北斎だったら、一枚描いてるかも。

ホテルサンハトヤ
伊東市湯川堅岩572-12

昭和の名残がそこかしこに。浴室が水族館で（本当）ウミガメやサメが泳ぎます（本当）。

長野

The Sauna
上水内郡信濃町野尻379-2

常に進化を続けるスーパーサウナ施設。まさにサウナ界のディズニーランド!（と思ってます）自然と一体化するならここ。

Sambo Saun
長野市東後町2-1

ゲストハウス内にある土で作ったサウナ、井戸水の水風呂、屋上の外気浴エリアにはブドウがなる異世界中の異世界。

星野温泉 トンボの湯
軽井沢町星野

ジャズが流れるサウナ室で仕上げると、所作も美しくなるけれど、露天水風呂が冷たくて壊れる。

岐阜

恵みの湯
各務原市鵜沼各務原町2-68

朝摘みたてほやほやのハーブをどこよりも早くストーブの上に乗せた生ハーブロウリュ! （勝手に特許）

愛知

サウナ＆カプセルホテル ウェルビー栄
名古屋市中区栄3-13-12

常にサウナの未来を切り開く米田社長。男性は冷凍水風呂、女性はスチームの中に水風呂...

キャナルリゾート
名古屋市中川区玉川町4-1-1

見た目は動物園。サウナストーブ3台。五右衛門水風呂2つ、6mの水風呂、水深2mの炭酸水風呂。規格外。

三重

神馬《しんめ》の湯
桑名市多度町小山字西天王平2160

空がだだっ広い外気浴でなにもかも開放。水風呂はシングル9℃とバイブラ18℃。なんてこった。

香肌峡温泉 いいたかの湯
松阪市飯高町宮前177

山々に囲まれ、視界には稜線と、紅葉で彩られた木々。櫛田川のせせらぎを聞く外気浴は道の駅にあり。

奈良	ume, sauna 山辺郡山添村片平452	目覚めは朝日。サウナ室の上によじ登って揺らめく木々と外気浴。自然と一体化ってこのこと。
	御所《ごせ》宝湯 御所市御国通り2-361-5	昭和レトロの良さそのままにリニューアル。セルフロウリュ可能、外気浴ありと、新しさも揃いぶみ。
	奈良健康ランド 天理市嘉幡町600-1	奈良出身として誇り高い施設であります。有料ゾーン含めると9つもサウナがあり、焼肉はおいしく、子どもの頃から大好きです。
和歌山	紀美野サウナ&ホテル 海草郡紀美野町毛原中20-1	水風呂は飲める湧き水、サウナ室は曲線で美しく、大きな窓からみる山々や景色が圧巻。
	紀州忍びの湯 二ノ丸温泉 有田郡湯浅町山田1638-1	露天にあるサウナ・水風呂・温泉の動線が完璧なトライアングル。まさかの「ストライク軒」が入っている。
京都	五香湯 京都市下京区黒門通り五条上ル柿本町590-12	サウナ室の奥にもう一つサウナ室があるアツアツサウナ。(グリーンプラザ新宿の女性サウナを思い出す)ビールがキンキンに冷えてる。
	ぎょうざ湯 京都市東山区六軒町206-1 どんぐり会館1階	町中華の奥の扉を開けるとサウナという、夢かうつつか幻かみたいなアメイジングサウナ。
	山城温泉 京都市上京区仁和寺街道御前西入下横町218	銭湯なのにシングル水風呂一択だなんてかっこいい。京都で外気浴ができるのも至福。
	白山湯 高辻店 京都市下京区舟屋町665	永遠に浸かっていられる超軟水水風呂。京都の地下水、国宝級。地元にサウナーに愛し愛され銭湯。
大阪	八尾グランドホテル 八尾市八尾木北5-101	ゆでだこ必至の高温風呂とキンキン水風呂が隣り合い、敷居を跨いで行き来可能。不定期に椅子の隙間からボナの蒸気が噴き出す。
	なにわ健康ランド 湯〜トピア 東大阪市長堂3-4-21	DIYとアイディアによる"おもろい"が詰まった、これぞまさに大阪!なサウナ施設。
	ユートピア白玉温泉 大阪市城東区蒲生2-7-36	10分に一度のオートロウリュ。落雷かと思いきや、水風呂に氷がゴロゴロドボン。
	大阪サウナDESSE 大阪市中央区南船場 3-6-18 ケーズビル心斎橋4F	サウナの中から外につながる水風呂に潜っていけたり、「メイクキラキラ」があったり(行ってみて〜)、茶室に森に…
香川	オリーブ温泉 満天の湯 小豆郡土庄町字半の池甲1360-10 マルナカ新土庄店内	小豆島にあるサウナ。瀬戸内海を一望できる露天風呂で外気浴すると、嫌なこと全部忘れちゃう。わざわざフェリーで行きたいサウナ。
愛媛	シーパの湯 松山市北条1180	外気浴と浜辺がヌーディストビーチじゃないと成立しないくらいの近さです。インフィニティーチェアも、もはや浜辺?!

福岡	**筑紫野 天拝の郷** 筑紫野市天拝坂2-4-3	広々とした浴室、開放された外気浴、サウナ室には鳥居があったり、ロウリュができたり、要素満載!
佐賀	**御船山楽園ホテル らかんの湯** 武雄市武雄町武雄4100	センスとクオリティーとバリエーションが鬼。書きたいことが多すぎるので、ひとまず浴場の休憩室で食べられる塩プリンが最高。あと薪サウナと薬草スチーム…
	佐賀の湯処 KOMOREBI 佐賀市神園6-4-35	男女共にシアター付きの巨大サウナ室があり、アウフグースも楽しめる!源泉掛け流しの温泉も最高。
長崎	**御湯神指しベストパワーランド** 諫早市飯盛町川下234	大木が燃え盛り火の粉舞い散るサウナ室には、麻袋必須。新たなサウナ体験はこちら。
熊本	**湯らっくす** 熊本市中央区本荘町722	元祖1番深い水風呂(男性160cm)。MADMAXボタンを押して脳天一撃。割と長めに水が出るけど、羞恥心は捨ててみて。
大分	**CITY SPA てんくう** 大分市要町1-14 JRおおいたシティ 19F-21F	熱々のサウナ、大分一望絶景外気浴が、大分駅直結。いつ、なんどきでも、よりみちサウナにもってこい。
沖縄	**琉球温泉 龍神の湯** 豊見城市瀬長174-5	沖縄でこんなに冷たい水風呂に入れるなんてそれだけで嬉しいのに、空港まで車で15分のアクセスも最高。
	BUNA SAUNA 国頭郡大宜味村喜如嘉2083	やんばるに自生したハーブを摘み取って自家製アロマでロウリュという贅沢。

[番外編] 男性専用施設

＊不定期でレディースデーあり

大垣サウナ 岐阜県大垣市三塚町1222	昭和ストロングサウナ、キレッキレの水風呂。そしてなんといっても、大垣サウナのママに会いたくなる。
サウナ&カプセルホテル北欧 東京都台東区上野7-2-16	ドラマ「サ道」でもおなじみの北欧は、不動の人気。上野の空を裸で仰ぐ外気浴は夢のよう。
サウナセンター鶯谷本店 東京都台東区下谷2-4-7	お客さんに寄り添い続けて、愛され続けて45年。着飾らない実直なサウナがいつでも優しく迎え入れてくれる。
スパ&カプセル ニューウイング 東京都墨田区江東橋2-6-11	錦糸町駅南口の治安を守る。計算され尽くしたボナサウナは唯一無二。吉田支配人はサウナ界のアイディアマン。
サウナ東京 東京都港区赤坂3-13-4	サウナ5つ、水風呂3つ、ととのいいすは64脚。赤坂に出現した、魔王級の男性専用サウナ施設。
泊まれるサウナ屋さん 品川サウナ 東京都品川区大井1-6-1	あらゆるサウナ大賞を受賞した新進気鋭。コンパクトな空間に最高!がぎっしり詰まってる。

あとがき

清水みさと

「サウナの本を出しませんか？」そう声をかけてもらったとき、私は正直戸惑ってしまった。サウナが好きすぎるがゆえの不安と心配が縦横無尽に交差して、「考えさせてください」そう口走って私はすぐさまサウナに駆け込んだ。

いつも通り常連のおばちゃんたちで賑わうホームサウナでは、サウナ歴30年をゆうに超える大ベテランたちが最近サウナハットを被るようになった。またひとり、またひとりと芋づる式にサウナハットデビューしていく姿が愛くるしい。

「中学の同窓会に行ったら、昔好きだった人に、『お前綺麗だな。手が』って言われたのよ、なによ手って」とゲラゲラ笑ってるおばちゃんたちに混じって私もアハハと笑う。おばちゃんの年季の入ったその手は、確かに艶っぽくハリハリっとして若々しい。私もいつかこんなふうになれるかな。

「みさとちゃん、いつかサウナの本を書くときがきたら、絶対これ書いてよ。私がきれいなのサウナのおかげだからね！」

え？ってなった。おばちゃん、そのいつかが、今、来てます。あまりにタイムリーで、作り話みたいで恥ずかしいけど、本当なんです。多分これは神の啓示だし、本当は誰かに背中を押して欲しいだけだった。

やってみようかな…。好きすぎて自信をなくし、天邪鬼を呼び起こした私も、サウナに入れば素直になれる。

家に帰るとしげおさんが、面白そうだからやりなよ！と言った。そうだ、私は正しいことより面白そうなことや楽しそうなことを選んできたんだった。

そうして私は、思い切って走り出そうと決めました。

打ち合わせ場所の全てをサウナに設定するサウナ大好きの編集担当篠原さんと、湯を掘り当てそうなほどサウナを深掘りしてくれた漫画家の山本ありさん。

3人で何度もサウナに入り、本について考えました。

文字では表現しきれない粒子レベルの愛や想いまで掬い取ってくれたコミックエッセイ。私個人のサウナ愛で一冊にするなんて大丈夫かなと思っていたけれど、サウナで出会った人、サウナのおかげで出会った人、温浴施設の人、サウナにまつわる「人」たちをたくさん思い出し、とてもしあわせな気持ちになりました。

この本を手に取ってくださったみなさん、本当にありがとうございました。サウナが連れて行ってくれた世界の全てが愛おしくてたまりません。

私はこれからもサウナに甘やかしてもらう所存です。自分に優しく、自分を大切に、自分を一番にかわいがって、みなさんもどうかご自愛サウナライフをお過ごしください。

いつかどこかのサウナで会えますように！

あとがき

山本あり

漫画を担当した山本ありです。

若い頃はサウナが苦手でしたが、歳とともに「血がめぐる…気持ちがいい…」とサウナとの触れ合いかたが変わってきました。

銭湯サウナにしか行ったことがなかったのですが、今回取材ではじめて「サウナ専用施設」へ行かせてもらいました。

想像以上の綺麗さ、居心地のよさ、ご飯の充実さ。

住めるっっ!!!!

サウナ単体でこんな事になっているなんて、びっくりでした!これは人気でますね。

もうひとつびっくりしたのが、清水さんの服を脱ぐ早さです。私が空きロッカーを探している間にもう浴槽に入って行きました。

ガチサウナーのスピード感を見れたのがうれしかったです。

［原案］**清水みさと**

サウナ検索サイト「サウナイキタイ」のポスターでお馴染みのサウナー。サウナーオブザイヤー殿堂入り。タレント、モデル、女優など幅広く活動中。ラジオ「清水みさとの、サウナいこ？」や「ひとまず今日もいい日」のパーソナリティーを務めるほか、るるぶ「あちこちサウナ旅」、サウナイキタイ「わたしはごきげん」、リンネル「食いしんぼう寄り道サウナ」、オレンジページ「本日もトトノイマシタ！」などサウナ関連の連載も多数。

X @misato0305

Instagram @misatoshimizu35

［漫画］**山本あり**

漫画家・イラストレーター。東京都出身。桑沢デザイン研究所卒業。著書に『世界ぱんぱかパンの旅』北欧編・ロンドン編（イースト・プレス）、『まんぷく横浜』（KADOKAWA）、『アメリカ横断我ら夫婦ふたり旅』（産業編集センター）、『冷蔵庫のアレ、いつ使うの？』（幻冬舎コミックス）、『明日晴れたら、日帰り旅行へ』（平凡社）など。パンやグルメ、旅をテーマにした本を多く手がけている。

X @yamamoto_ari

【参考文献】

『マンガ サ道～マンガで読むサウナ道～』講談社

『サウナ語辞典 サウナにまつわる言葉をイラストと豆知識で「ととのった～！」と読み解く』誠文堂新光社

『ちょっとサウナ行ってきます こうあるべきを脱ぎ捨てて、明日がもっと軽くなる』いろは出版

『サウナ・スパプロフェッショナル公式テキスト』公益社団法人日本サウナ・スパ協会

『女はサウナで生まれ変わる 読むサウナ美人』主婦の友社

その他、多くの銭湯・サウナ施設のホームページを参照しました。

ご自《じ》愛《あい》サウナライフ

2025年4月17日　初版発行

原　案　清水《しみず》みさと
漫　画　山本《やまもと》あり

発行者　山下直久
発　行　株式会社KADOKAWA
〒102-8177 東京都千代田区富士見2-13-3
電話 0570-002-301（ナビダイヤル）

印刷所　TOPPANクロレ株式会社
製本所　TOPPANクロレ株式会社

ISBN 978-4-04-606926-9　C0095

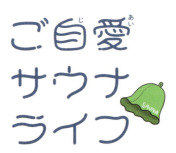